Die Bitterstoff Revolution

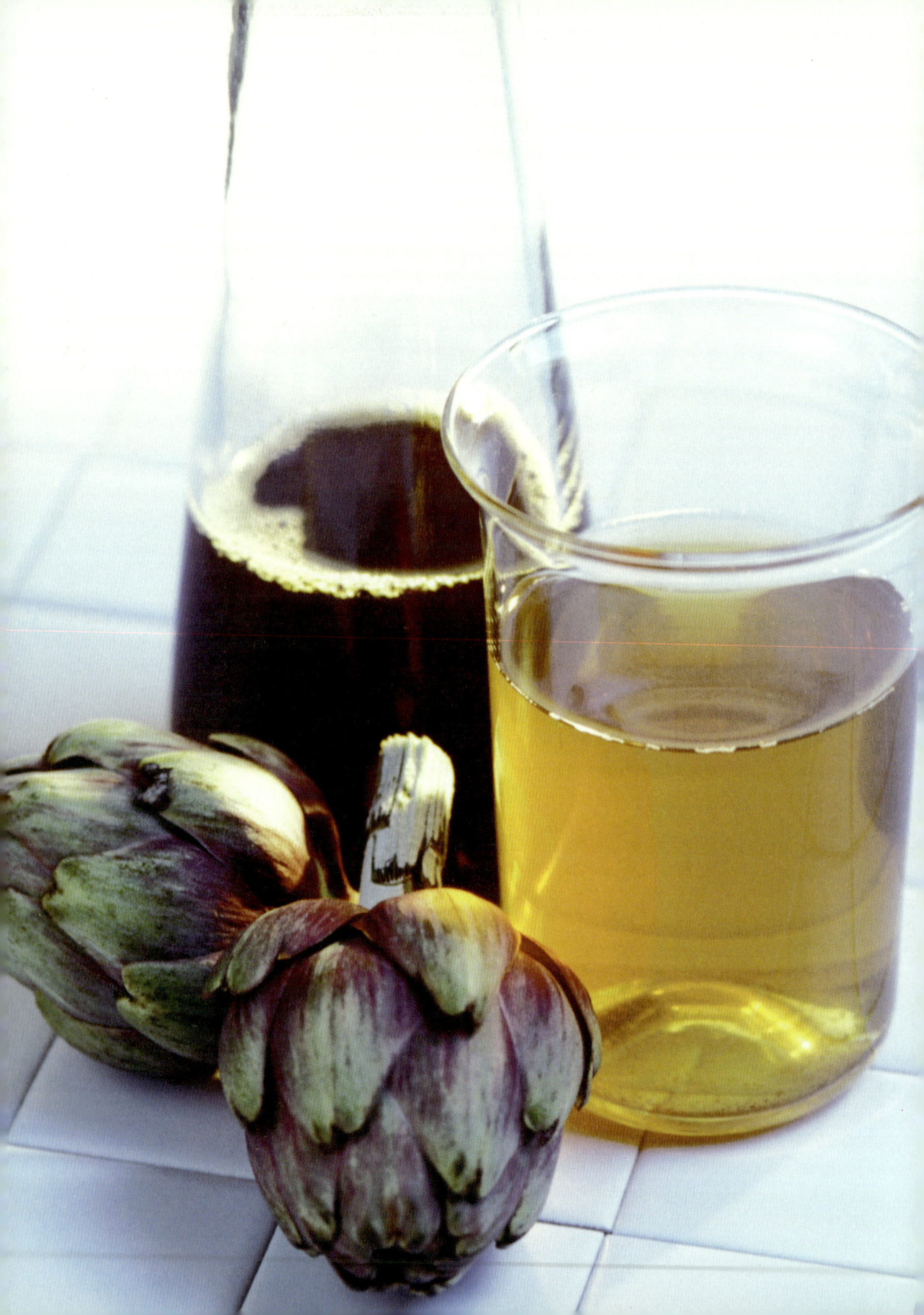

südwest

Hannelore Fischer-Reska

Die Bitterstoff Revolution

Natürliche Vorsorge und sanfte Heilung über den Darm

Inhalt

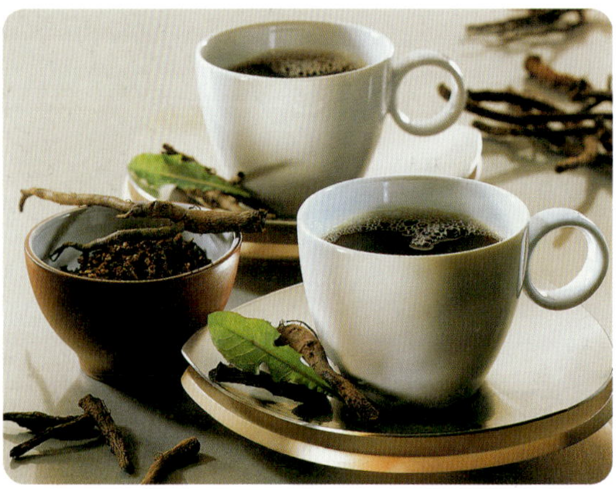

Löwenzahntee gehört zu den Heilmitteln mit sehr langer Tradition.

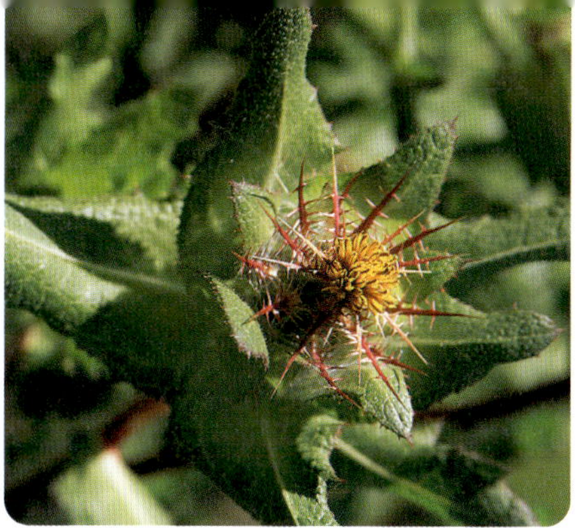

Das Benediktenkraut ist auch Bestandteil vieler Magenbitter und Kräuterschnäpse.

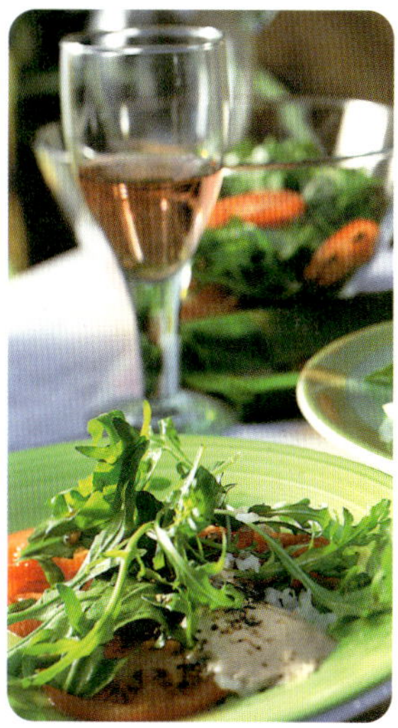

Rucola – die gute alte Rauke – gibt vielen Gerichten den richtigen Pfiff und gehört zu den Bittergemüsen, die regelmäßig auf Ihrem Speiseplan stehen sollten.

Vorwort

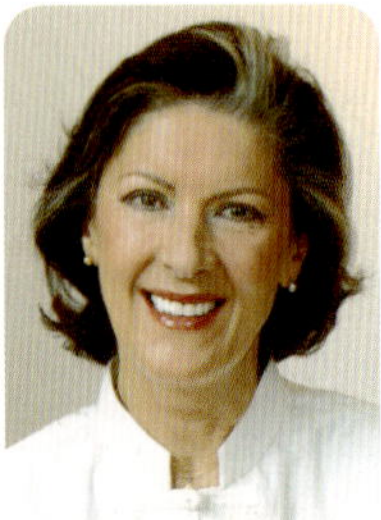

Liebe Leserin,
lieber Leser,

der Titel dieses Buches – »Die Bitterstoffrevolution« – soll nicht reißerisch sein und ist keineswegs als Provokation gedacht. Nein, es ist wirklich eine revolutionäre Aufgabe, dem »Bitteren« in unserem Leben, vor allem aber in unserem Geschmack, wieder den Stellenwert zu geben, den es verdient hat und den es wieder einnehmen muss, wenn wir auf Dauer gesund bleiben oder es wieder werden wollen.

Heute bevorzugen die meisten Menschen ja das »Süße« – entweder in Form von echten Süßigkeiten oder als kohlenhydratreiche Nahrungsmittel, wie Teig- und Backwaren, oder gar als Alkohol. Vielleicht hat das damit zu tun, dass vielen Menschen in unserer rauen, hektischen Zeit die »Süße« des Lebens zu fehlen scheint und sie diesen Mangel damit kompensieren wollen.

Was geschieht aber dann? Die vermeintlichen Tröster helfen nur vorübergehend. Denn sie alle – Süßigkeiten, Kohlenhydrate und auch Alkohol – werden im Körper sehr rasch zu Zuckern abgebaut. Dann ist es mit dem Wohlgefühl vorbei; Stoffwechselstörungen, Übersäuerung und Übergewicht sind die unvermeidbaren Folgen einer solchen Lebensweise. Früher oder später kommt es zu Gesundheitsstörungen oder sogar zu ernsthaften Erkrankungen, welche die »Süße des Lebens« schnell wieder beeinträchtigen.

Viele, leider viel zu viele Menschen sind heute von dieser verhängnisvollen Fehlentwicklung betroffen, und es werden immer mehr. Deshalb ist es höchste Zeit für eine revolutionäre Wende in unserem Verhalten. Sie kann damit beginnen, dass wir uns wieder auf etwas besinnen, was lange vor unserer Zeit für viele Menschen ganz selbstverständlich war, aber heute vergessen zu sein scheint: nämlich die heilsame Wirkung der Bitterstoffe, die uns als universelle pflanzliche Heil- und Lebensmittel zur Verfügung stehen.

Bitterstoffe als universelle Heil- und Lebensmittel

Das Revolutionäre an den bitterstoffhaltigen Pflanzen ist, dass sie eine umfassende, nebenwirkungsfreie Wirkung auf den gesamten Organismus haben, also nicht nur – wie manche annehmen – auf den Verdauungstrakt wirken, sondern auch auf Herz und Kreislauf, auf das Gehirn- und Nervensystem, das Immunsystem und auf die Säure-Basen-Balance im Organismus, denn Bitterkräuter wirken basisch.

Die traditionelle chinesische Medizin hat dem Herzen den bitteren Geschmack zugeordnet – und als Gefühl die Freude. Man kann also mit Fug und Recht sagen: Bitter macht Freude!

Bitterstoffe – nie waren sie so nötig wie heute

Ich möchte hier in diesem Buch über die bitterstoffhaltigen Heilpflanzen und die daraus hergestellten Tinkturen schreiben, die regelmäßig und langfristig eingenommen ein echtes Wohlbefinden und dauerhafte Gesundheit schenken können und in diesem Sinne als effektives Anti-Aging zu werten sind.
Wenn Sie in den nachfolgenden Kapiteln über die Wirkung der einzelnen Pflanzen lesen, werden Sie hoffentlich dieselbe Begeisterung verspüren, die ich seit 25 Jahren erfahre, wenn ich meinen Patienten eine Bitterkräutertinktur verschreibe. Die bitteren Pflanzen mit ihren manchmal fast unglaublichen Wirkungen haben mich so fasziniert, dass ich selbst acht Jahre lang an einer Bitterkräutertinktur geforscht habe, die vor allem für den heutigen Menschen geeignet ist, der in einer Umwelt leben muss, von deren Giften und Belastungen die Ärzte und Apotheker vor Hunderten von Jahren noch keine Ahnung haben konnten. Und ich möchte sogar sagen: »Nie waren Bitterstoffe so nötig wie heute!«, um den Umweltbelastungen, denen wir alle nicht entgehen können, standzuhalten.

Für ein rundum fittes Immunsystem

Nach meinen in 25 Jahren gesammelten Erkenntnissen und Erfahrungen kann ich behaupten, dass die bitterstoffhaltigen Pflanzen das größte Wirkungsspektrum von allen Pflanzenfamilien überhaupt aufweisen. Vor allem deshalb, weil sich ihre belebende und harmonisierende Kraft über die gesamte, mehrere hundert Quadratmeter große Oberfläche unserer inneren Häute, der Magen-Darm-Schleimhaut sowie auch der Lungen- und der Genitalschleimhaut vermitteln.
Allein auf der Darmschleimhaut, deren Oberfläche durchschnittlich etwa 200 Quadratmeter umfasst, befinden sich 80 % unseres Gesamtimmunsystems. Durch Umweltbelastungen und falsche Ernährung wird dieses körpereigene Abwehrsystem extrem strapaziert. Die einzige biologische Möglichkeit, um dieses lebenswichtige System zu aktivieren und zu tonisieren, bieten die Bitterstoffe. Das bedeutet aber nichts anders, als dass die Bitterstoffe auf natürliche Weise unsere körpereigene Abwehr sowohl erhalten als auch verbessern können.

Ich wünsche mir, dass Ihnen dieses Buch und die regelmäßige Einnahme von Bitterstoffen viel Nutzen für Ihre Gesundheit und Ihr Wohlbefinden bringen!

München, im Januar 2005
Hannelore Fischer-Reska

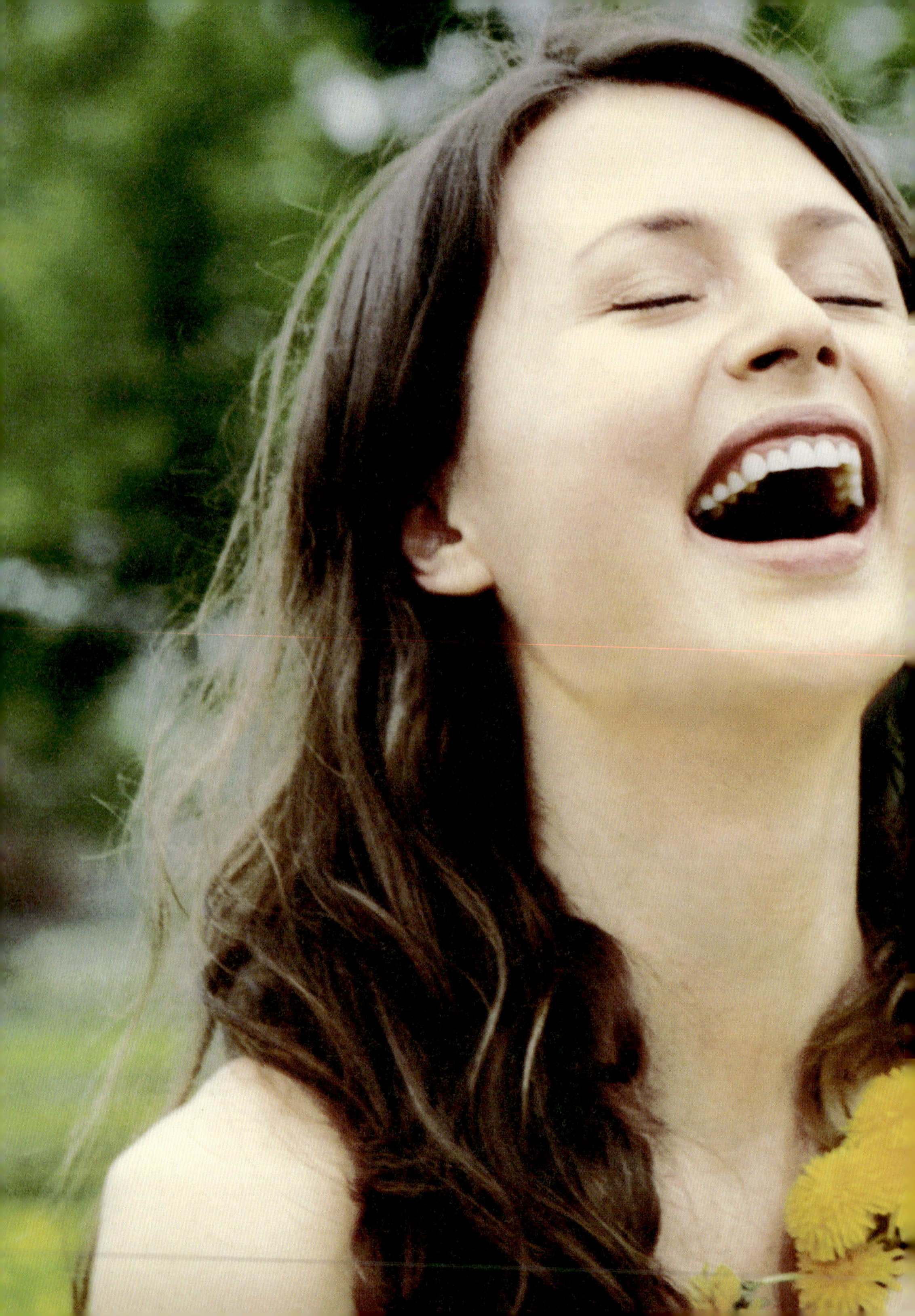

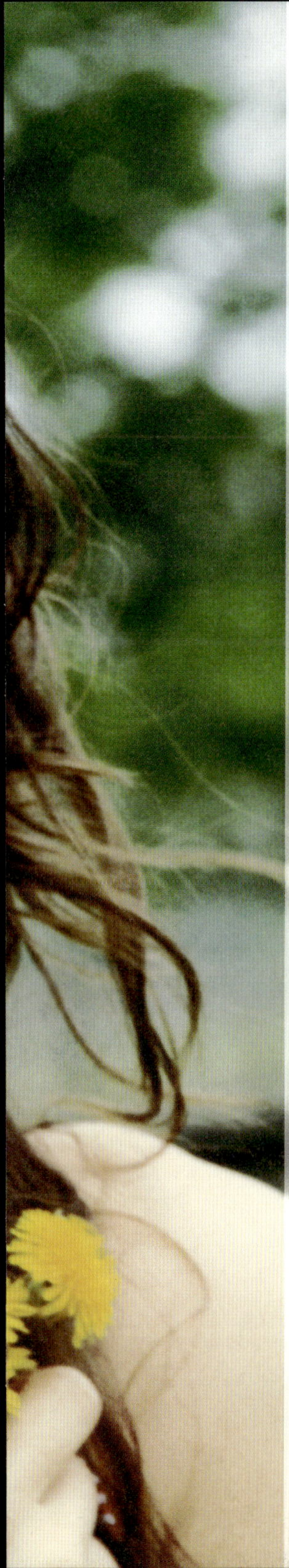

Bitter macht Freude

Der Wohlstandsmensch schadet seinem Wohl: Er isst viel zu viel, viel zu fett und vor allem auch viel zu süß. Bewegungsmangel tut ein Übriges: Zivilisationskrankheiten breiten sich immer weiter aus. Lesen Sie in diesem Kapitel, dass der Weg zu körperlichem und geistigem Wohlbefinden immer auch über Bitterstoffe führt. Sie bewirken, dass der Appetit ganz allgemein und vor allem auf Süßes auf ein vernünftiges Maß gezügelt wird. Gleichzeitig sorgen sie für eine gesunde Verdauung und schützen den Organismus vor Übersäuerung sowie vor vielen anderen Störungen und Krankheiten.

Bitterstoffe – so wichtig wie nie zuvor

»Mit dem Kopf in der Zukunft, mit dem Bauch in der Steinzeit!« So hatte ich schon in meinem Buch »Die Entsäuerungsrevolution«, ebenfalls im Südwest Verlag erschienen, eines der gravierendsten Gesundheitsprobleme unserer Zeit beschrieben. Das trifft auch voll und ganz auf unser Thema zu. Denn während sich Umwelt, Lebensbedingungen, Ernährungssituation und viele andere äußere Umstände unseres Daseins in den Jahrtausenden menschlicher Existenz entscheidend verändert haben, funktioniert unser Organismus immer noch so wie der eines Steinzeitmenschen. Mit anderen Worten: Die Ergebnisse des kulturellen und technischen Fortschritts und die der biologischen Evolution klaffen weit, weit auseinander. Dabei ist auch zu bedenken, dass sich diese »Evolutionslücke« zunächst nur sehr langsam öffnete und erst seit Beginn des technisch-industriellen Zeitalters außerordentlich rasch größer wurde.

info-box

Deutsche werden dicker und dicker

Wie aus dem jüngsten Bericht der Deutschen Gesellschaft für Ernährung hervorgeht, sind 65 % der Männer und 55 % der Frauen in Deutschland übergewichtig.
Inzwischen gehen 68 % der Todesfälle auf ernährungsbedingte Krankheiten zurück.

Der Preis des Fortschritts

Auf unserem Weg aus der Vergangenheit in die Zukunft haben wir zweifellos Grandioses erreicht und sehr vieles gelernt, aber doch auch so manches vergessen und Wichtiges verloren, was uns heute schon fehlt und uns morgen in ernsthafte Bedrängnis bringen könnte.
Zu diesem Manko zwischen unseren eigentlichen Bedürfnissen und unserem heutigen Verhalten gehört mit an erster Stelle unsere Ernährungsweise. Während unsere Vorfahren sich vorzugsweise mit naturbelassener pflanzlicher Kost verpflegten, selten einmal ein Stück Fleisch, einen Fisch oder ein Ei verzehrten und Zucker – wenn überhaupt – nur als ganz rare Delikatesse kannten, verhalten wir uns genau entgegengesetzt. Wir essen kaum noch naturbelassene Nahrung, dafür aber viel zu viel, viel zu fett und vor allem auch viel zu süß!

Wenn man dann noch bedenkt, dass wir, ganz im Gegensatz zu unseren Vorfahren, kaum noch körperlich arbeiten, sondern die meiste Zeit sitzend tätig sind und unsere Wege vorwiegend auf Rädern (meist nicht einmal auf Fahrrädern) zurücklegen, müssten uns die Folgen eigentlich klar sein. Müssten, aber sind sie offensichtlich nicht, denn sonst würden wir unser Verhalten ja wohl doch ändern ...

Bitterstoffe als natürliche Appetitzügler

Sicher, wir sind hauptsächlich selbst schuld an dieser Misere, die – trotz der oft gerühmten Errungenschaften der modernen Medizin – früher oder später unser Wohlbefinden beeinträchtigt und nicht wenige sogar krank werden lässt. Dazu kommt auch, dass uns ein wichtiges Regulativ für unsere Ernährungsweise abhanden gekommen ist, das für unsere Vorfahren ganz selbstverständlich war, und das sind – Sie ahnen es – die Bitterstoffe. Früher waren diese natürlichen Essbremsen im Getreide, in fast allen Gemüsen und in vielen Obstsorten enthalten. Sie bewirkten, dass der Appetit ganz allgemein und vor allem der auf Süßes auf ganz natürliche Weise auf ein gesundes Maß gezügelt wurde. Gleichzeitig sorgten sie für eine gesunde Verdauung und schützten den Organismus vor Übersäuerung sowie vor vielen anderen Störungen und Krankheiten, wovon später noch ausführlich die Rede sein wird.

Wo sind sie geblieben?

Das täten sie auch heute noch, wenn sie uns nicht weitgehend abhanden gekommen wären, jedenfalls in unserer »normalen« Ernährung. Dem Trend zum »Süßen« folgend, haben Lebensmittelindustrie und landwirtschaftliche Massenerzeuger alles daran gesetzt, jede Spur von bitterem Geschmack aus den Pflanzen und Früchten herauszuzüchten. Das Ergebnis war und ist für die Produzenten durchaus positiv. Solchermaßen ihrer Bitterstoffe beraubte Nahrungsmittel verkaufen sich besser und vor allem in größeren Mengen. Für die Konsumenten, also für uns alle, erweist sich das aber als Risiko. Es fehlt ja nicht etwa nur der bittere Geschmack, sondern es fehlen vor allem die natürlichen »Appetitzügler« – eben die Bitterstoffe, die dafür sorgen, dass wir nicht mehr essen, als wir brauchen und als es uns gut tut. Wenn heute bereits jede(r) Dritte unter mehr oder weniger starkem Übergewicht und den entsprechenden Folgen leidet, dann dürfte hier eine der Ursachen dafür zu finden sein.

In diesem Zusammenhang erinnere ich mich an eine Zeitungsmeldung, die ich vor wenigen Jahren las. Man hatte aus einer Rapssorte die Bitterstoffe herausgezüchtet. Rehe, die sich an diesem Rapsfeld gütlich taten, haben so viel davon gefressen, dass sie im wahrsten Sinne des Wortes geplatzt sind. Sie sind jämmerlich verendet, weil sie keine natürliche Bitterstoffbremse mehr hatten, die ja bisher verhinderte, dass sich die Tiere überfraßen.

Die süße Spirale

Das Zuviel ist das eine, das zu Süße ist das andere. Und das ist ganz besonders brisant. Denn Süßes – also Zucker – macht wieder Appetit auf Süßes. Wer dem nicht widerstehen kann oder will, gerät sehr schnell in eine teuflische Spirale, die sich von Tag zu Tag schneller dreht und gewiss nicht ohne Folgen bleibt. Stoffwechselstörungen bis hin zu Diabetes mellitus, eine zunehmende Übersäuerung des gesamten Organismus sowie ein rasch wachsender Speckgürtel um Bauch und Hüften sind das traurige Ergebnis des häufigen Heißhungers auf Praline & Co. Auch hier könnten die Bitterstoffe helfen, wenn wir sie denn hätten. Sie unterdrücken nämlich ganz natürlich das starke Verlangen nach den süßen Sachen, ohne dass man es bemerkt. Wirkte dieses Regulativ, könnten wir ohne große Gewissensbisse hin und wieder ganz zwanglos zur Pralinenschachtel greifen und zwischendurch ohne Mühe darauf verzichten. Am besten wäre es natürlich, wenn es sich um Pralinen aus bitterer Schokolade handelte, die mit einer delikaten Bittermischung gefüllt sind. Wo man solche bekommt, erfahren Sie auf Seite 188.

Im Durchschnitt verzehrt der Bundesbürger jährlich 35 Kilogramm Zucker und 2 Kilogramm Kakaomasse.

Spätestens an dieser Stelle sollten Sie mir zustimmen, dass es höchste Zeit ist, den Bitterstoffen wieder den ihnen gebührenden Platz einzuräumen. Aber wie? Darauf zu warten, dass Landwirtschaft, verarbeitende Industrie und Handel sich auf die alten Werte besinnen und wieder bitterstoffhaltige Nahrungsmittel im großen Umfang auf den Markt bringen, dürfte unter den schon beschriebenen Umständen wenig aussichtsreich sein.

Der lange Weg zum Erfolg

Wie also kommt man zu den so dringend benötigten, lebenswichtigen Substanzen? Vor dieser Frage stand auch ich, als ich mir vor einigen Jahren das Ziel stellte, für meine Patienten eine wirksame Bitterstoffmedizin zu entwickeln. Nach dem Studium der vorhandenen Literatur wurde mir bald klar, dass der Weg dahin nur über die bitterstoffhaltigen Heilkräuter führen konnte.

Ich hatte seit Beginn meiner Praxis schon immer mit »Amara-Tinkturen«, also Bitterstoffmischungen, gearbeitet und meinen Patienten als Basismedikamentation gegeben. Im Lauf der Zeit genügten mir aber die angebotenen Tinkturen einfach nicht mehr. Die eine hatte etwas, eine andere hatte etwas anderes – keine hatte alles, was ich mir vorstellte.

Das Vermächtnis des Müllers

Zu dieser Zeit machte ich jedes Jahr eine Felke-Lehm-Kur in Bad Sobernheim. In der Nähe ist der Disibodenberg mit der Ruine des Klosters, in dem Hildegard von Bingen, die große Naturheilerin des Mittelalters, gewirkt hatte. Am Fuß des Disibodenbergs steht eine Wassermühle, die schon zu Hildegards Zeiten in Betrieb war. Der Müller, ein schmaler, kleiner Mann, erzählte mir, dass er einmal in sein Mühlrad gestürzt war, mit diesem herumgewirbelt wurde und nur durch ein Wunder schwer verletzt und mit Brüchen am ganzen Körper überlebte. Seitdem habe er Kontakt mit Hildegard, sagte er. Ich habe mich oft und lange mit ihm unterhalten und war erstaunt über die Fülle und Tiefe seiner Gedanken, Einsichten und Visionen, die man einem einfachen Müller kaum zugetraut hätte. Er war nach seinem schrecklichen Unfall zu einer außergewöhnlichen Persönlichkeit geworden. Gelehrte und Professoren aus ganz Deutschland besuchten ihn, um sich mit ihm auszutauschen.

Kurz vor seinem Tod schenkte mir dieser Müller die Rezeptur einer Bittermischung aus der Umgebung der heiligen Hildegard, die sieben Bitterpflanzen enthielt.

Eine Tinktur für unsere Zeit

Im Verlauf mehrerer Jahre erweiterte ich diese Rezeptur auf 18 Kräuter. Denn ich wollte eine Kräutermischung finden, die dem heutigen Menschen und seinen Bedürfnissen entspricht. So wurde allmählich aus meiner einfachen Bittermischung eine »interkontinentale« Mischung, denn ich verwendete Bitterpflanzen nicht nur aus der alten Klostermedizin, sondern auch aus der indischen, der indianischen und aus der chinesischen Medizin. Heute stellt eine Firma jährlich Zehntausende kleiner Fläschchen mit dieser bitteren Tinktur her und verkauft sie in ganz Europa. Dieser Erfolg beweist, dass Bitteres keineswegs »out« ist, sondern dass immer mehr Menschen erkennen, dass der Weg zu körperlichem und geistigem Wohlbefinden immer auch über die Bitterstoffe führt.

Bevor ich ausführlicher über diese und andere bittere Tinkturen berichte, über ihre Wirksamkeit und ihre Anwendung, wollen wir zunächst herausfinden, was diese Bitterstoffe eigentlich sind und worauf ihre besondere Wirkung beruht.

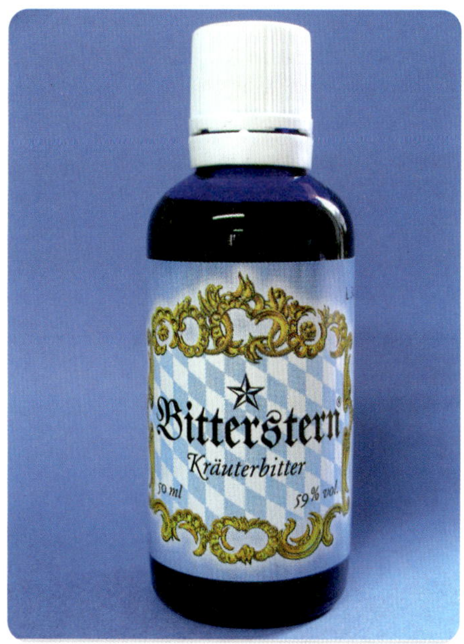

Der »Bitterstern« – eine Tinktur für Ihr Wohlbefinden mit Kräutern aus biologischem Anbau.

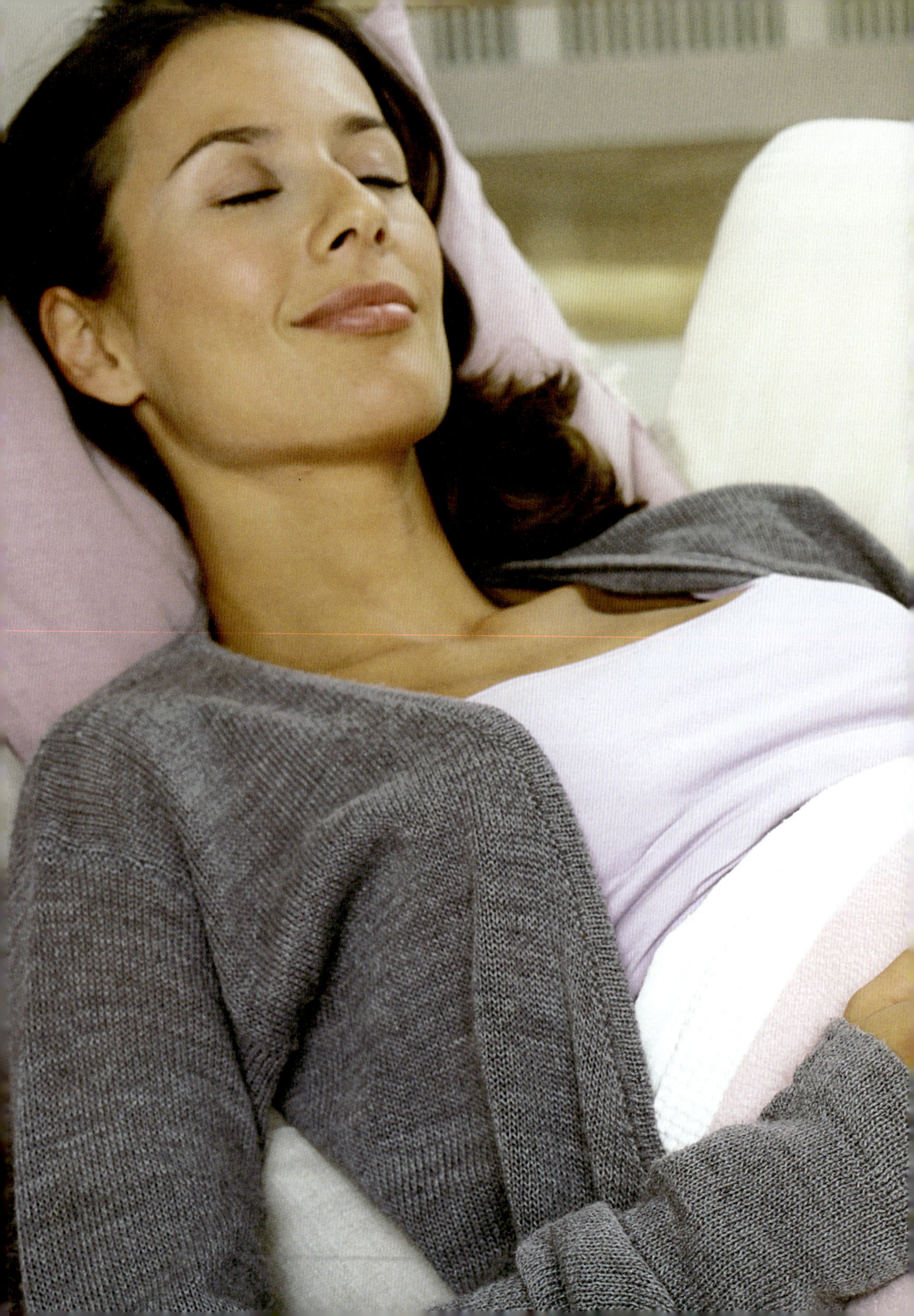

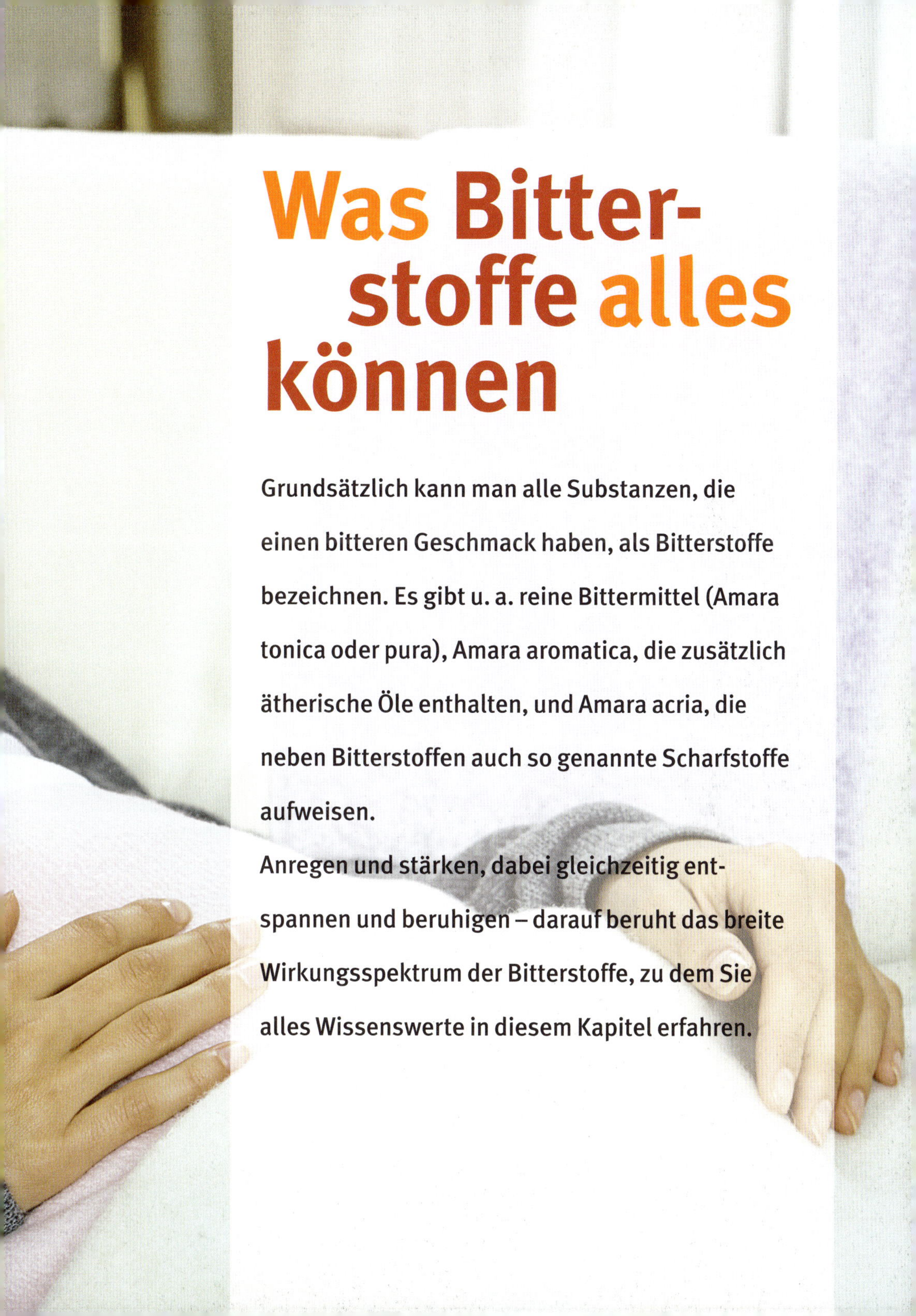

Was Bitterstoffe alles können

Grundsätzlich kann man alle Substanzen, die einen bitteren Geschmack haben, als Bitterstoffe bezeichnen. Es gibt u. a. reine Bittermittel (Amara tonica oder pura), Amara aromatica, die zusätzlich ätherische Öle enthalten, und Amara acria, die neben Bitterstoffen auch so genannte Scharfstoffe aufweisen.

Anregen und stärken, dabei gleichzeitig entspannen und beruhigen – darauf beruht das breite Wirkungsspektrum der Bitterstoffe, zu dem Sie alles Wissenswerte in diesem Kapitel erfahren.

Was sind denn nun eigentlich Bitterstoffe?

Obwohl bitter schmeckende Pflanzenzubereitungen schon seit Jahrtausenden zur Heilung und Kräftigung Kranker und Geschwächter verwendet werden, weiß man bis heute noch wenig über die Inhaltsstoffe, die für diese segensreichen Wirkungen verantwortlich sind. Das liegt zum einen daran, dass diese wichtige Stoffgruppe der Bitterstoffe nur unzureichend erforscht ist, und zum anderen geraten auch die wenigen Experten, die sich mit diesem Gebiet ernsthaft befassen, leicht in Verlegenheit, wenn sie eine eindeutige Definition liefern sollen. Das ist durch die große Breite und Vielfalt des Forschungsgebiets begründet, sodass – zumindest gegenwärtig – kaum eine einheitliche strukturelle Zuordnung möglich ist. Solange man also noch nicht mehr weiß, kann man eigentlich alle Substanzen, die einen bitteren Geschmack aufweisen, als Bitterstoffe bezeichnen.

Was die Chemiker sagen

Lassen wir zuerst die Chemiker zu Wort kommen und nennen die wichtigsten Verbindungsklassen, in die man bedeutende

info-box

Bitterstoffe – Stiefkinder der Schulmedizin

In der Schulmedizin, die gerade beginnt, sich wieder den Heilpflanzen zuzuwenden, spielen die Bitterstoffe noch eine untergeordnete Rolle. Das mag vor allem daran liegen, dass wichtige Untersuchungen über die Wirkung dieser Stoffe noch nicht abgeschlossen sind und entsprechende Befunde im Sinne der »exakten« naturwissenschaftlichen Medizin nicht vorliegen. Das ist auch der Grund dafür, dass viele bitterstoffhaltige Kräuter, deren Wirkung über Jahrtausende in der Naturmedizin belegt ist, noch nicht als Phytopharmaka im Sinne des Arzneimittelgesetzes zugelassen sind. Die aus diesen Kräutern gewonnenen Anwendungen müssen als »Nahrungsergänzungsmittel« deklariert und entsprechend gehandelt werden. Das ist sehr bedauerlich, sollte aber aufgeklärte Menschen natürlich nicht davon abhalten, sich selbst ein Urteil zu bilden.

Bitterstoffe einsortieren kann. Da sind zunächst die Terpene – das sind zyklische Kohlenwasserstoffverbindungen, die in der Natur weit verbreitet sind. Neben den Bitterstoffen umfasst diese Verbindungsklasse auch andere Pflanzenstoffe wie Duftstoffe und sogar Vitamine. Die Terpene lassen sich durch Wasserdampfdestillation relativ leicht aus den entsprechenden Pflanzen extrahieren.

Zu den Monoterpenen mit zehn Kohlenstoffatomen gehören u. a. die Bitterstoffe des Enzians (Gentiopicrin) und des Tausendgüldenkrauts (Centapicrin).

Zu den Sesquiterpenen mit 15 Kohlenstoffatomen zählen Absinthin und Artabasin, die Bitterstoffe der Wermutpflanze sowie die bitteren Inhaltsstoffe der Schafgarbe.

Die aus dieser Verbindungsklasse abgeleiteten Sesquiterpenlaktone bilden die Grundstruktur der Bitterstoffe des Beifußes (Psilostachyn, Vulgarin) und des für die Gesundheit sehr wirksamen Benediktenkrauts (Cnicin).

Zu den Triterpenen mit 30 Kohlenstoffatomen rechnet man u. a. die Bitterstoffe (Quassiin und Quassol) der sehr wertvollen Bitterholzpflanzen.

Andere wichtige in Pflanzen vorkommende Bitterstoffe zählt man zu den Glykosiden, Alkaloiden, Steroiden und Bittersäuren. Diese Stoffgruppen gehören, wie auch die Terpene, zur großen Zahl der sekundären Pflanzenstoffe, deren überragende Bedeutung für die Gesundheit des Menschen man erst in jüngerer Zeit zu erkennen und zu erforschen beginnt.

Die Amara – bitter, aromatisch oder scharf

Doch nun genug der zwar wichtigen, dennoch wenig anschaulichen chemischen Zuordnung. Pharmakologen und Naturmediziner sortieren die bitterstoffhaltigen Pflanzen und die aus ihnen gewonnenen Bittermittel, die man auch Amara nennt, nach ihrer Zusammensetzung und der damit verbundenen speziellen Wirkungsweise ein.

Wenn von den Eigenschaften der Bitterstoffe die Rede ist, spricht man oft von einer tonisierenden Wirkung. Gemeint ist damit eine aktivierende, anregende Wirkung auf den Spannungszustand eines Organs, die seine Funktionen verbessert und damit meist zu einer allgemeinen Stärkung des Gesamtorganismus und damit zur Verbesserung des Befindens führt.

Amara tonica – die reine Bitterkeit

Man bezeichnet sie auch als die reinen Bittermittel (Amara pura), als Stomachika oder Aperitiva. Charakteristisch für sie ist einerseits, dass sie die bittersten Bitterstoffe enthalten, also solche, die die höchsten Bitterwerte (siehe Infobox auf Seite 18) aufweisen, und andererseits, dass von ihnen die kräftigsten Wirkungen hinsichtlich der Sekretionssteigerung, der Anregung der Schleimhäute und der allgemeinen Tonisierung ausgehen. Mit anderen Worten: Die Amara tonica regen Magen und Darm an, fördern eine gesunde Verdauung und tragen zur Belebung und Stärkung des gesamten Organismus bei.

Zu den wichtigsten Heilpflanzen in dieser Gruppe gehören der gelbe Enzian (Gentiana lutea), das Tausendgüldenkraut (Centaurium minus), die Rinde des Kondurangobaums (Marsdenia condurango), der Bitterklee (Menyanthes trifoliata), die Rinde des Chinabaums (Chinchona pubens) und die Schalen der Pomeranze (Citrus aurantium). Ausführlicher gehe ich auf diese und andere Bitterpflanzen im Kapitel mit den Pflanzenporträts ein, das auf Seite 54 beginnt.

Amarum – Amara

Die gebräuchliche Bezeichnung für das/die Bittermittel leitet sich vom lateinischen »amarus« ab, was übersetzt »bitter« bedeutet. Die Bezeichnung findet sich erstmals in medizinischen Schriften aus dem Mittelalter, auch bei der heiligen Hildegard von Bingen, der Begründerin einer wissenschaftlichen Heilkräuterkunde in Europa.

Amara aromatica – ätherische Öle wirken zusätzlich

Zu dieser Gruppe der Bittermittel gehören Pflanzen, die neben den bestimmenden Bitterstoffen auch noch ätherische Öle in nennenswerten Mengen enthalten. Zur Wirkung der Bitterstoffe kommt also bei ihnen noch die spezielle Fähigkeit der ätherischen Öle hinzu, Krämpfe zu lösen, Entzündungen zu lindern und Parasiten erfolgreich zu bekämpfen. So ist also die Wirkung der Amara aromatica weniger auf die allgemeine Kräftigung des Organismus gerichtet, sondern deutlich stärker direkt auf das Verdauungssystem. Dass von hier aus dann entsprechende Wirkungen auf die Blutbildung, die Herztätigkeit, den Blutkreislauf sowie auf den gesamten Stoffwechsel ausgehen, wird ab Seite 20 noch ausführlich beschrieben.

In die Gruppe der Amara aromatica gehören u. a. so wichtige Bitterpflanzen wie Benediktenkraut (Cnicus/Carduus benedictus), Engelwurz (Angelica archangelica), Kalmus (Acorus calamus), Schafgarbe (Achillea

info-box

Was bedeutet der Bitterwert?

Der Bitterwert gilt als quantitatives Maß für die Bitterwirkung eines Stoffes. Er zeigt an, in welcher Verdünnung ein Amarum noch bitter schmeckt. Der bitterste Stoff, der in der Natur vorkommt, ist das Amarogentin, der Bitterstoff der Enzianwurzel. Sein Bitterwert wird mit 1 : 58 000 000 angegeben, d. h. ein Gramm dieses Stoffs mit 58 000 Litern Wasser verdünnt, würde dieser riesigen Flüssigkeitsmenge noch einen bitteren Geschmack verleihen. Da der Gehalt an reinen Bitterstoffen in den Pflanzenzubereitungen meist nicht mehr als 0,5 % beträgt, sind die Bitterwerte für die Pflanzenzubereitungen deutlich geringer. Hier einige Beispiele:

Enzian	1 : 20 000
Tausendgüldenkraut	1 : 3500
Benediktenkraut	1 : 1800
Bitterklee	1 : 1500

millefolium), Beifuß (Artemisia vulgaris) und Wermut (Artemisium absinthium). Auch diese Bitterpflanzen werden im Kapitel »Bitterpflanzen stellen sich vor« ab Seite 54 ausführlich beschrieben.

Amara acria – eine heilkräftige Kombination

Diese Gruppe der Bittermittel umfasst die Heilpflanzen, die neben den Bitterstoffen auch so genannte Scharfstoffe enthalten und deshalb den Zubereitungen jenen bitter-scharfen Geschmack verleihen, wie wir ihn beispielsweise vom Ingwerkonfekt kennen. Und es ist wohl auch jener charakteristische Geschmack, der, von der Zunge reflektorisch weitergeleitet, adstringierend – d. h. zusammenziehend – auf die Schleimhäute des Verdauungssystems einwirkt und damit Verdauung und Kreislauf gleichermaßen in Schwung bringt. Zu den wichtigsten Vertretern dieser Gruppe gehören Ingwer (Zingiber officinalis), Galgant (Alpina officinarum), Kardamom (Elettaria cardamomum) und Zitwer (Curcuma zedoaria). Näheres dazu ebenfalls im Kapitel »Bitterpflanzen stellen sich vor« ab Seite 54.

Weitere bitterstoffhaltige Pflanzen

Es gibt noch eine Reihe weiterer Heilpflanzen, die nicht in diese »offizielle« Liste der Amara Eingang gefunden haben, aber dennoch von großer Bedeutung als bittere Therapeutika sind. Ich will sie hier nur nennen, später aber ausführlicher würdigen. Dazu gehören u. a. Bitterholz (Quassia amara) – Seite 71f., – Hopfen (Humulus lupulus) – Seite 96ff. –, Kurkuma (Gelbwurz; Curcuma longa) – Seite 109ff. –, Löwenzahn (Taraxacum officinale) – Seite 112ff. – und Mariendistel (Silybum marianum) – Seite 116ff. Schließlich gibt es noch eine größere Zahl von Heilpflanzen, die zwar auch Bitterstoffe enthalten, bei denen aber andere Inhaltsstoffe die Wirkung bestimmen.

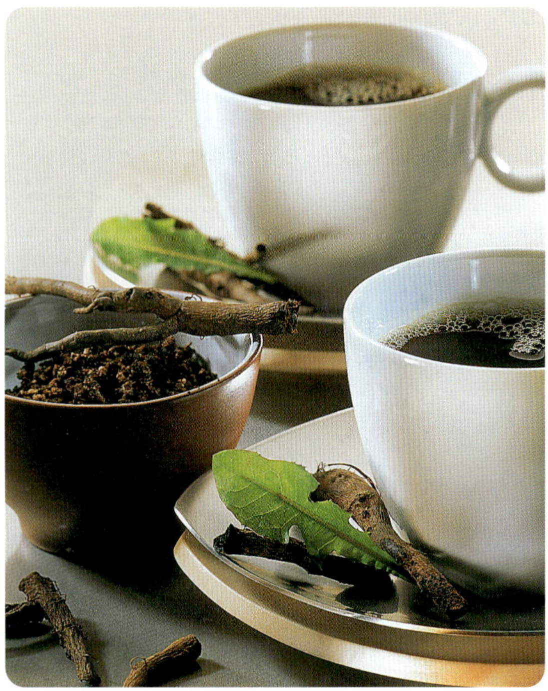

Der bei den unterschiedlichsten Beschwerden hilfreiche Löwenzahntee wird aus dem Kraut sowie den Wurzeln der Pflanze zubereitet.

Über die Wirkung der Bitterstoffe

Wenn ich jetzt über den Effekt der Bitterstoffe berichte, dann will ich zunächst etwas über die Wirkungsweise, also den Wirkmechanismus, schreiben und dann – ausführlicher – auf ihre Wirksamkeit eingehen. Dabei werden sich nicht alle Ergebnisse und Erfahrungen, die viele meiner Kollegen und ich mit der Anwendung der Bittermittel gemacht haben, ausführlich und endgültig mit den bisher erforschten Wirkmechanismen erklären lassen. Hier, wie auch in anderen Bereichen der Naturheilkunde, treffen Jahrhunderte alte Erfahrungen der Heiler einerseits und eine bislang noch meist ignorante Pharmaforschung andererseits aufeinander. Da gibt es noch sehr viel Nachholbedarf, um diese Kluft im Interesse der Gesundheit und des Wohlbefindens vieler Menschen endlich zu schließen.

Der Geschmack macht den Effekt

Ich weiß nicht, ob es die Klostermediziner im Mittelalter so klar vor Augen hatten, als sie mit dem Elixier »ad longam vitam« – dem »Elixier für ein langes Leben« – eine Tinktur aus Engelwurz, Enzianwurzel und

info-box

Die Wirkung beginnt im Mund

Weil die Wirkung der Bitterstoffe durch ihren Geschmacksreiz reflektorisch über die Speicheldrüsen auf den gesamten Organismus vermittelt wird, sollten die entsprechenden Bittermittel immer in flüssiger Form – als Tee, Tinktur oder Elixier – eingenommen werden, sodass sich der Bittergeschmack im Mund entfalten kann. Ein Hinunterschlucken der Bittermittel in Form von Tabletten oder Kapseln hat keine derartige Wirkung.

Es ist übrigens aus den genannten Gründen nicht sinnvoll, den bitteren Geschmack durch andere Geschmacksstoffe überdecken zu wollen. Das ist auch deshalb nicht nötig, weil man sich nach wenigen Tagen an den Bittergeschmack gewöhnt hat und ihn bald nicht mehr als unangenehm empfindet.

anderen Bitterkräutern zusammenbrauten, die ihre Wirkung zunächst auf die Säfte und Nerven des Verdauungssystems, vor allem des Darms, ausübte. Über den Darm erfolgte dann die Anregung zur Blutbildung, der Herztätigkeit, des Gefäßtonus, des Kreislaufs sowie des gesamten Stoffwechsels. Damit war eine nahezu universelle Arznei gefunden, mit der man den gesamten Organismus stärken und beinahe alle Krankheiten zumindest lindern, wenn nicht gar heilen konnte. Dieses Grundprinzip gilt bis heute; die Bitterstoffe haben nichts von ihrer Bedeutung verloren, im Gegenteil!

Sensorische Weiterleitung

Neuere Forschungsergebnisse zeigen, wie diese Wirkung zustande kommt. Die Wissenschaftler sind zu dem Schluss gekommen, dass es mindestens zwei Wirkmechanismen gibt: Der erste besteht darin, dass die Bitterstoffe durch ihren Geschmack reflektorische Reize auf die Speicheldrüsen im Mund auslösen. Dadurch kommt es zu einer vermehrten Speichelabsonderung. Der reflektorisch ausgelöste Reiz wird in der Folge auf sensorischem Weg an den Verdauungsapparat weitergeleitet; es kommt auch im Magen, in der Bauchspeicheldrüse, im Darm und in der Leber zu einer verstärkten Sekretion von Verdauungssäften, die Motorik von Magen und Darm wird gestärkt, die Schleimhäute werden befeuchtet, angeregt und ihre Durchblutung verbessert.

Sympathikus und Parasympathikus

Zum anderen wirken die Bitterstoffe über das vegetative Nervensystem – den Teil unseres Nervensystems, den wir willentlich nicht beeinflussen können. Es umfasst zwei wichtige Untersysteme, die sich gewissermaßen als Gegenspieler ergänzen: das sympathische System (auch Sympathikus genannt) und das parasympathische System (Parasympathikus). Während der Sympathikus hauptsächlich auf Außenreize reagiert und den Organismus zu vermehrter Aktivität anregt, bewirkt der Parasympathikus genau das Gegenteil: Er deaktiviert, stellt den Organismus ruhig.

Sympathikus und Parasympathikus regeln Lebensvorgänge und Körperfunktionen, die nicht unserem Willen unterworfen sind, z. B. Herzschlag oder Tätigkeit der Schweißdrüsen.

Die Bitterstoffe wirken nun auf beide Teilsysteme ein. Und zwar direkt auf den Sympathikus, wobei sie die Herztätigkeit beschleunigen, den Blutkreislauf in Schwung bringen und dadurch die Durchblutung der Häute und Schleimhäute verbessern, die Elastizität der Gefäße »trainieren«, den gesamten Stoffwechsel aktivieren.
Gleichzeitig garantieren sie indirekt – über die oben beschriebene reflektorische Wirkung –, dass der Parasympathikus für Beruhigung und Entspannung sorgen kann. Das macht die Bitterstoffe zu geradezu idealen Reglern der gesamten Verdauungsfunktion und des Stoffwechsels.

Ein breites Spektrum

Anregen und stärken, dabei gleichzeitig entspannen und beruhigen – darauf basiert das breite Wirkungsspektrum der Bitterstoffe, dem wir uns jetzt zuwenden wollen. Dabei geht es zunächst nur um die allgemeinen Effekte; über ihren Einsatz bei ganz konkreten Gesundheitsstörungen und Krankheiten informiere ich Sie ausführlich im Kapitel »Helfen und heilen von A bis Z« ab Seite 150.

Bitterstoffe verbessern die Verdauung

Dass eine gut funktionierende Verdauung eine der wichtigsten Voraussetzungen für Gesundheit und Wohlbefinden ist, wird wohl niemand bestreiten. »Der Tod sitzt im Darm«: Dieser Satz, den vor rund 500 Jahren der berühmte Arzt Paracelsus aussprach, hat nichts von seiner Bedeutung verloren. Viele, auch die schwersten Krankheiten haben direkt oder indirekt ihre Ursachen in einem nicht intakten Verdauungssystem.

Heute, da Stress und Hektik, zunehmender Leistungsdruck, schädigende Umwelteinflüsse und oft ungesunde Lebensgewohnheiten unser Verdauungssystem noch stärker attackieren als früher, gilt das mehr denn je.

Die Zeit von der Nahrungsaufnahme bis zur Stuhlabgabe beträgt beim Erwachsenen durchschnittlich 44 Stunden, die tägliche Stuhlmenge 165 Gramm.

Wenn ich sage: »Die Gesundheit sitzt im Darm«, dann deshalb, weil wir mit den Bitterstoffen Mittel zur Verfügung haben, um der Gefahr zu begegnen. Noch mehr: Wir können über den Darm, über eine optimal funktionierende Verdauung, über eine Stärkung des Immunsystems, das zu 80 % auf der Darmschleimhaut lokalisiert ist, und über einen Ausgleich der Säure-Base-Balance den Darm richtiggehend zum »Gesundheitszentrum« unseres Körpers werden lassen.

Mein Rat

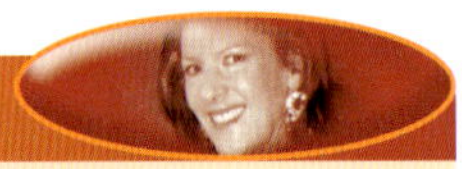

»We are not what we eat, we are what we absorb«

Die Aufnahme von Nährstoffen erfolgt im Darm, wo sie nach Verdauung der Speisen von der Schleimhaut absorbiert und über den Blutkreislauf in den Organismus weitergeleitet werden. Ist die Darmschleimhaut aber mit Giften beladen, ausgetrocknet und unbeweglich, wird bestenfalls ein kleiner Teil aus der Nahrung aufgenommen, der große Rest wandert in die Toilette. Das trifft auch auf die oft teuren Vitamin- und Mineralstoffpräparate zu, die wir »für die Gesundheit« zusätzlich schlucken.
Wer seine Darmschleimhaut mit Bitterstoffen aktiv erhält, kann sicher sein, dass alles, was er zu sich nimmt, auch dem Körper zugute kommt.

Mit Bitterstoffen entsäuern

Dass die Übersäuerung des Organismus, von der heute viele Menschen betroffen sind, eines der bedeutendsten gesundheitlichen Probleme unserer Zeit ist, habe ich in meinem Buch »Die Entsäuerungsrevolution« (erschienen 2003, ebenfalls im Südwest Verlag) ausführlich dargelegt und auch Wege aus der Säurefalle aufgezeigt. Die Zuführung von Basenpräparaten, kombiniert mit Vitamin C, hilft, Säuren und saure Schlacken sowohl aus den Bindegeweben als auch aus den Körperzellen herauszuholen und zur Ausscheidung zu bringen. Verbunden mit einer sinnvollen, überwiegend auf basische und Basen bildende Lebensmittel gestützten Ernährung und vernünftigem körperlichem Bewegungstraining kann man so das wichtige Säure-Base-Gleichgewicht wieder herstellen, den Körper gründlich entgiften, den Stoffwechsel normalisieren und sich vor zahlreichen, oft schweren Krankheiten und vorzeitigem Altern bewahren. Zahlreiche Leser haben meine Ratschläge inzwischen angewendet und mir begeistert von ihren Erfolgen berichtet.

Aktive Entsäuerung

Nun kann ich Ihnen, liebe Leser, eine weitere großartige Chance zeigen, mit dem leidigen Problem der Übersäuerung fertig zu werden. Ja, es sind die Bitterstoffe, die diese Möglichkeit bieten, und zwar auf eine verblüffend einfache Weise. Muss durch die oben genannte Zuführung von Basenpräparaten die Säure-Base-Balance des Körpers von außen, also gewissermaßen passiv, reguliert werden, werden die basischen Bitterstoffe im Organismus selbst aktiv. Durch die Regulierung aller Bereiche des Verdauungssystems, vor allem aber durch die Aktivierung der so genannten basophilen Drüsen bilden sie körpereigene Basenreserven, die dafür sorgen, dass überschüssige Säuren neutralisiert und ausgeschieden werden können.
Schon ein paar Tropfen einer guten Bitterstofftinktur täglich reichen aus, um das Gleichgewicht auf Dauer zu stabilisieren. Zu den speziellen Anwendungsformen lesen Sie mehr ab Seite 132. Natürlich wäre es gut, wenn Sie die Arbeit der Bitterstoffe durch eine entsprechende basenreiche Ernährung unterstützen würden.

Mit Bitterstoffen die Abwehrkräfte mobilisieren

Dass ein intaktes Verdauungssystem die beste Voraussetzung für ein gut funktionierendes Immunsystem ist, begreift man schnell, wenn man weiß, dass gut 80 % unseres körpereigenen Abwehrsystems auf der Schleimhaut des Dickdarms angesiedelt sind und von dort aus einen – mehr oder weniger erfolgreichen – Kampf gegen Krankheitserreger aller Art führen.
Erfolgreich wird dieser mitunter lebenswichtige Kampf immer dann sein, wenn die

Darmschleimhaut – mit einer Oberfläche von fast 200 Quadratmetern – sauber, geschmeidig, beweglich und mit einer gesunden Flora von Darmbakterien besiedelt ist. Ist sie aber angegriffen, mit Giften und Schlacken belastet, starr und vertrocknet, dazu noch mit Parasiten oder Pilzen besiedelt, hat das Immunsystem kaum eine Chance. Es ist überlastet und führt einen nahezu aussichtslosen Kampf gegen Viren, Bakterien und Gifte. Oft wird es dann noch schlimmer – wenn nämlich das dermaßen überlastete Abwehrsystem überreagiert. Dann bekämpft es wahllos sogar gesunde Körperzellen – es kann dann zu Allergien oder auch zu so genannten Autoimmunkrankheiten wie beispielsweise Asthma, Neurodermitis oder rheumatischen Erkrankungen kommen.

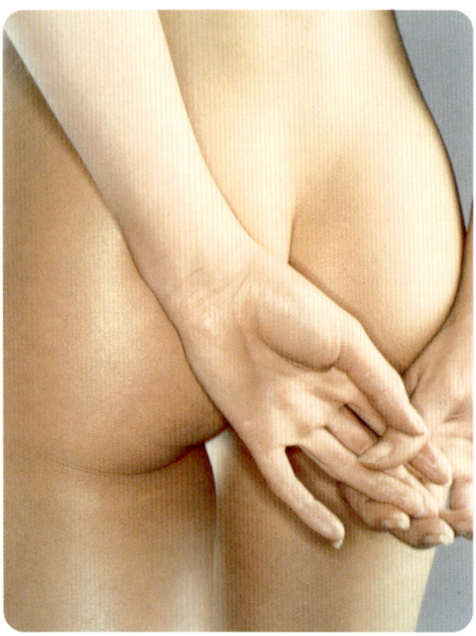

Der menschliche Darm ist mit zahlreichen Mikroorganismen besiedelt (z.B. Bakterien, Pilze), die wichtige Funktionen für unsere Gesundheit haben.

Schleimhaut-»Jogging«

Mit Bitterstoffen können wir dieser Gefahr begegnen. Wir wissen ja schon, dass sie das Verdauungssystem aktivieren und für dessen gesunde Funktion sorgen. Aber sie können noch mehr: Sie sorgen durch die verstärkte Sekretion von Verdauungssäften dafür, dass die Oberfläche der Darmschleimhaut befeuchtet wird und so geschmeidig bleibt. Gleichzeitig tonisieren sie die Schleimhaut, machen sie beweglicher, bringen sie gewissermaßen zum »Joggen«. Es leuchtet ein, dass eine derart trainierte Schleimhaut viel besser mit Giften und Schlacken fertig wird und dadurch das Immunsystem entlastet werden kann. Das ist besonders für ältere Menschen sehr wichtig, denn deren Darmschleimhaut ist oft schon ziemlich ausgetrocknet, kaum noch geschmeidig und meist wenig beweglich.

Für eine optimale Darmflora

Das aber ist noch längst nicht alles, was Bitterstoffe zur Stärkung unseres Immunsystems beitragen können. Auch ihre Eigenschaft als aktive Entsäuerungsmittel trägt wesentlich dazu bei, dass das Darmmilieu normalisiert und stabilisiert wird, sodass sich bald wieder eine gesunde

Darmflora einstellen kann. Kommt es dennoch zu akuten Beschwerden, die durch ein geschwächtes Immunsystem nicht verhindert werden konnten, also z. B. Infektionen wie Grippe oder andere Virusinfekte, zu Entzündungen, Allergieschüben o. Ä., dann helfen Bitterstofftinkturen, diese Beschwerden zumindest abzumildern.

Mit Bitterstoffen schlank werden und bleiben

Wir alle wissen, dass Übergewicht nicht nur ein ästhetisches Problem ist, sondern auf die Dauer eine ernsthafte Bedrohung für die Gesundheit darstellt. Es drohen schwere Stoffwechselerkrankungen wie Diabetes mellitus, Herz und Kreislauf werden über Gebühr belastet, und die Gelenke können dem zunehmenden Gewicht auch nicht lange standhalten. Und obwohl wir über die Folgen des Übergewichts Bescheid wissen, sind immer mehr Menschen davon betroffen. In Deutschland haben mehr als 50 % der Frauen und bald zwei Drittel aller Männer zu viel Fett um Bauch oder Hüften. Und auch der Nachwuchs legt kräftig zu – immer mehr Kinder sind übergewichtig und so in ihrer Entwicklung beeinträchtigt.

»Wunderdiäten« helfen nicht

Natürlich wollen viele aus diesem Teufelskreis aussteigen. Sie versuchen es mit allem möglichen Schlankheitsdiäten, die – oft mühevoll und teuer – dennoch meist nicht zu dem gewünschten Ergebnis führen. Kaum hat man auf diese Weise ein paar Kilo verloren, tritt meist der berüchtigte Jo-Jo-Effekt in Erscheinung. Plötzlich ist der Heißhunger da, meist sogar auf Süßes, und man fällt schnell wieder in seine alten Gewohnheiten zurück – nicht selten mit dem Ergebnis, dass es am Ende sogar ein paar Pfunde mehr als zuvor sind.

Fünf Pluspunkte für die Bitterstoffe

So weit, so schlecht! Doch jetzt kommt die gute Nachricht: Mit Bitterstoffen wäre das nicht passiert! Weil sie aber aus unserer täglichen Ernährung heutzutage nahezu vollständig verbannt sind, fehlt uns ein natürliches Regulativ für unser Essverhalten – um es modern zu sagen, ein natürlicher Fatburner. Wie das?

Bereits etwa 13 % der Sechs- bis Zehnjährigen sind stark übergewichtig. Damit stehen die überschüssigen Pfunde auf Platz zwei kindlicher Gesundheitsmängel.

Zum Ersten: Bitterstoffe in der Nahrung (oder als Ergänzung dazu) regulieren den Appetit. Sie sorgen dafür, dass wir nur dann essen, wenn wir wirklich Hunger haben.

Zum Zweiten: Bitterstoffe vermitteln uns früher das Gefühl, satt zu sein, weil die Verdauungssäfte rascher und ergiebiger fließen. Wir essen weniger.

Zum Dritten: Der bittere Geschmack reduziert von vorneherein unsere Esslust, vor allem aber unseren Appetit auf Süßes. Süße Speisen machen dagegen Lust auf immer mehr.

Zum Vierten: Bitterstoffhaltige Nahrungsmittel (die man leider nur noch recht selten findet) – also Gemüse, Salate, Kräuter – enthalten deutlich weniger Kalorien als beispielsweise Süßspeisen. Auch das ist ein Plus für die schlanke Linie.

Eine dauerhaft vernünftige Ernährung und ausreichend Bewegung sind die Schlüssel zum Erfolg auf der ganzen Linie. Wunderdiäten schaden dagegen meist viel mehr, als sie nutzen.

Schließlich zum Fünften: Bitterstoffe optimieren die Verdauung. Auf diese Weise sorgen sie mit dafür, dass Nahrungsfette optimal von unserem Körper genutzt, also zur Energiegewinnung verbrannt und nicht an Bauch und Hüfte abgelagert werden.

Fazit: Es ist gar nicht so schwer, schlank zu bleiben, und es kann einem auch durchaus gelingen, seine überflüssigen Pfunde wieder loszuwerden. Die Bitterstoffe machen es möglich!

So können Sie es schaffen

Ich empfehle, vor jeder Mahlzeit 15 Tropfen einer guten Bittertinktur in einem halben Glas lauwarmem Wasser zu trinken. Allerdings braucht es etwas Geduld, bis sich der Erfolg einstellt. Unterstützen sollte man diese einfache Schlankheitskur durch ein vernünftiges Essverhalten. Dazu gehört die Auswahl gesunder, leichter, möglichst auch bitterstoffhaltiger Nahrungsmittel (Informationen dazu ab Seite 170), der weitgehende Verzicht auf Zuckerwaren (den

info-box

Süßigkeiten – nein danke!

Gerade bei Kindern ist der Geschmack für Süßes besonders ausgeprägt, Bitteres lehnen sie dagegen meist ab. Diese Vorliebe kann auf Dauer Folgen haben, wie wir alle wissen. Nicht nur für die Zähne, sondern auch für den Stoffwechsel und das Körpergewicht. Jetzt haben Forscher des Monell-Zentrums in Philadelphia/USA herausgefunden, dass schon in den ersten Lebensmonaten eines Kindes dessen künftige Geschmacksvorlieben maßgeblich geprägt werden. Babys, die schon früh Bitteres zu schmecken bekamen, haben später viel weniger Appetit auf Süßes als ihre Altersgenossen, die von Anfang an »süß« ernährt wurden. Dieses Ergebnis kann schon mit einem Tropfen natürlich alkoholfreier Bittermischung täglich erreicht werden. Möglicherweise könnte auf diese Weise sogar eine ganze Generation künftiger Diabetiker verhindert werden.

Ihnen die Bitterstoffe erleichtern), das Vermeiden hastigen Essens sowie von Mahlzeiten am späten Abend.
Übrigens: Wer auf Süßes nicht (ganz) verzichten will, hat durchaus eine Alternative. Ich habe eine delikate »Bitterpraline« entwickelt, die Sie hin und wieder ohne Reue genießen können. Lesen Sie mehr dazu auf Seite 187.

Anti-Aging mit Bitterstoffen

Es ist gut zu wissen, dass unsere Lebenserwartung steigt. Das weckt selbstverständlich den Wunsch bei vielen, nicht nur älter zu werden, sondern auch länger aktiv und leistungsfähig zu bleiben.
Diesem berechtigten Bedürfnis hat sich in jüngster Zeit ein ganz neu entstandenes Gebiet medizinischer Forschung und Praxis sowie eine entsprechende Industrie angenommen. Natürlich um zu helfen – natürlich auch, um daran zu verdienen.
»Anti-Aging« heißt das neue Modewort, und unter diesem Motto wird inzwischen ein wahres Füllhorn von Mitteln und Methoden angeboten, die uns bis ins hohe Alter gesund, attraktiv, sexy und fit bleiben lassen sollen. Da gibt es Hormone, Vitamine, Eiweißpulver und viele andere Fitmacher für Körper, Geist und Libido. Auch kosmetische Operationen für nahezu alle Körperteile sind im Angebot. Vieles von dem ist gewiss nützlich und hilfreich, einiges aber gewiss völlig überflüssig, manches sogar nicht ohne Risiko.

Ein Tonikum für Leib und Seele

Es gibt aber ein wirksames und nicht einmal teures Anti-Aging-Mittel, das seit Jahrhunderten erprobt und bewährt ist – die Bitterstoffe! Man kann nicht oft genug darauf hinweisen: Wer sie regelmäßig zu sich nimmt, hält nicht nur seine Verdauungsorgane bis ins hohe Alter intakt und schafft damit die Grundvoraussetzung für ein gesundes Leben, sondern er sorgt auch für eine kaum nachlassende Aktivität nahezu aller anderen Organe.

Anti-Aging will die Lebensqualität von Menschen speziell ab 50 optimieren, mit dem Ziel, erkennbare Störungen im Körper zu beseitigen, bevor sie sich zu Problemen entwickeln. Die vier Eckpfeiler dabei sind Bewegung, Ernährung, Mentaltechniken und Hormontherapie.

Wie wir gesehen haben, wirken die Bitterstoffe sowohl über den Darm als auch über das vegetative Nervensystem tonisierend, also aktivierend und regulierend auf Herz und Kreislauf, halten die Blutgefäße elastisch, fördern die Durchblutung von Gehirn, Haut und Gewebe. Sie wirken darüber hinaus blutbildend, entzündungshemmend und beschleunigen den Zellaufbau. Fazit: Sie sind Tonika zur allgemeinen Stärkung von Körper, Geist und Seele, auf die niemand verzichten sollte – schon gar nicht jemand, der auch im Alter noch viel vom Leben haben will.
Übrigens: Mit dieser Form des Anti-Aging kann man gar nicht früh genug anfangen, wenn man seine geistige und körperliche Fitness erhalten und verbessern will.

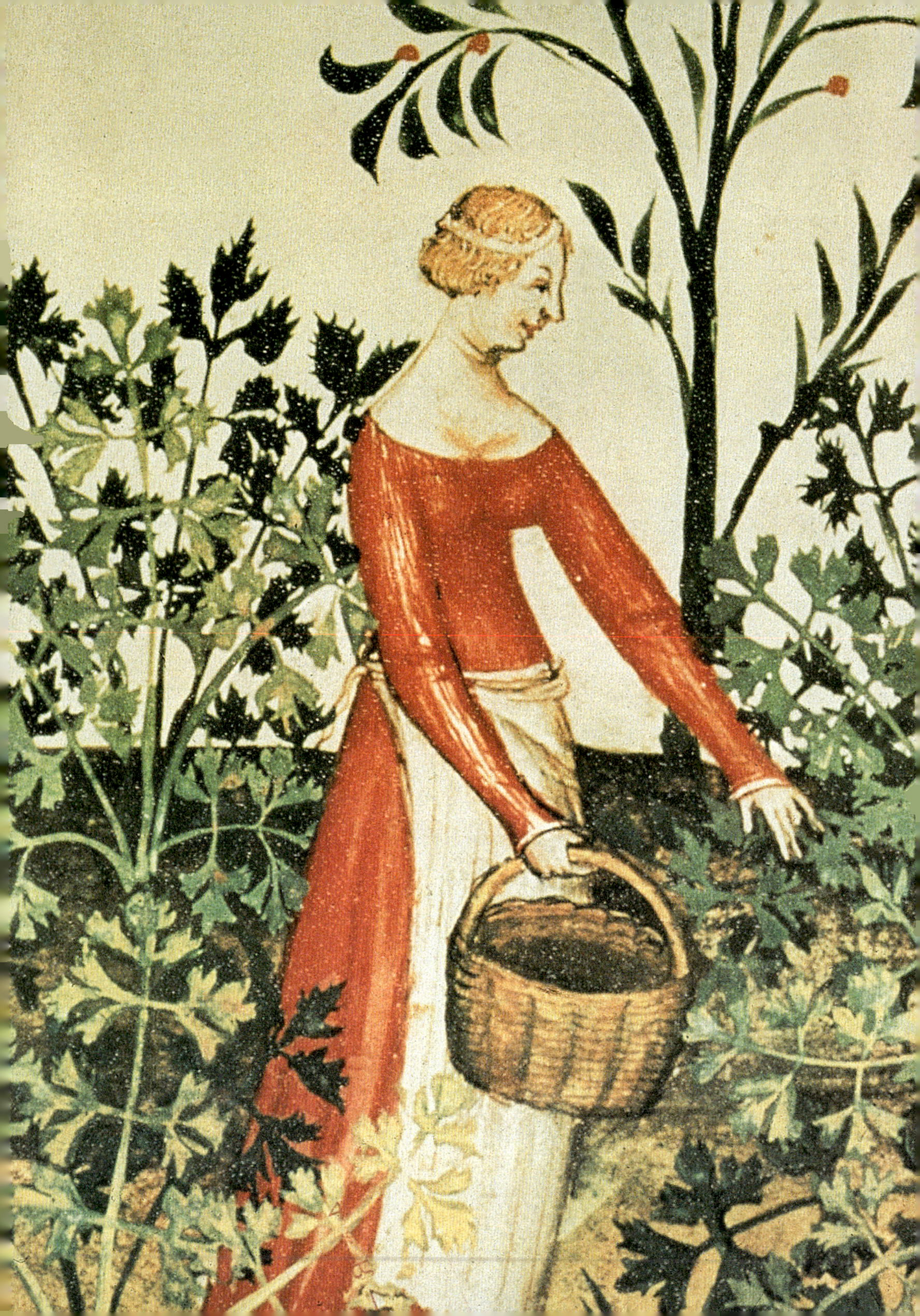

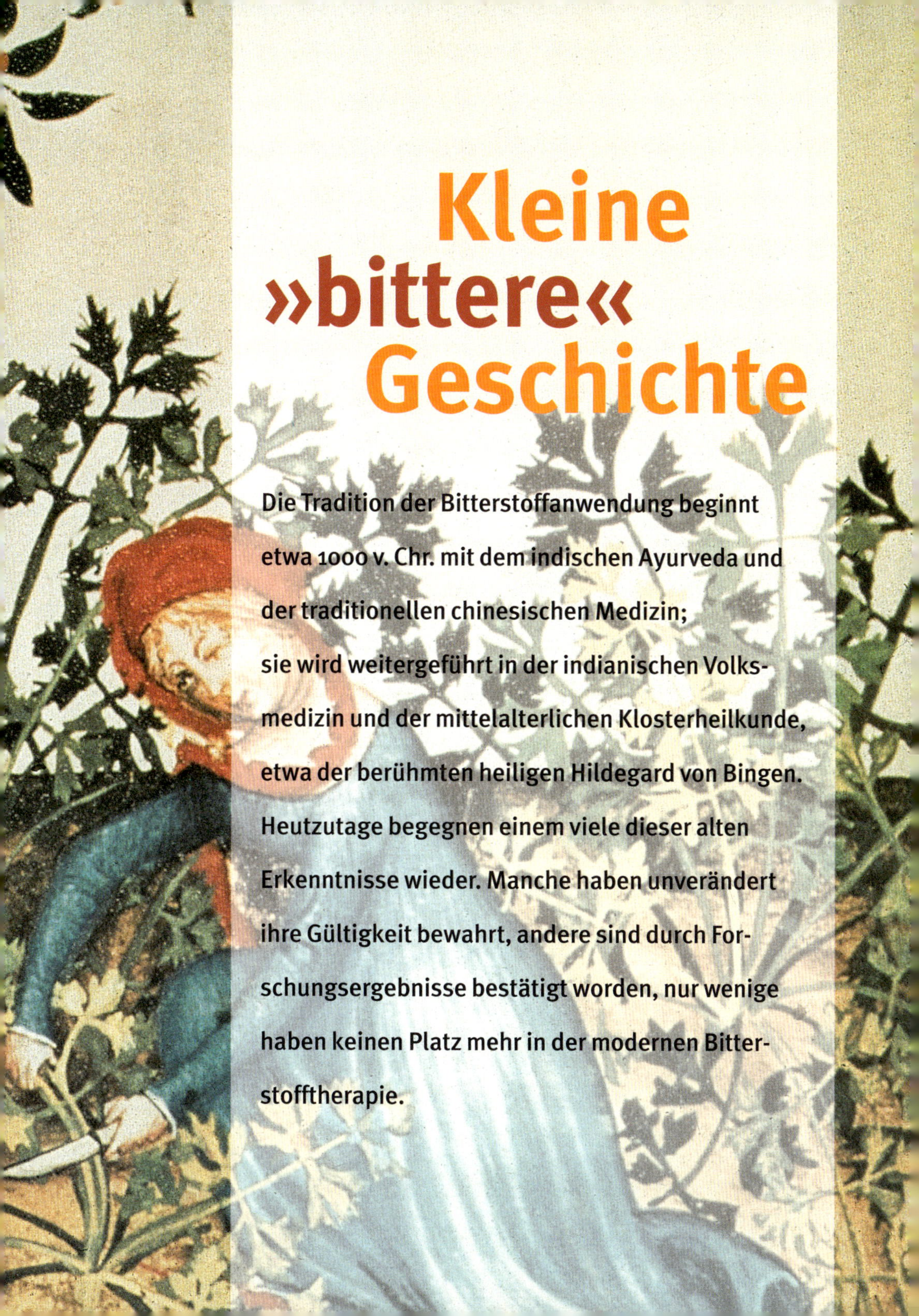

Kleine »bittere« Geschichte

Die Tradition der Bitterstoffanwendung beginnt etwa 1000 v. Chr. mit dem indischen Ayurveda und der traditionellen chinesischen Medizin; sie wird weitergeführt in der indianischen Volksmedizin und der mittelalterlichen Klosterheilkunde, etwa der berühmten heiligen Hildegard von Bingen. Heutzutage begegnen einem viele dieser alten Erkenntnisse wieder. Manche haben unverändert ihre Gültigkeit bewahrt, andere sind durch Forschungsergebnisse bestätigt worden, nur wenige haben keinen Platz mehr in der modernen Bitterstofftherapie.

Die historischen Wurzeln der Bitterstoffrevolution

Begleiten Sie mich nun auf einen kurzen Ausflug in die Geschichte. Er beginnt in Indien, etwa 1000 Jahre vor Christus. Damals entstand mit dem Ayurveda ein System, das weit mehr als nur eine Gesundheitslehre darstellt, wie der aus dem Sanskrit übersetzte Name »Wissen vom langen und gesunden Leben« vermuten lässt. Es ist zugleich eine Philosophie, durch die das Leben in seiner Gesamtheit verstanden werden kann.

Am Anfang war Ayurveda

Grundlage des Ayurveda ist die Lehre von den drei Doshas (Körpersäften), deren von Geburt an bestimmtes, für jeden unterschiedliches Verhältnis zueinander die individuelle körperliche und geistige Konstitution jedes einzelnen Menschen bestimmt. Die Doshas ihrerseits stehen in Korrelation mit den fünf Elementen der Natur – der Erde, dem Wasser, der Luft, dem Feuer und dem Äther, wobei Letzteres auch als der Raum betrachtet wird.

Ist das individuelle Verhältnis der drei Doshas – Kapha, Pitta und Vata – ausgewogen, ist der Mensch gesund; wird es gestört, sodass eines oder mehrere Doshas über- oder unterrepräsentiert sind, wird er krank. Ziel der ayurvedischen Medizin ist es nun, das harmonische Verhältnis zwischen den Doshas wieder herzustellen, indem man die geschwächten stärkt und die zu stark gewordenen abschwächt. Dazu gibt es eine ganze Reihe von Mitteln und Methoden, die sich auf vier Grundpfeiler stützen:

1. Ein harmonisches, ausgefülltes Leben, das genügend Zeit für Muße und erholsamen Schlaf bietet
2. Eine persönliche Ernährungsweise, deren Nahrungsmittel die individuelle Balance der Doshas erhalten oder wieder herstellen hilft
3. Die Anwendung bestimmter Heilkräuter (und Gewürze) sowie Mineralien, deren Eigenschaften bestimmte Doshas stärken bzw. unterdrücken
4. Die Durchführung ganz bestimmter Reinigungs- und Ausleitungsrituale wie beispielsweise Einläufe und Schwitzkuren, um Giftstoffe und Schlacken aus dem Organismus zu entfernen

Der Geschmack bestimmt die Wirkung

Wenn wir uns nun auf die Heilkräuter konzentrieren, stellt sich die Frage, welches denn die Eigenschaften sind, an denen man erkennen kann, auf welche Doshas sie in welcher Weise wirken. Da hat sich herausgestellt, dass es vor allem der Geschmack ist, der die Wirkungsrichtung einer Heilpflanze bestimmt. Diese charakteristische Eigenschaft – im Ayurveda als Rasa bezeichnet – beeinflusst die verschiedenen Doshas auf ganz individuelle Weise, vermag das eine (oder mehrere) zu stärken und schwächt andere.

Im Ayurveda kennt man sechs unterschiedliche Geschmacksrichtungen: bitter, salzig, sauer, scharf, süß und zusammenziehend (adstringierend). Sie sind in folgender Weise – über die Elemente – den Doshas zugeordnet. Die Tabelle unten, die ich aus dem Buch von Dr. Nicole Schänzler, »Vital und gesund durch Bitterstoffe«, Ludwig Verlag München, übernommen habe, zeigt diese Zusammenhänge, wobei hier nur diejenigen Doshas genannt sind, die durch die entsprechenden Rasa gestärkt werden.

Bleiben wir beim Bitteren. Wie die Tabelle zeigt, ist der bittere Geschmack mit dem Naturelement Feuer verbunden und vermag das Vata-Dosha zu stärken. Gleichzeitig wirkt er abschwächend auf Pitta und Kapha. So können also bittere Heilkräuter regulierend und harmonisierend in den gesamten Organismus eingreifen, indem sie ein geschwächtes Vata stärken und zu stark gewordene Pitta und Kapha vermindern.

In welchem Maß das geschieht, hängt nun auch von der Intensität und der Reinheit des Geschmacks sowie von der Dosierung der Heilmittel ab, wobei den eigentlichen Inhaltsstoffen nur sekundäre Bedeutung zugemessen wird. Was die Reinheit des Geschmacks angeht, so wird den Amara pura (siehe Seite 17) die stärkste Wirkung zugesprochen, während die Amara acria (siehe Seite 19) eine eher differenzierte Wirkung haben, weil sie ja zugleich bitter und scharf schmecken. Manche wirken auch adstringierend. Durch diese Variabilität erweitert sich das Anwendungsspektrum der Bittermittel noch einmal beträchtlich, weil damit auch andere Doshas beeinflusst werden. Hinsichtlich der Dosierung setzt man im

info-box

Geschmack (Rasa)	Element	Dosha
Bitter	Feuer	Pitta
Zusammenziehend	Erde, Luft	Vata
Süß	Wasser, Erde	Kapha
Sauer	Feuer, Wasser	Pitta, Kapha
Salzig	Feuer, Erde	Pitta, Kapha
Scharf	Feuer, Luft	Pitta, Vata

Ayurveda auf Ausgewogenheit, denn ein Zuviel kann schaden. Das ist verständlich, denn es geht ja um ein harmonisches, ausgewogenes Verhältnis der Doshas und nicht darum, das eine oder andere über Gebühr hervorzuheben und andere zu unterdrücken. Die Gefahr einer Überdosierung scheint aber gerade bei den bitteren Heilmitteln eher gering, denn bei »zu viel des Guten« verweigern wir uns, eben wegen des bitteren Geschmacks.

Geschmacksrichtungen und Doshas:

- *Süß, sauer und salzig regen Kapha an, scharf, bitter und zusammenziehend dämpfen es.*
- *Scharf, sauer und salzig regen Pitta an, süß, bitter und zusammenziehend dämpfen es.*
- *Scharf, bitter und zusammenziehend regen Vata an, süß, sauer und salzig dämpfen es.*

Entsprechend diesem ganzheitlichen Verständnis spielten und spielen gerade die bitterstoffhaltigen Pflanzen in der ayurvedischen Praxis eine bedeutende Rolle. Sie wurden und werden auf vielfältige Weise eingesetzt. Dabei kann es durchaus geschehen, dass ein und dasselbe Kraut bei völlig unterschiedlichen Krankheiten zur Anwendung kommt, auch bei solchen, die – nach dem Verständnis der Schulmedizin – gar nichts miteinander zu tun haben.

Gelbwurz – Gewürz und Heilmittel

Als ein Beispiel mag der Gelbwurz dienen, ein Ingwergewächs, das in Indien Kurkuma heißt und bei uns vor allem als Gewürz bekannt ist. Der Ayurveda wendet Kurkuma ebenso bei Verdauungsstörungen und Stoffwechselerkrankungen wie zur Heilung von Wunden an. Aber auch Bronchialasthma und chronischer Husten werden damit behandelt. Darüber hinaus dient es auch zur Schönheitspflege bei fettiger Haut. Mehr über diese wichtige Bitterpflanze lesen Sie ab Seite 109.

info-box

Die Doshas sind kein Dogma

So sehr das individuelle Verhältnis der drei Doshas auch den Typ, das Wesen und die Konstitution eines Menschen prägen: Die Doshas und ihr Verhältnis zueinander sind nicht unveränderlich. Sie variieren im Lauf eines Tages, eines Jahres, eines Lebens. So ist am Morgen Kapha stärker ausgeprägt, am Nachmittag Vata. Im Frühjahr ist eher Kapha-Zeit, während im Sommer Pitta und im Winter Vata leicht überwiegen. Entsprechend spiegelt sich das auch im Lebenslauf wider: Während der Kindheit, in der Wachstum dominiert, herrscht Kapha vor, während des Erwachsenenalters wird dann Pitta stärker, während im Alter der Einfluss von Vata steigt. Auch diese Variabilitäten muss ein ayurvedischer Arzt bei Diagnose und Therapie berücksichtigen.

Kalmus – eine Wurzel, die den Geist stärkt

Ein anderes Beispiel ist die Kalmuswurzel, eine auch in unseren Breiten vorkommende bittere Heilpflanze (siehe Seite 103ff.). Man setzt sie im Ayurveda sowohl bei Erkrankungen des Magen- und Darmtrakts wie auch zur Steigerung des Denkvermögens, zur Verbesserung des Gedächtnisses und der Konzentration ein.

Beispiele aus der Praxis

Ganz allgemein weist der Ayurveda den bitter schmeckenden Pflanzen reinigende, entgiftende und tonisierende, d. h. kräftigende Wirkungen zu. Dazu noch einige Beispiele aus der Praxis des Ayurveda.

Allergien sind typische Kapha-Störungen. Behandelt werden sie mit Zubereitungen aus Schafgarbe, Wermut und Tausendgüldenkraut.

Bindehautentzündung – wenn es sich dabei um eine Kapha-Störung (mit starkem Jucken, geschwollenen Schleimhäuten und wässrigem Ausfluss) handelt, setzt man Wermuttee zur Blutreinigung ein.

Fußpilz, von dem alle Konstitutionstypen betroffen werden können, lässt sich mit einem Bad aus den Blättern des bitteren Nienbaums behandeln. Dazu isst man bittere Speisen und sollte unbedingt auf Saures verzichten!

Hautentzündungen werden mit einer Paste eingerieben, die aus Ingwer, Kurkuma, Pfeffer, Senfsamen und Kuhurin besteht.

Herpes wird mit Tees aus Wermutblättern, Zitronen und Kalmus behandelt.

Juckreiz kann man mit Abkochungen aus bitteren Nienbaumblättern sowie mit einer Kurkuma-Honig-Paste begegnen.

Nesselsucht (Urticaria) wird im Ayurveda u. a. mit einer Mischung aus Ingwer- und Kurkumapulver behandelt, die man mit Wasser einnimmt. Dazu isst man Gemüse sowie Zwiebeln und Knoblauch.

Schuppenflechte – hier sind saure und salzige Speisen zu meiden; man nimmt bittere Gemüse und blutreinigende Tees aus Wermut oder Kardamom zu sich.

Talgfluss (Seborrhö) wird ebenfalls erfolgreich mit bitteren Tees behandelt.

Ayurveda heute

In Indien ist Ayurveda auch in der Gegenwart fester Bestandteil des Gesundheitswesens und der medizinischen Betreuung. Jährlich nehmen rund 3000 Ayurveda-Ärzte ihre Tätigkeit auf. Sie erhalten eine fundierte Ausbildung an rund 45 Universitäten, 110 staatlichen Colleges sowie weiteren privaten Lehranstalten.

Anregungen aus dem Reich der Mitte

Die traditionelle chinesische Medizin (TCM), auf die ich jetzt etwas näher eingehen will, hat vom indischen Ayurveda zahlreiche wichtige Impulse erhalten und den-

noch ein ganz eigenständiges Welt- und Menschenbild hervorgebracht. Es gibt sehr viel Gemeinsames, aber ebenso viel Unterschiedliches – das betrifft sowohl das Verständnis von Gesundheit und Krankheit ganz allgemein als auch die praktischen Behandlungswege und -methoden.
Für unser Thema ist aber auch wichtig, dass auch in diesem klassischen Gesundheitssystem die bitteren Heilpflanzen eine große Rolle spielen.

Das Grundprinzip der TCM

Doch betrachten wir zunächst das Grundprinzip der TCM. Nach den Lehren des Taoismus, also der von Laotse begründeten Philosophie, die auch der TCM zugrunde liegt, existieren in allen »Dingen« – im Universum wie in der kleinsten Körperzelle – zwei entgegengesetzte polare Kräfte – das Yin und das Yang. Zwischen diesen beiden Polen, die – obwohl gegensätzlich – fließend ineinander übergehen und nur zusammen als Ganzes wirken können, entsteht ein Spannungsfeld, aus dem die Lebensenergie Qi entspringt, die alles durchströmt und alles erhält.
Verfeinert wurde dieses System durch die Verbindung mit den fünf Naturelementen, die wir schon aus dem Ayurveda kennen. Allerdings haben sie hier teilweise andere Substanzen zum Inhalt, und es gibt auch andere Zuordnungen. Die fünf chinesischen Elemente sind Holz, Feuer, Erde, Metall und Wasser.

Die Lebensenergie in unserem Körper

Auf den menschlichen Körper bezogen, bedeutet das, dass zwischen Yin, dem beispielsweise die vordere Körperseite, die Haut, die Knochen und alle so genannten Vollorgane zugeordnet sind, und Yang, zu dem u. a. die Körperrückseite, die Knorpel und Sehnen, die Hohlorgane und die Extremitäten gehören, die Lebensenergie Qui fließt. Dabei strömt diese Energie durch ganz bestimmte, genau definierte Energiebahnen, die so genannten Meridiane, zu und von den einzelnen Körperorganen. Die zwölf Meridiane bilden auf diese Weise gewissermaßen zwölf Funktionskreise zwischen den Organen, sodass jedes mit jedem verbunden ist.
Besteht ein harmonisches, hin- und herfließendes Gleichgewicht zwischen den einzelnen Organbereichen, also zwischen Yin und Yang, dann strömt die Lebensenergie ungehindert durch die Meridiane – der Mensch ist gesund. Ist dieses Fließgleichgewicht aber gestört, oder sind die Meridiane blockiert, dann ist der Mensch krank. Auch dies also ein ganzheitlicher Ansatz, der sich in den Heilmethoden widerspiegelt.

Wege zum Gleichgewicht

Oberstes und einziges Behandlungsziel der TCM ist es, dieses Ungleichgewicht zu überwinden, also die Energieblockade aufzuheben. Entlang der Meridiane geschieht das beispielsweise mit Hilfe der Akupunktur, um so auf die Organe einzuwirken, die durch diese Meridiane miteinander verbunden sind.

Neben der Akupunktur gibt es eine ganze Reihe weiterer Heilverfahren, die dazu geeignet sind, ein gestörtes Gleichgewicht zwischen Yin und Yang, zwischen den Organen des Körpers, zwischen Körper und Seele wieder herzustellen.

Bitterpflanzen in der TCM

Zu den ältesten und zugleich wichtigsten Behandlungsmethoden in der traditionellen chinesischen Medizin zählt die Anwendung von Heilkräutern. Heute kennt man in China rund 3000 verschiedene davon, während bei uns gerade einmal 250 verwendet werden. Die Bitterpflanzen nehmen dabei einen wichtigen Platz ein. Sie werden – anders als im Ayurveda – dem Element Feuer zugeordnet. Dessen weitere Entsprechungen sind die Wärme, der Sommer, die Farbe Rot und das Gefühl der Freude. Dem bitteren Geschmack wird außerdem eine besondere Wirkung auf den Meridian des Herzens (Yin) und den des Dünndarms (Yang) zugeschrieben, die beide dem Feuerelement angehören.

Zu den wichtigsten Bitterkräutern, die in der TCM entweder einzeln, oft aber in Kombination miteinander oder auch mit anderen Heilpflanzen angewendet werden, gehören Bockshornklee, Engelwurz, Enzian, Galgant, Kurkuma und Löwenzahn. Einige davon werden dem Yin, andere dem Yang zugeordnet. Sie wirken jeweils auf den entgegengesetzten Pol.

info-box

Die Zuordnung der fünf Elemente

Die Zahl Fünf symbolisiert bei den Chinesen die Harmonie des Universums. Fünf ist nicht nur die Zahl der Elemente, sondern auch der im alten China bekannten Planeten. So sind die fünf Elemente Geschmack, Körpermeridianen, Farben, Jahreszeit, Gefühlen und Planeten zugeordnet:

Holz Sauer und zusammenziehend/Leber und Galle/Grün/Frühling/Zorn/Jupiter

Feuer Bitter/Herz und Dünndarm/Rot/Sommer/Freude/Mars

Erde Süß und fade/Milz, Bauchspeicheldrüse und Magen/Gelb/Spätsommer/Mitgefühl/Saturn

Metall Scharf/Lunge und Dickdarm/ Weiß/Herbst/Trauer/Venus

Wasser Salzig/Nieren und Blase/Schwarz/Winter/Angst/Merkur

Kühl und trocken – die Yin-Kräuter

Dazu gehören u. a. Enzian, Löwenzahn und Gelbwurz (Kurkuma). Sie haben die Eigenschaft, entzündungshemmend, austrocknend und dämpfend zu wirken. Sie wirken beruhigend und kühlend auf heiße Yang-

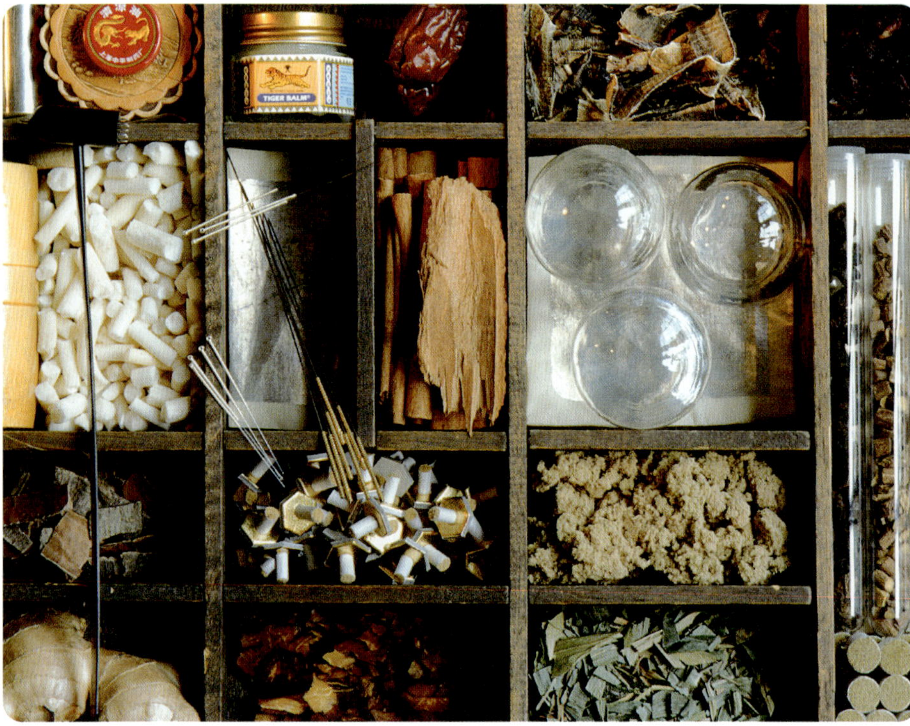

Basis jeder TCM-Behandlung sind Heilmittel (Kräutermischungen, oft auch mit Mineralstoffen und tierischen Produkten), die beispielsweise durch Akupressur (Druckmassage), Moxibustion (Brenntherapie mit Beifuß) und Akupunktur (Nadeltherapie) ergänzt werden.

Zustände, die Krankheiten anzeigen. Da die Meridianwirkung der Yin-Kräuter absteigend ist, sorgen sie dafür, dass die entstandene Hitze nach unten geführt und über die Ausscheidungsorgane ausgeleitet wird.

Enzian hat einen sehr bitteren Geschmack und demzufolge eine starke energetische Wirkung. Es wird bei Gelbsucht und anderen Erkrankungen der Leber sowie der Gallenblase angewendet. Der Enzian wirkt kühlend auf diese Yang-Organe und beseitigt die innere Hitze.

Löwenzahn, der auch wegen seiner blutreinigenden Wirkung außerordentlich geschätzt wird, wirkt ebenfalls kühlend und damit beruhigend und heilend bei entzündlichen Erkrankungen der Yang-Organe Leber und Galle.

Gelbwurz (Kurkuma) stärkt die Verdauungskraft und trägt so zur Entgiftung von Körper und Seele bei. Man verwendet das Yin-Mittel auch bei Verstopfung – nach dem Verständnis der TCM ebenfalls ein heißer Yang-Zustand.

Warm und belebend – die Yang-Kräuter

Zu dieser Gruppe der Bitterkräuter rechnet man u. a. Engelwurz (siehe Seite 87ff.), Ingwer (siehe Seite 99ff.) und Kardamom (siehe Seite 106ff.). Sie haben eine belebende, kräftigende und wärmende Wirkung und kommen daher vorwiegend bei kalten Yin-Zuständen zum Einsatz.

Engelwurz kräftigt das Immunsystem und trägt zur allgemeinen Stärkung bei. Angewendet wird es auch bei Erschöpfungszuständen und chronischer Müdigkeit – beides kalte Yin-Zustände.

Ingwer ist wegen seiner belebenden, wärmenden Energie ein nahezu universelles Heilmittel der traditionellen chinesischen Medizin. Es kräftigt das Herz und erwärmt den Magen, wo es bei allen Formen von Magenverstimmung, bei Bauchschmerzen, Übelkeit, aber auch bei Magengeschwüren angewendet wird. Auch bei der so genannten Reisekrankheit hilft es erfolgreich.

Bitter und süß – Gegensätze, die sich ergänzen

Der Gegenspieler des bitteren Geschmacks ist in der TCM der süße. Beide gleichen – nach dem Yin-Yang-Prinzip – einander in gewisser Weise aus. So ist es auch verständlich, dass die bittere Geschmacksrichtung das übermäßige Verlangen nach Süßem dämpft. Wo allerdings das Bittere fehlt, nimmt das Süße überhand – mit den bekannten Folgen. In Erkenntnis dieser Tatsache sind in China praktisch alle Süßigkeiten

info-box

Zuordnung von Yin und Yang in der TCM

Yin	Yang
Weiblich	Männlich
Meridiane der Speicherorgane	Meridiane der Hohlorgane
Lunge	*Magen*
Nieren	*Dickdarm*
Herz	*Dünndarm*
Milz	*Gallenblase*
Leber	*Harnblase*
Perikardialer Bereich	*Dreifacher Erwärmer*
Passiv	Aktiv
Ruhig	Beweglich
Weich	Hart
Dunkel	Hell
Kalt	Heiß
Nass	Trocken
Unten	Oben
Langsam	Schnell
Nacht	Tag
Mond	Sonne
Winter	Sommer
Erde	Himmel
Wasser	Feuer
Pflanze	Tier

mit bitteren Gewürzen zubereitet, besonders häufig mit Ingwer. Das bremst nicht nur den Heißhunger, sondern sorgt auch dafür, dass Süßes sehr viel besser verdaut wird.

Reiches Wissen der Medizinmänner und Schamanen

Beinahe genau so alt wie die eben beschriebenen Lehren des Ayurveda und der traditionellen chinesischen Medizin sind die schamanistischen Heilmethoden, die ihre Wurzeln in Asien und bei den amerikanischen Indianern haben. Auch bei diesen Systemen, denen eine tiefe Naturverbundenheit der Menschen und ihrer geistigen Führer – der Schamanen und Medizinmänner, die zugleich Heilkundige waren – zugrunde lag, spielten die bitteren Heilkräuter eine bedeutende Rolle. Bittere Tränke sollten beispielsweise die Dämonen aus Magen und Darm vertreiben.

Heilpflanzen in der indianischen Medizin

So kannten und verwendeten die Indianer Süd- und Nordamerikas etwa 3000 verschiedene Heilpflanzen, darunter viele mit bitteren Inhaltsstoffen. Beim Sammeln der Heilkräuter an speziell ausgewählten Orten praktizieren die Kräuterkundigen – oft sind es Frauen – noch heute ganz genau festgelegte Rituale. So werden die benötigten Pflanzen nicht einfach nur abgepflückt oder ausgegraben, sondern man »erklärt« den Pflanzen zunächst, wofür sie benötigt werden, »bittet« die Pflanzen dann um Erlaubnis, sie pflücken zu dürfen, und hinterlässt

info-box

Essiac – der heilige Trank

Die Ojibwa-Indianer in Kanada bereiten aus Klettenwurzel, Wintersauerampfer, Rhabarberwurzel und Rotulme ein Elixier, das helfen kann, eine Krebserkrankung zu besiegen. Anfang des vergangenen Jahrhunderts wurde die kanadische Krankenschwester Rene Caisse auf das Mittel aufmerksam und setzte es in vielen Fällen erfolgreich bei Kranken ein, die von der Schulmedizin schon aufgegeben waren.

Im Jahr 1959 wurde Dr. Charles Brush, damals Arzt des US-Präsidenten J. F. Kennedy, auf das Essiac-Elixier aufmerksam. Gemeinsam mit Rene Caisse erweiterte er die Mischung um vier weitere Kräuter – Brunnenkresse, Rotklee, Braunalge und Benediktenkraut. Unter dem Namen »Flor Essence« kam es Anfang der 1990er als Heiltee auf den Markt und ist heute in 55 Ländern, auch in Deutschland, erhältlich.

schließlich am Sammelort aus Dankbarkeit eine kleine Gabe – eine Münze, etwas Maismehl oder Tabak. Wird dieses Ritual versäumt, glaubt man, dass die betreffende Heilpflanze keine Wirkung haben wird.

Die Bitterpflanzen

Zu den wichtigsten Bitterkräutern, die auch heute noch von indianischen Heilern verwendet werden, gehören u. a.:

Schafgarbe

Sie gilt als eine Art Universalmedizin und wird nahezu bei allen Beschwerden eingesetzt. Das bittere Kraut findet sich in Aphrodisiaka und hilft etwa bei Appetitlosigkeit, Blasenentzündung, Erkältung, Fieber, Hämorrhoidalleiden, Halsschmerzen, Husten, Kopfschmerzen, Leberleiden, Menstruationsbeschwerden, Nierenleiden, Ohrenschmerzen, Schlaflosigkeit, Schmerzen, Verdauungsstörungen, Wunden und Zahnschmerzen.

Aloe vera

Der Saft der Pflanze dient als Abführmittel gegen Verstopfungen, andere Stämme wenden ihn auch bei Halsschmerzen und Husten an. Gegen Kopfschmerzen hilft das Auflegen angewärmter Stängelscheiben oder einer Kompresse, die mit Aloe-vera-Saft getränkt wurde. Aloe-vera-Blätter unter den Achseln ziehen Fieber aus dem Körper. Salben und Kompressen aus dem Saft heilen Wunden und Verbrennungen.

info-box

Ganzheitliche indianische Medizin

So wie für viele Naturvölker war es auch für die Ureinwohner des amerikanischen Kontinents eine Selbstverständlichkeit, den Menschen als Einheit von Körper, Geist und Seele zu betrachten. Krankheiten sehen die Indianer als ein Zeichen dafür an, dass der Betroffene mit sich und seiner Umgebung in ein Ungleichgewicht geraten ist. Eine Heilung ist nur möglich, wenn das Gleichgewicht zwischen Körper und Seele, Mensch und Umwelt sowie Mensch und Kosmos wieder hergestellt wird.

Chili

In Südamerika kennt man mild-bittere Chilischoten. Sie wirken anregend auf Magen, Darm und Harnblase. Da sie die Verdauung auf sanfte Weise fördern, nimmt man sie bei Verstopfung, Stuhlträgheit und bei Blähungen. Gegen Bauchschmerzen hilft eine Tinktur aus der Wurzel der Chilipflanze, bei Atemwegserkrankungen ein Tee aus den Blättern.

Löwenzahn

Die Bitterpflanze wird bei allen Formen von Verdauungsstörungen eingesetzt, wirkt aber auch harntreibend und entlastet somit die Nieren.

Im Kräutergarten der heiligen Hildegard

Das waren nur einige Beispiele dafür, welche Rolle die Bitterpflanzen auch in der Neuen Welt spielten und heute noch in der indianischen Volksmedizin spielen. Zurück über den »großen Teich«, geht es nun ins alte Europa, womit in diesem Fall das Mittelalter gemeint ist. Um diese Zeit – vor etwa 1000 Jahren also – entwickelte sich hier in den Klöstern ein reiches medizinisches Wissen, das vor allem die heimischen Heilpflanzen zu seiner Grundlage hatte.

Die heilige Hildegard von Bingen prägte den Begriff der »Viriditas«, was man mit »Grünkraft« übersetzen kann. Viriditas verkörpert demnach die elementare Lebenskraft der Pflanzen, die alles Lebendige durchströmt.

Zu den herausragenden Gestalten jener Zeit zählt zweifellos Hildegard von Bingen (1098–1179), Äbtissin des Klosters Rupertsberg. Sie gilt heute zu Recht als die erste deutsche Naturforscherin und Ärztin, die uns ein umfangreiches und wichtiges Erbe hinterlassen hat.

Krankheit ist kein Schicksal

Das Menschenbild Hildegards, die später heilig gesprochen wurde, war zutiefst durch ihren christlichen Glauben geprägt. Dennoch sah sie in der Krankheit kein unabwendbares Schicksal, sondern die Möglichkeit, durch Heilung das Leben des Be-

info-box

Aus dem Leben der heiligen Hildegard von Bingen

Die wohl bedeutendste Frauengestalt des Mittelalters – Mystikerin, Theologin, Dichterin, Komponistin und erste Ärztin im deutschsprachigen Raum – wurde 1098 als Tochter einer Adelsfamilie geboren.
Noch im Kindesalter trat sie in das Benediktinerinnenkloster auf dem Disibodenberg ein, wo sie von Jutta von Sponsheim unterrichtet wurde.
Im Jahr 1147 gründete sie ein Kloster auf dem Rupertsberg bei Bingen – die erste Klostergründung in der Geschichte durch eine Frau.
Ihre wichtigsten Werke entstanden vermutlich zwischen 1142 und 1157, darunter »Scivias« (»Wisse die Wege«), »Causae et curae« (»Von den Ursachen und der Behandlung von Krankheiten«) und »Physica« (»Die Heilkraft der Natur«). Daneben verfasste Hildegard eine Fülle religiöser Schriften, schrieb Gedichte und komponierte geistliche Lieder.
Sie unternahm zahlreiche Missionsreisen, hielt öffentliche Predigten und empfing viele wichtige Persönlichkeiten, auch Kaiser und Könige, die Hildegard um Rat baten.
Am 17. November 1179 starb Hildegard im Kloster Rupertsberg.

troffenen zu ändern, ihn von seinen Lasten und schlechten Gewohnheiten zu befreien, ihn zu einem neuen Menschen zu machen, der Gott gefällig ist.
Es kann uns nicht verwundern, dass sie, die tiefreligiöse Ordensfrau, den Glauben als erste und wichtigste Quelle der Heilung ansah. Gleichwohl kam sie dem lieben Gott mit sehr praktischen Mitteln zur Hilfe. In zwei großen Werken, »Causae et Curae« – »Von den Ursachen und der Behandlung von Krankheiten« sowie »Physica« – »Die Heilkraft der Natur« – legte sie die ersten naturwissenschaftlich fundierten Gesundheitsbücher vor, die zu Wegweisern für die moderne Naturmedizin wurden. Darin finden sich u. a. Hunderte meist sehr detaillierte Beschreibungen von Heilpflanzen und mineralischen Heilmitteln.

Die erste Ärztin in Deutschland

Die heilige Hildegard war jedoch nicht nur Forscherin, die das Wissen früherer Epochen zusammentrug, sie war auch eine großartige Therapeutin, die ihr Wissen auf vielfältige eigene Heilerfahrungen stützte. Auch ihr Heilansatz war ein ganzheitlicher, der die Gesundheit als vollendete Harmonie zwischen Gott und dem Menschen, zwischen Körper und Seele begreift. Ist diese Harmonie gestört, liegt eine Krankheit vor. Diese kann von beiden Seiten geheilt werden: nämlich durch göttliche Fügung über die Seele und durch menschliche Heilkunst über den Körper.

Zu den von Hildegard entwickelten und angewendeten Therapieformen gehörten neben Fasten, Wärme- und Wasseranwendungen auch reinigende Ausleitungsverfahren wie das Schröpfen und der Aderlass sowie die Edelsteintherapie.
Zu ihren wichtigsten Heilmitteln zählten aber die Kräuter, von denen sie eine große Zahl – man spricht von etwa 600 – genauestens beschrieb: Gestalt, Herkunft, Heilwirkungen und praktische Anwendungen.
Zu den Heilkräutern der heiligen Hildegard gehören auch zahlreiche Bitterpflanzen, von denen einige im Folgenden beschrieben werden. Bei der Beschreibung folgen wir der Darstellung, wie sie Hildegard gab.

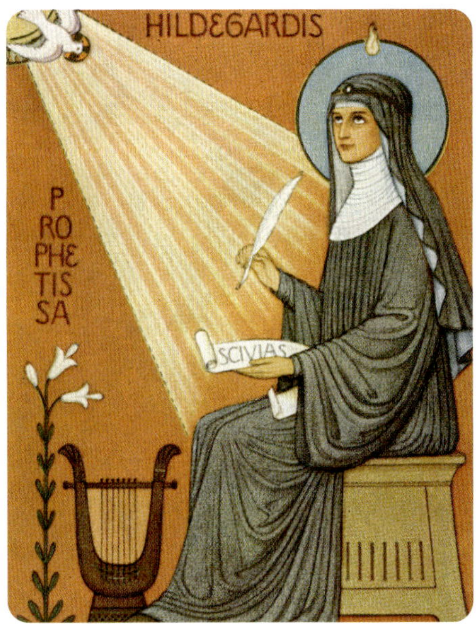

Die Heilkraft der Kräuter war für Hildegard Medizin aus der Apotheke der Natur und zugleich Hilfe aus Gottes Hand.

Hildegard von Bingens Bitterkräuter

Hier eine kleine Auswahl der bitterstoffhaltigen Kräuter, die Hildegard von Bingen in ihren Schriften anführte und bei ihren Therapien anwendete.

Aloe – Aloe barbadensis, Aloe ferox

Anwendung Bei Verstopfung, zur Erleichterung des Stuhlabsatzes bei Hämorrhoidalleiden, bei Analfissuren und nach operativen Eingriffen im Analbereich zur kurzzeitigen Behandlung. Eine längerfristige Anwendung ist wegen der Reizung der Darmwand nicht zu empfehlen.

»Der Saft dieser Pflanze ist warm und hat großen Wert. Gegen das tägliche Fieber soll Hanf in Aloe getaucht und als Umschlag auf Magen und Nabel gelegt werden, gegen den Husten um die Brust. Gegen Gelbsucht dient ein Trank aus Aloe und kaltem Wasser, morgens und abends genommen.«

Andorn – Marrubium vulgare

Anwendung Andorn wurde gegen Appetitlosigkeit, bei Völlegefühl, zur Anregung des Gallenflusses, bei Erkältung der Atemwege sowie bei Halsschmerzen und Husten angewendet.

»Der Andorn ist warm und gegen verschiedene Krankheiten heilsam. Und wer in der Kehle krank ist, der koche Andorn in Wasser und er seihe jenes gekochte Wasser durch ein Tuch und er füge zweimal soviel Wein bei und er lasse es nochmals in einer Schüssel aufkochen, und so trinke er es oft, und er wird in der Kehle geheilt werden.«

Beifuß – Artemisia vulgaris

Anwendung Zur Anregung der Verdauungstätigkeit und des Gallenflusses sowie der Gallenproduktion, bei Magen-Darm-Beschwerden.

»Der Beifuß ist sehr warm und sein Saft ist sehr nützlich und wenn er gekocht und in Mus gegessen wird, wärmt er den kranken Magen.«

Bockshornklee – Trigonella foenum graecum

Anwendung Bei Husten, gegen Katarrhe der Atemwege, zur Fiebersenkung, bei Appetitlosigkeit. Äußerlich bei lokalen Entzündungen.

»Der Bockshornklee ist ein Mittel gegen das tägliche Fieber und gegen Appetitlosigkeit. Der Same soll im Wein gekocht und nüchtern häufig genommen werden.«

Bohnenkraut – Satureja hortensis

Anwendung Bohnenkraut wirkt vor allem auf den gesamten Magen- und Darmtrakt, ist verdauungsfördernd und hilft gegen Blähungen. Auch bei Gicht wurde es früher häufig angewendet.

»Das Bohnenkraut ist mehr warm als kalt. Ein Mensch, der von Gicht geplagt wird, der pulverisiere Bohnenkraut und füge er weniger Kümmelpulver bei als Salbeipulver, und so mische er dieses Pulver gleichzeitig in Honigwürze, und er trinke dies oft nach dem Essen und es wird ihm besser gehen.«

Enzian – Gentiana lutea

Anwendung Enzian hilft hervorragend bei Völlegefühl, gegen Blähungen und Magen-Darm-Beschwerden. Auch bei Leberleiden, Blutarmut, Herz- und Nervenschwäche wurde Enzian eingesetzt.

»Der Enzian ist hinreichend warm. Er ist ein vorzügliches Mittel gegen Herz- und Magenleiden im Trank und mit Wein gekocht.«

Galgant – Alpinia officinarum

Anwendung Bei dyspeptischen Beschwerden, Magen-Darm-Störungen, Herzschwäche, Herzschmerzen, Konzentrationsschwäche, Lungenschmerzen, Seitenschmerzen und allgemeinen Schwächezuständen.

»Der Galgant ist ganz warm, hat keine Kälte in sich und ist wirksam. Ein Mensch, der hohes Fieber in sich hat, pulverisiere Galgant, und wer im Rücken oder in der Seite von schlechten Säften geplagt wird, trinke oft und heiß Galgant in Wein, und der Schmerz wird aufhören. Wer am Herzen leidet oder im Herzen schwach ist, nehme genügend Galgant und es wird ihm besser werden.«

Ingwer – Zingiber officinale

Anwendung Bei dyspeptischen Beschwerden, gegen Reisekrankheit, Magen-Darm-Beschwerden, Leberstörungen, Menstruationsschmerzen, Erkältungskrankheiten, Schwächezuständen sowie bei entzündeten Augen.

»Der Ingwer ist sehr heiß und ausgebreitet, er ist zerfließlich, sein Genuss schadet dem gesunden und wohlgenährten Menschen, weil er ihn dumm, unwissend, lau und zügellos macht. Wer aber dürr und hinfällig ist, der soll nüchtern aus Ingwerpulver einen Trank machen oder dasselbe eine Zeit lang mit zu seinem Brote essen, damit aber sicher aufhören, wenn er wieder gesund ist.«

Große Klette – Arctium lappa

Anwendung Äußerlich hilft sie bei Hautkrankheiten, Entzündungen, Kopfschuppen; innerlich kann sie verschiedene Steinleiden kurieren.

»Die Klette hat eine etwas nachteilige Wärme, sie wächst von der Feuchtigkeit und dem Schweiß des Bodens und hat keinen Nutzen. Wer aber an Stein leidet, soll die Blätter mit Wein kochen und den klaren Wein nüchtern und nach der Mahlzeit trinken.«

Melisse – Melissa officinalis

Anwendung Bei Magen-Darm-Beschwerden mit Blähungen, gegen nervöse Unruhe, Einschlafstörungen, körperliche und geistige Müdigkeit, nervöse Herzleiden sowie Migräne.

»Die Melisse ist warm, und ein Mensch, der sie isst, lacht gern, weil ihre Wärme die Milz berührt und daher das Herz erfreut wird.«

Quendel – Thymus serpyllum

Anwendung Bei Infektionen der Atemwege, zur Magenstärkung.

»Der Quendel ist warm, gemäßigt. Wenn jemand schwaches, schlecht genährtes Fleisch hat, sodass sein Fleisch wie die Krätze ausblüht, genieße er oft Quendel.«

Ringelblume – Calendula officinalis

Anwendung Äußerlich bei Entzündungen im Mund und Rachenraum, bei offenen Geschwüren, Wundheilungsstörungen, Schuppen; innerlich bei Magen-Darm-Erkrankungen.

»Die Ringelblume ist kalt und feucht und sie hat starke Grünkraft in sich und sie ist gut gegen Gift.«

Salbei – Salvia officinalis

Anwendung Bei Magen-Darm-Beschwerden, gegen übermäßiges Schwitzen, zur Reduktion des Milchflusses.

»Der Salbei ist von warmer und trockener Natur, und er wächst mehr infolge der Sonnenwärme als infolge der Feuchtigkeit der Erde. Und er ist nützlich gegen die kranken Säfte, weil er trocken ist.«

Schafgarbe – Achillea millefolium

Anwendung Bei Oberbauchbeschwerden, Sodbrennen, Völlegefühl, zur Anregung der

Nierentätigkeit, zur Blutreinigung und zur Stillung von Blutungen, bei Unterleibsschmerzen und Entzündungen; äußerlich bei Wunden.

»Die Schafgarbe ist etwas warm und trocken, und sie ist heilkräftig bei Wunden.«

Tausendgüldenkraut – Centaurium erythraea

Anwendung Bei Völlegefühl, Aufstoßen, Magen-Darm-Erkrankungen, Leber- und Gallenleiden, Blutarmut, Gicht und Knochenbrüchen.

»Das Tausendgüldenkraut ist warm und trocken. Bei Brüchen werden Kraut und Wurzel in Wein oder Wasser zum Trank empfohlen.«

Wermut – Artemisia absinthium

Anwendung Bei diversen Magen-Darm-Erkrankungen, Völlegefühl, Aufstoßen, Blähungen, Blasenkatarrhen, zur Erleichterung des Geburtsvorgangs, gegen Melancholie, Bronchitis, Gicht sowie Kopfschmerzen.

»Der Wermut ist sehr warm und äußerst heilkräftig, er hat eine hervorragende Wirkung bei allen Schwächezuständen.«

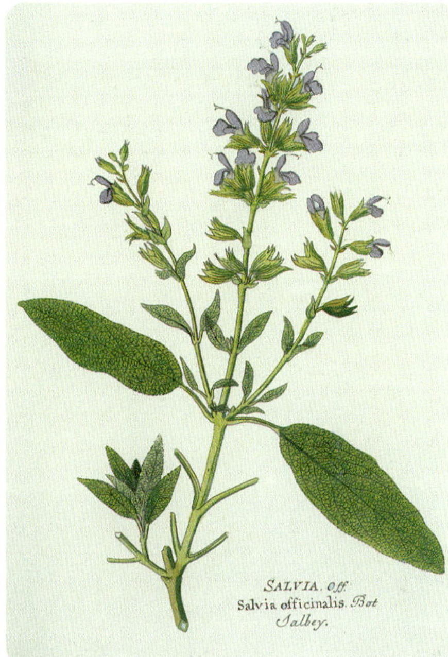

Die würzig bitter duftenden Blätter des Salbeis kann man getrocknet für Tee verwenden, der z.B. bei Durchfall oder Verstopfung hilft. Salbeibäder helfen u.a. bei rheumatischen Beschwerden.

Damit haben wir unseren kurzen Ausflug in die Geschichte der Bitterkräfte beendet und wenden uns nun wieder den aktuellen Erkenntnissen und Anwendungen zu. Sie werden sehen, dass uns – im modernen Gewand – viele dieser alten Erkenntnisse wieder begegnen werden. Manche haben unverändert ihre Gültigkeit bewahrt, andere sind durch neuere Erkenntnisse noch bestärkt worden, nur wenige haben keinen Platz mehr im Gebäude der modernen Bitterstofftherapie, die wir jetzt genauer betrachten wollen.

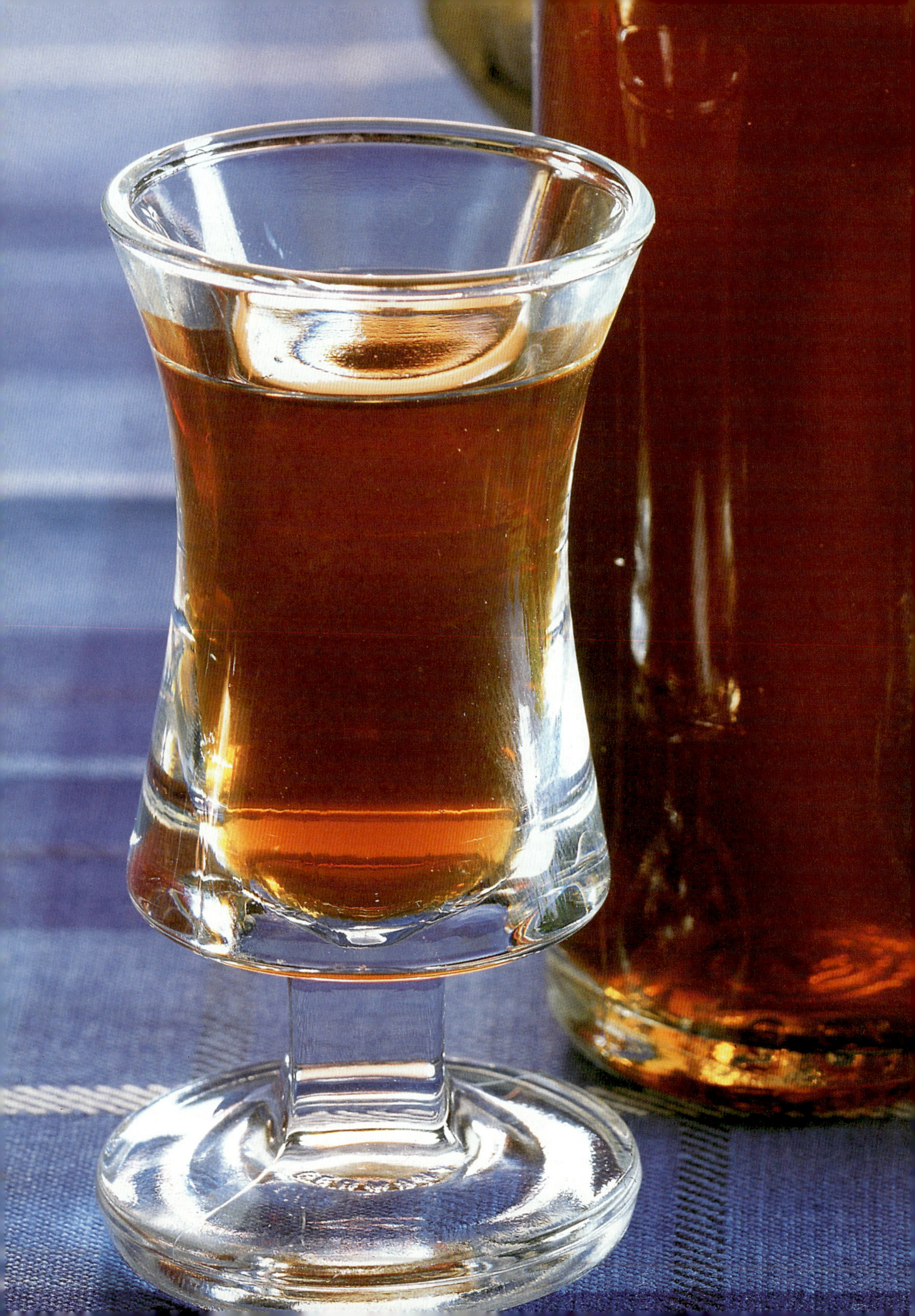

Renaissance des Bitteren

Auch wenn die Wirkungen der Bitterstoffe oft in den Bereich der Erfahrungsheilkunde gehören und nicht wissenschaftlich belegt sind, ist es höchste Zeit, sie im Sinne einer ganzheitlichen Medizin für Körper, Geist und Seele endlich aus ihrem Schattendasein zu befreien.

Beispielsweise mit dem »Bitterstern« bzw. dem »Bittersegen« gibt es zwei Tinkturen, die alle Vorzüge der einzelnen Inhaltspflanzen besitzen, deren Einzeleffekte zu einer hervorragenden Gesamtheit potenzieren und noch dazu frei von Nebenwirkungen sind.

Von der »Tinctura sacra« zum »Bitterstern«

Es ist ein reicher Schatz an Erfahrungen und Erkenntnissen, die da über Tausende von Jahren zusammengetragen wurden. Leider ist vieles davon in Vergessenheit geraten, als die so genannte moderne Medizin sich von der ganzheitlichen Betrachtung von Gesundheit und Krankheit abwandte, um sich vorwiegend der Behandlung von einzelnen Krankheitssymptomen zu widmen. Sie tat das im Verbund mit der rasch wachsenden pharmazeutischen Industrie, die ganz und gar auf profitable synthetische Arzneimittel setzte und von den sanften Heilmitteln aus der Natur nichts mehr wissen wollte. Auch die medizinische und pharmakologische Forschung orientierte sich zunehmend in diese Richtung; um die Heilpflanzen, die den Menschen über viele Generationen so wertvolle Dienste geleistet hatten, wurde es still.

Wenn Natur- und Schulmedizin mehr kooperieren statt konkurrieren würden, wäre das ein wichtiger Schritt in Richtung »ganzheitliche Gesundheitspflege«.

Es ist Zeit zur Besinnung

Jetzt, so scheint es mir, beginnt man sich langsam wieder zu besinnen. Viele Menschen – vor allem die betroffenen Patienten, aber auch immer mehr Mediziner – kommen zu der Einsicht, dass die bestehenden Gesundheitssysteme an ihre Grenzen stoßen. Immer gewaltigere Geldsummen müssen für teure Apparate und kostspielige Medikamente ausgegeben werden, immer weniger Zeit bleibt für den kranken Menschen, für eine wirklich gründliche Diagnose, die nicht nur die einzelnen Symptome registriert, sondern die tieferen, wirklichen Ursachen seiner Krankheit und deren körperlich-seelische Zusammenhänge ergründet.

Wenn sich diese wachsende Erkenntnis auch in der Praxis durchsetzt, dann wird es kein großer Schritt mehr sein, bis man erkennt, dass synthetische Arzneimittel – nicht selten wahrhaft »chemische Keulen« mit risikoreichen Nebenwirkungen, wie jüngste Pharmaskandale gezeigt haben – wahrlich keine Allheilmittel sind. Die meisten Gesundheitsstörungen und viele Krankheiten können mit der sanften Heilkraft der Kräuter genauso wirkungsvoll, weitaus schonender und fast immer ohne nennenswerte Nebenwirkung behandelt werden. Und vor allem bei der Vorbeugung sowie am Beginn einer Erkrankung lässt sich auf diese Weise weitaus besser und billiger dafür sorgen, dass es erst gar nicht zu einer bedrohlichen Krankheit kommt.

Hoffnungsvolle Zeichen

Es bleibt zu hoffen, dass diese Entwicklung, deren Anfänge schon erkennbar sind, weitergeht. Dann wird sich hoffentlich auch die Forschung wieder stärker der Heilpflanzen annehmen und mit modernsten Untersuchungsmethoden bestätigen, was die Alten längst wussten: dass nämlich wesentlich mehr in ihnen steckt, als sich in chemischen Formeln oder chromatografischen Diagrammen ausdrücken lässt. Dass natürliche Heilkraft mehr ist als die pharmakologische Wirkung einzelner, isolierter Inhaltsstoffe, sondern dass sie vielmehr aus der einzigartigen Kombination der Wirkstoffe erwächst, wie sie nur die Natur finden konnte. Und dass die Heilpflanze, wie alles in der Natur, von einer Lebenskraft erfüllt ist, die stärkend und heilend auf Körper und Seele des Menschen einwirkt.

Erwartungen an die Forschung

Was in diesem Zusammenhang die Bitterpflanzen betrifft, so ist die Situation noch recht unbefriedigend. Denn obwohl die Jahrtausende alten Erfahrungen und Erkenntnisse, die ich im vorangegangenen Kapitel vorgestellt habe, aussagen, dass es sich hierbei um vielfältig, ja oft um nahezu universell wirkende Heilmittel handelt, billigt ihnen die heutige Schulmedizin bestenfalls eine unterstützende Wirkung auf Appetit und Verdauung sowie eine gewisse anregende Funktion zu. Als Heilmittel im Sinne der bestehenden gesetzlichen Verordnungen sind nur wenige zugelassen – und auch die werden von den Krankenkassen meist nicht anerkannt. Selbst die millionenfach bewährten Bitterpflanzentinkturen, einst in jeder Apotheke hergestellt und in jeder Familie verwendet, dürfen heute nur noch als Nahrungsergänzungsmittel bezeichnet werden und stehen damit in einer Reihe oft recht dubioser Produkte, die keinen oder nur einen geringen Wert für die Gesunderhaltung aufweisen.
Nicht zuletzt damit sich diese Situation endlich ändert und damit die bitteren Heil-

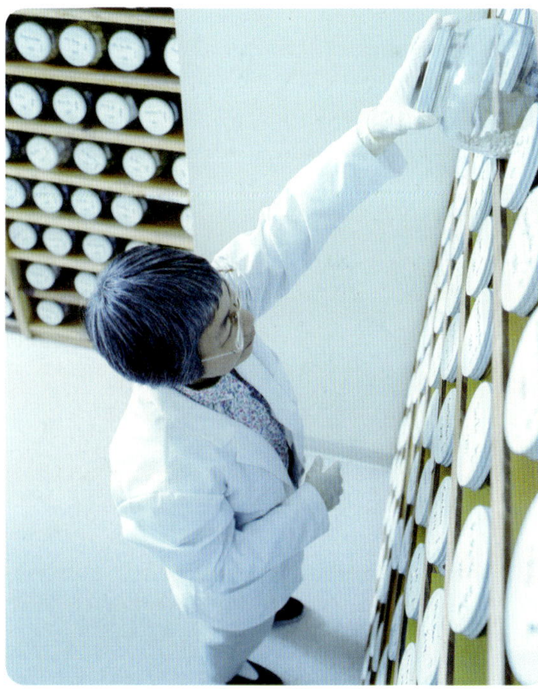

Offenheit auch gegenüber Alternativheilmethoden – das ist Wissenschaft zum Wohle des Patienten.

info-box

»Die Entsäuerungs-revolution«

Unter diesem Titel ist vor zwei Jahren ebenfalls im Südwest Verlag ein Buch von mir erschienen, in dem ich auf das Problem der Übersäuerung aufmerksam mache, von dem immer mehr Menschen in unserer modernen Gesellschaft bedroht oder schon betroffen sind. In diesem Buch finden Sie auch eine Strategie zur Entsäuerung und viele praktische Ratschläge, wie Sie diese Strategie erfolgreich umsetzen können.

mittel endlich (wieder) den Platz einnehmen, der ihnen gebührt, ist dieses Buch entstanden. Dabei geht es nicht darum, irgendeine abstrakte Position zu verteidigen oder die Vergangenheit zu glorifizieren, nein, es geht um etwas ganz Konkretes, sehr Wichtiges – um Ihre Gesundheit!

Die Mischung macht's – Bittertinkturen wirken umfassend

Wenden wir uns nun nach diesem zugegeben recht polemischen, aber notwendigen Intermezzo wieder den »bitteren« Fakten zu. Wie wir gesehen haben, wurden in der Vergangenheit die Bitterpflanzen zunächst einzeln angewendet, um bestimmte Wirkungen zu erzielen, die man kannte. Erst viel später, wahrscheinlich in der Klostermedizin des Mittelalters, stellte man auch bestimmte Bittermischungen her, einerseits um den Wirkungsbereich zu vergrößern, andererseits aber wohl auch, weil man zu erkennen begann, dass sich die Wirkstoffe der verschiedenen Pflanzen ergänzten und zusammen stärker waren. So entstanden die berühmten Bittertinkturen, wie die »Tinctura amara« und das »Elixier ad longam vitam« – »Elixier für ein langes Leben«. Letzteres bezeichnete man später auch als »Tinctura sacra« – »Heilige Tinktur«, was genug über die Wertschätzung dieser Medizin aussagt.

Die Mischungen enthielten Auszüge von jeweils vier bis sechs verschiedenen Bitterpflanzen, wobei es sich hauptsächlich um Tausendgüldenkraut, Enzianwurzel, Wermut, Chinarindenwurzel, Kalmuswurzel und Schafgarbe handelte. Diese Tinkturen vereinigten mit ihrer anregenden, stärkenden, verdauungsfördernden und entzündungshemmenden Wirkung fast alle Eigenschaften der Bitterstoffe in sich und wurden so zu einer Art Universalmittel, die früher in keiner Hausapotheke fehlten.

Natürlich ohne die moderne wissenschaftliche Terminologie zu kennen, hatten die Heilkundigen damals zwei verschiedene Typen der Bitterpflanzen – Amara tonica (Enzian, Tausendgüldenkraut und Chinarinde) und Amara aromatica (Kalmus, Schafgarbe und Wermut) – miteinander gemischt und so auch die Heilwirkungen der ätherischen Öle erschlossen.

Ein langer Weg zum Ziel

Als ich begann, mich für Bitterstoffe zu interessieren, experimentierte ich zunächst mit diesen Tinkturen und wendete sie sehr erfolgreich bei meinen Patienten an. Ich erkannte bald, dass die gemischten Tinkturen fast immer wirksamer waren als die Präparate aus einzelnen Bitterpflanzen, die manchmal sogar – wenn auch geringe – Nebenwirkungen zeigten. In der Mischung, in der die Einzeldroge in geringerer Konzentration vorliegt, werden diese Nebenwirkungen weiter abgeschwächt, durch andere Wirkstoffe oft sogar aufgehoben.

Dennoch war ich bald nicht mehr zufrieden mit den alten Tinkturen. Die eine hatte das, was anderen fehlte, und allen mangelte es an der universellen Wirkung, die ich erhoffte. Dazu kam noch etwas anderes Wichtiges: Die Menschen heute leben nun einmal nicht mehr wie unsere Vorfahren vor 1000 Jahren. Nicht nur Lebensweise, Arbeitsbedingungen, Ernährung haben sich entscheidend verändert, sondern auch und vor allem die Umweltbedingungen. Der Mensch von heute ist ganz anderen, häufig viel stärkeren Belastungen ausgesetzt als damals – denken Sie nur an Stress, Lärm, Abgase, Elektrosmog usw. Und: Während damals noch in fast allen Nahrungsmitteln ausreichend natürliche Bitterstoffe enthalten waren, bekommen wir heute viel zu wenig davon. Es musste also eine Mischung gefunden werden, die die segensreichen Eigenschaften der Bitterstoffe möglichst umfassend zur Wirkung bringt und zugleich den Anforderungen unserer Zeit gerecht wird.

Eine zu reichhaltige, zu fette und zu süße Ernährung, Bewegungsmangel, negativer Stress und Umweltverschmutzung – auch akustisch – erschweren dem modernen Menschen die Erhaltung seiner Gesundheit.

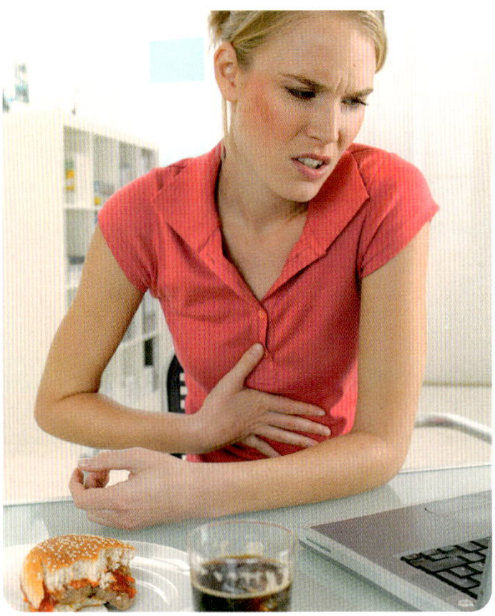

Wenn Ernährung zur Nebensache degradiert wird, rächt sich unser Körper sehr häufig mit Magen-Darm-Beschwerden.

Die Geburt des »Bittersterns«

Mit diesem Ziel begann ich meine Arbeit, die mich fast zehn Jahre in Atem hielt. Zunächst wechselten Fortschritte und Rückschläge einander ab, dann bekam ich mit dem schon erwähnten Geschenk des Müllers vom Disibodenberg (siehe Seite 12f.)

einen wertvollen und wichtigen Impuls für die Richtung, in der ich weiter vorankommen sollte. Am (vorläufigen) Ende meiner Bemühungen hielt ich eine Bittermischung in der Hand, welche die Kraft von 12 Bitterkräutern aus drei Kontinenten dieser Erde vereinigte. Außerdem sind sechs weitere Heilkräuter enthalten, die eine noch deutlich bessere, noch umfassendere Wirkung ermöglichen.

Das war die Geburtsstunde der Tinktur, die ich »Bitterstern« nannte. Schon bald nach den ersten Anwendungen – zunächst bei mir, dann bei meinen Patienten – konnte ich hocherfreut feststellen, dass sich die jahrelangen Mühen gelohnt hatten: Es gab jetzt eine Bitterstofftinktur, die alle Vorzüge der einzelnen Inhaltspflanzen zur Wirkung bringt, die Einzelwirkungen zu einer hervorragenden Gesamtwirkung potenziert und frei von Nebenwirkungen ist.

info-box

Keine Nebenwirkungen!

Während bei der Anwendung einzelner Bitterpflanzen unter Umständen durchaus Nebenwirkungen auftreten können, ist dies bei der Verwendung der Bittertinkturen kaum zu befürchten. Die Mischung der Bitterkräuter und Begleitpflanzen ist so ausgewogen, dass zwar die Wirkung potenziert, die Nebenwirkungen aber kompensiert werden.

Ein Geheimnis wird gelüftet

Während ich dies schreibe, zögerte ich zunächst ein wenig, ob ich das Geheinmis der Zusammensetzung meines »Bittersterns« wirklich preisgeben soll, habe mich aber dann schließlich doch dazu entschlossen, weil ich glaube, dass Sie, liebe Leserinnen und Leser, die Ersten sein sollen, die es erfahren.

Hier sind also die 18 Heilkräuter, aus denen der »Bitterstern« hergestellt wird; ich werde sie Ihnen im nachfolgenden Kapitel ausführlich einzeln vorstellen.

Die Bitterkräuter

- Engelwurz
- Enzian
- Galgant
- Ingwer
- Kalmus
- Kardamom
- Löwenzahn
- Pomeranzenschalen
- Schafgarbe
- Tausendgüldenkraut
- Wermut
- Zitwer

Die Begleitkräuter

- Fenchel
- Koriander
- Kümmel
- Lavendel
- Majoran
- Zimt

Der »Bittersegen«

Inzwischen gibt es eine weitere Bitterstofftinktur mit etwas variierter Zusammensetzung und leicht abweichenden Mengenverteilungen. »Bittersegen« – so heißt die neue Tinktur – hat im Wesentlichen auch das gleiche Wirkungsspektrum wie der »Bitterstern«, kann aber für den einen oder anderen Fall besser geeignet sein. Welche Tinktur für welchen Patienten die geeignetere ist, teste ich immer kinesiologisch aus. Allgemein lässt sich sagen, dass sich die Anwendung von »Bittersegen« besonders bei empfindlichen, eher sensiblen Menschen empfiehlt.

Übrigens gibt es inzwischen auch »Bittersegen«-Spray und »Bitterstern«-Gel zur äußerlichen Anwendung.

Wie man diese Bittermischungen bei welchen Beschwerden und Krankheiten anwenden kann, das erfahren Sie im übernächsten Kapitel – nach den Bitterpflanzenporträts, die nun folgen.

Mein Rat

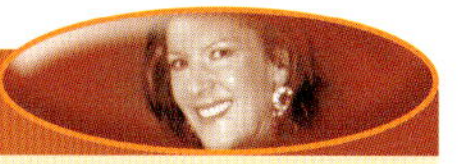

Entsäuern und Entschlacken

Bittertinkturen sind bestens geeignet, die Produktion der Basenreserven im Organismus zu aktivieren und so einer Übersäuerung effektiv entgegenzuwirken.

Ebenso fördern sie auf sanfte Weise die Entschlackung, also die Ausscheidung von Giftstoffen, Wasseransammlungen und Verschleimungen. Sie sind deshalb auch ideale Begleiter bei Diätmaßnahmen und Fastenkuren.

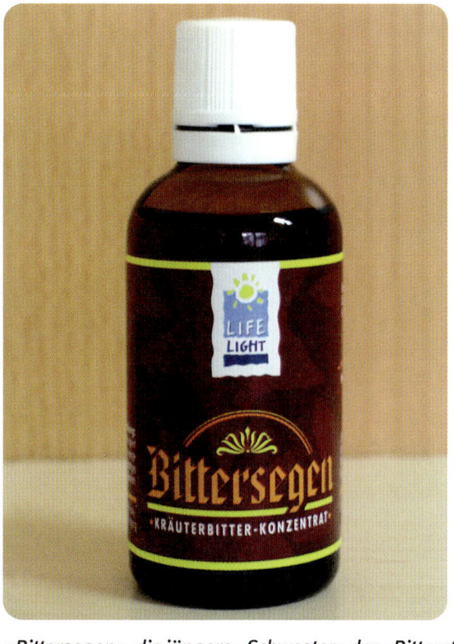

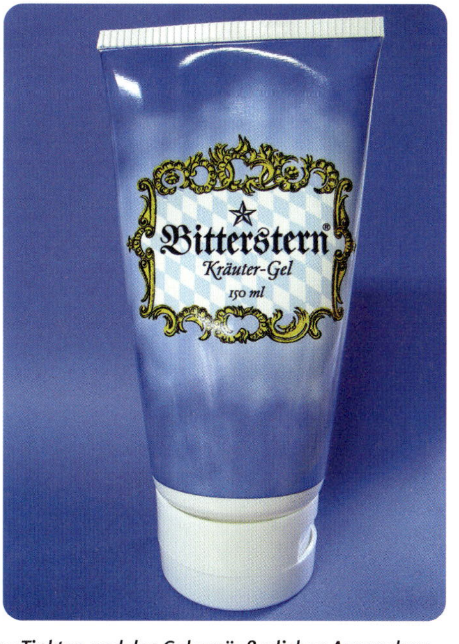

»Bittersegen«, die jüngere »Schwester« der »Bitterstern«-Tinktur, und das Gel zur äußerlichen Anwendung.

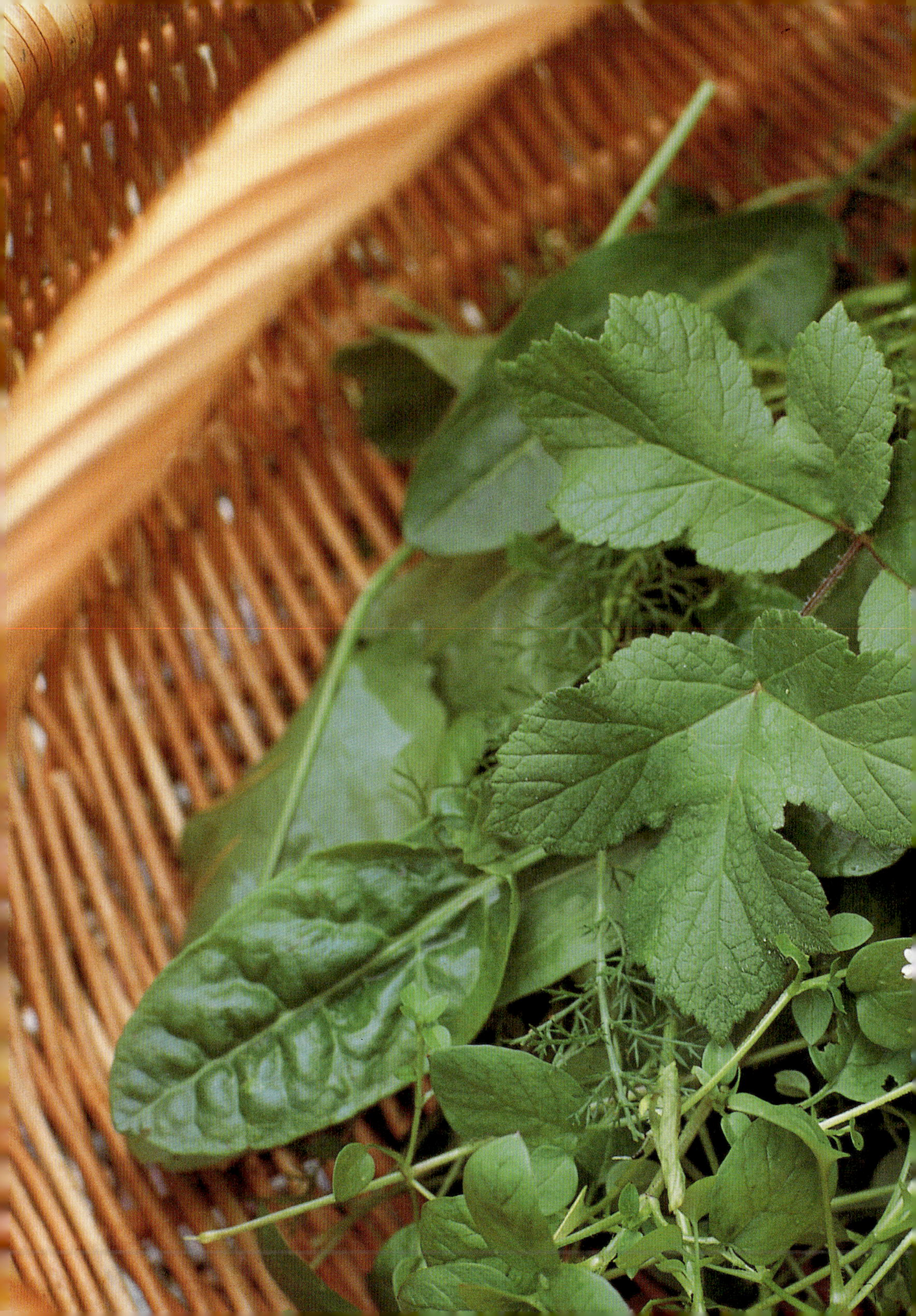

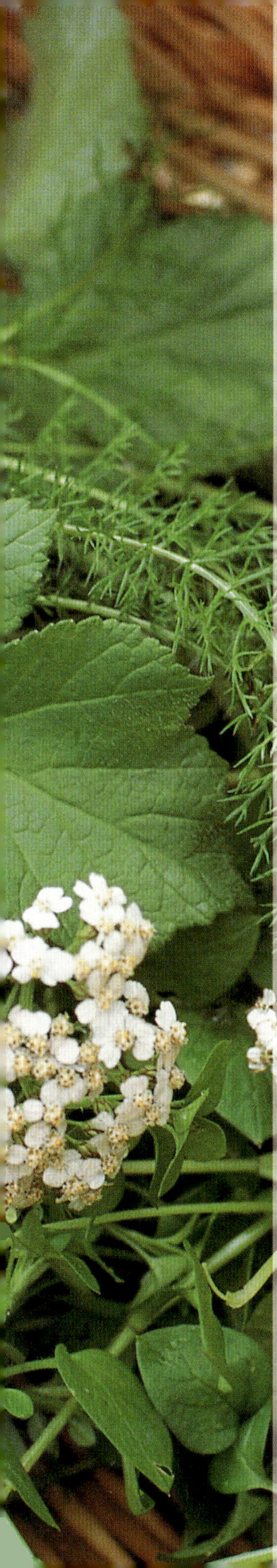

Bitterpflanzen stellen sich vor

Dieses Kapitel bietet Ihnen die Porträts von 24 heilkräftigen Bitterpflanzen – von Andorn und Bitterklee über Enzian, Ingwer und Löwenzahn bis hin zu Tausendgüldenkraut und Wermut.

Hier erfahren Sie alles Wissenswerte zu Botanik, Vorkommen, Sammeln/Anbau, verwendeten Pflanzenteilen, Bezugsmöglichkeiten, enthaltenen Wirkstoffen, traditionellen und modernen Anwendungen, Rezepturen für die Gesundheit sowie möglichen Nebenwirkungen.

Andorn für Magen und Darm

Als »Samen des Horus« wurde der weiße Andorn von den Priestern im alten Ägypten bezeichnet und bei Vergiftungen aller Art angewendet. Horus war der Gott des Lichtes, vor allem aber der Beschützer der Kinder vor Krankheiten und Unfällen.

Botanischer Name – Marrubium vulgare

Die lateinische Bezeichnung Marrubium ist vom hebräischen Marrob abgeleitet. Das heißt so viel wie »bitterer Saft«. Zum Passahfest wurde früher ein solcher Saft aus Andorn und vier anderen Kräutern getrunken. Man nimmt an, dass der Trank die innere Reinigung unterstützen sollte.

Generell gilt: Pflanzenzubereitungen sind Arzneimittel. Sie wirken nur dann optimal, wenn sie gezielt angewendet und richtig dosiert werden.

Andere Bezeichnungen

Entsprechend seiner vielseitigen Verwendung in der Volksmedizin gibt es zahlreiche Namen für das bittere Heilkraut: Antonitee, Berghopfen, Brustkraut, Gottvergess, Helfkraut, Mariennessel, Mauerandorn, Mutterkraut, Weißer Dorant, Weiße Leuchte.

Pflanzenbeschreibung

Das ausdauernde Kraut aus der Pflanzenfamilie der Lippenblütengewächse wird 40 bis 60 Zentimeter hoch. Der Stängel ist stumpf-vierkantig geformt und weißfilzig behaart. Behaart sind auch die eiförmigen Blätter, deren Rand kerbig gezähnt ist.

In der Zeit von Juni bis August stehen die weißen Blüten als beinahe kugelige Scheinquirle in den Blattachseln.

Die Pflanze riecht schwach aromatisch; die Blätter schmecken bitter bis leicht scharf.

Vorkommen

Ursprünglich in Zentralasien und Südeuropa zu Hause, hat sich die wild wachsende Pflanze bis nach Mittel- und Nordeuropa ausgebreitet. Man findet sie bei uns auf mageren Wiesen, an Wegen, Zäunen und auf Schutthalden.

Hinweise zum Sammeln oder Anbau

Der weiße Andorn gehört in Mitteleuropa zu den bedrohten Pflanzen und sollte deshalb nicht gesammelt werden.

Da die Pflanze keine besonderen Ansprüche an den Boden stellt, kann sie problemlos im eigenen Garten angebaut werden. Geerntet wird während der Blütezeit von Juni bis August.

Verwendete Pflanzenteile

Für die Zubereitung von Tees, Tinkturen oder Kombinationspräparaten verwendet

man die zur Blütezeit gepflückten und dann getrockneten Blätter sowie die oberen Pflanzenteile.
Aus den frischen Pflanzen wird ein Presssaft gewonnen.

Bezugsmöglichkeiten

Das Kraut ist als Marubii herba in Apotheken erhältlich. Meist handelt es sich um Importe aus Marokko oder Südosteuropa.
Der weiße Andorn ist Bestandteil zahlreicher Teemischungen und Tinkturen.
Andornpresssaft gibt es in Apotheken und Reformhäusern.

Enthaltene Wirkstoffe

An Bitterstoffen enthält der weiße Andorn vor allem Diterpene der Labdanreihe – das kristalline Marrubin, Premarrubin sowie Marrubenol –, dazu Gerbstoffe, Harze, Schleimstoffe sowie einen geringen Anteil ätherischer Öle.
Außerdem sind als sekundäre Pflanzenstoffe verschiedene Flavonoide sowie Kalium als Mineralstoff enthalten.

Traditionelle Wirkungen und Anwendungen

Der weiße Andorn gilt als eine der ältesten Arzneipflanzen überhaupt. Bei Ägyptern und Römern galt er als probates Mittel gegen Husten und andere Erkrankungen der Atemwege.
Die alten Griechen wendeten das Kraut beispielsweise gegen Geschwüre aller Art an. Auch bei Menstruations- und Geburtsschmerzen sollte es Linderung verschaffen.
Hildegard von Bingen betonte vor allem die schleimlösende Wirkung des »Brustkrauts« und wies auf die zusammenziehende (adstringierende) Wirkung hin, wodurch die Schleimhäute aktiviert werden.
Traditionell wurde und wird Andorn angewendet bei

- Akuter und chronischer Bronchitis
- Asthma bronchiale
- Keuchhusten
- Störungen der Gallensekretion
- Entzündungen im Mund- und Rachenraum (Gurgeln)

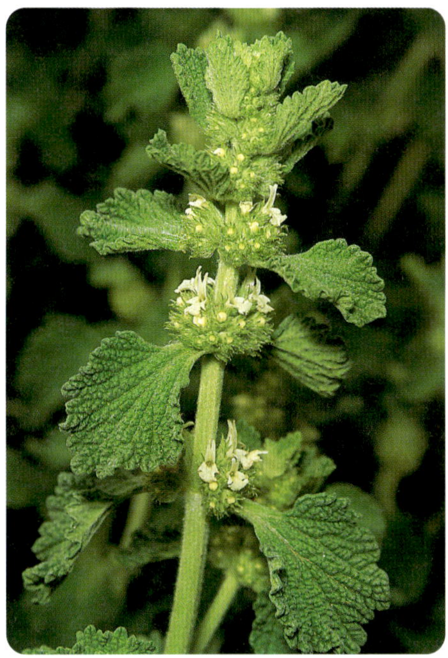

Für einen Heilwein gegen Husten gibt man 4 Gramm Andornkraut in 100 Milliliter Rotwein, lässt die Mischung 8 Tage stehen, seiht ab und nimmt davon je 1 Esslöffel zu den Mahlzeiten ein.

- Hautverletzungen und -geschwüren (äußerlich)
- Essstörungen (zur Appetitanregung)

Wirksamkeit und Anwendung in der heutigen Naturheilkunde

Bestätigt und bewährt hat sich die anregende und allgemein tonisierende Wirkung der im weißen Andorn enthaltenen Bitterstoffe, vor allem des Marrubins.

Die aromatischen Bitterstoffe regen die Schleimhäute der Luft- und Verdauungswege zu vermehrter Tätigkeit an. Dadurch wird auch die Blutbildung gefördert, das Herz und die Gefäße gestärkt und der Kreislauf normalisiert.

Deshalb verwendet man die Heilpflanze heute beispielsweise:

- Zur Anregung der Gallenfunktion
- Bei chronischen Leberleiden
- Bei Verdauungsbeschwerden wie Völlegefühl, Blähungen oder Durchfall
- Zur Anregung der Magensaftsekretion (Appetitanregung)
- Bei Verschleimungen
- Bei Entzündungen der oberen Atemwege
- Zur Linderung von Menstruationsbeschwerden
- Zur Behandlung von Wunden
- Bei nervösen Herzstörungen
- Zur allgemeinen Stärkung bei Immunschwäche und Antriebslosigkeit

Anwendungshinweise/Rezepturen

Aus der Fülle der möglichen Anwendungen hier nur einige Beispiele:

Tee gegen Verdauungsbeschwerden
1,5 Gramm (1 gehäufter Teelöffel) der zerkleinerten Trockenpflanze mit kochendem Wasser übergießen, 5 bis 10 Minuten ziehen lassen, dann abseihen. Bei Verdauungsbeschwerden je 1 Tasse etwa 20 Minuten vor den Mahlzeiten, zur Schleimlösung mehrmals täglich 1 Tasse trinken.

Tee zur Stärkung und Belebung 2 gehäufte Teelöffel Andornkraut mit 1/4 Liter kochendem Wasser überbrühen. 3 bis höchstens 5 Minuten zugedeckt ziehen lassen, dann abgießen. 3 bis 4 Tassen davon täglich trinken.

Andorn-Rahm-Suppe (nach Hildegard von Bingen) bei Entzündungen im Rachen- und Kehlkopfbereich Nehmen Sie 1 Esslöffel Andornkraut, 1 Tasse Wasser, 2 Esslöffel Sahne oder Butter und 1/4 Liter Südwein. Das Andornkraut im Wasser etwa 3 Minuten aufkochen lassen, dann abseihen. Nun die Sahne oder Butter sowie den Wein dazu geben und das Ganze nochmals 2 Minuten aufkochen.

Andornelixier (nach Hildegard von Bingen) bei hartnäckigem Husten oder Lungenleiden Nehmen Sie 10 Gramm Andornkraut, 30 Gramm Fenchelsamen, 30 Gramm Dillkraut und 30 Gramm Königskerzenblüten. Von dieser Mischung gibt man 3 Esslöffel voll in 1 Liter Süß- oder Kabinettwein, kocht das Ganze für 3 bis 4 Minuten und seiht dann ab.

Das Elixier füllt man in eine Thermoskanne ab und trinkt es über den Tag verteilt. Kindern bis zu sechs Jahren gibt man mehrmals täglich 1 Teelöffel davon, älteren Kindern mehrmals 1 Esslöffel. Täglich 1 Tasse warm trinken, mindestens 1 Woche lang.

Für die Frühjahrskur zur Stärkung des Immunsystems sowie zur allgemeinen Anregung 2 Wochen lang 3-mal täglich 2 Esslöffel des frischen Presssafts auf 1 Glas Wasser oder Milch trinken.

Fertigprodukte Andorn ist Bestandteil einiger Fertigarznei- und Nahrungsergänzungsmittel – z. B. einiger handelsüblicher Bittertinkturen und Teemischungen – sowie verschiedener Kräuterbitter.

Mögliche Nebenwirkungen

Nebenwirkungen sind bisher nicht bekannt. Es wird jedoch dringend empfohlen, Andornpräparate während der Schwangerschaft und auch in der Stillzeit grundsätzlich nur nach Absprache mit dem Arzt einzunehmen.

Auch bei schweren Herzerkrankungen sollte unbedingt ein Arzt befragt werden, da die Möglichkeit besteht, dass bei einer höheren Dosierung Herzrhythmusstörungen ausgelöst werden.

info-box

Aus alten Kräuterbüchern

Andornblätter In Wein aufgekocht, ergeben sie einen Trank, der das phlegmatische Gemüt des Menschen aufhebt und gegen Gleichgültigkeit und Stumpfheit wirkt. Der frische Presssaft regt den Magen an, vertreibt bei Kindern die Würmer und lässt Flecken auf der Haut verschwinden. Vor dem Schlafengehen in die Schläfen einmassiert, hilft der Saft auch bei Ohrenleiden, vor allem bei einer beginnenden Schwerhörigkeit.

Andornwurzel In Wein aufgekocht, ist das zerkleinerte Wurzelholz ein Stärkungsmittel für ältere Menschen. Als Pulver in Süßholzwasser getrunken, soll die bittere Wurzel auch bei Schwindel helfen und die Entgiftung des Körpers unterstützen. Als Puder auf offene Wunden und Geschwüre gestreut, fördert sie die Heilung und hinterlässt eine schöne Haut.

Andornstängel Ein frischer Presssaft wirkt blutreinigend, beruhigt den Magen und entgiftet die Leber. Einem Bad zugesetzt, hilft er, Hautschäden – Schuppen, Pickel, Ausschlag – schneller abheilen zu lassen.

Andornblüten Getrocknete und zerriebene Blüten unter das Essen gemischt, bringen Gries und Steine zum Abgang, fördern die Wundheilung und verändern eine phlegmatische Grundhaltung.

Andornsamen Eine Aufkochung der Samen in Honig lindert Bauchschmerzen. Äußerlich angewendet, hilft sie gegen nässende Ekzeme und Geschwüre.

Artischocke – Medizin und Delikatesse

Das gesunde Gemüse aus dem Mittelmeerraum enthält auch heute noch viele wertvolle Bitterstoffe. Gerade sie machen den besonders delikaten Geschmack der Pflanze aus. Bei anderen ehemals bitteren Gemüsen hat man die heilsamen Inhaltsstoffe längst »weggezüchtet« – wegen des Geschmacks.

Botanischer Name – Cynara scolymus
Der Name Artischocke soll aus dem Arabischen stammen – »ardi-schauki«, was auf Deutsch so viel wie »Erddorn« bedeutet. Aus Arabien gelangte die Bitterpflanze über Sizilien und Spanien nach Europa.

Andere Bezeichnungen
Entsprechend seiner Herkunft und seiner Verwendung gibt es einige Namen für das bittere Gemüse: Französische Artischocke, Grüne Artischocke, Kugelartischocke.

Pflanzenbeschreibung
Das distelartige Gewächs aus der Pflanzenfamilie der Korbblütler wird bis zu zwei Meter hoch. Im ersten Jahr bildet es eine Rosette von fiederspaltigen Laubblättern; im zweiten Jahr trägt der Stängel Köpfe von violettroten Blüten. Unter günstigen Kulturbedingungen kann die Blüte auch schon im ersten Jahr erscheinen.

Die vor dem Aufblühen geernteten Blütenköpfe – mit fleischigem Blütenboden und aromatisch-bitteren Hüllkelchblättern – sind eine begehrte Gemüsedelikatesse.

Vorkommen
Die Pflanze wird hauptsächlich in den Mittelmeerländern und auf den Kanarischen Inseln kultiviert. Sie ist aber auch in Südamerika anzutreffen.
Gezüchtet wurde die essbare Distel aus der Karde, deren fleischige Stängel essbar sind. Erntezeiten sind im Frühsommer und im Herbst.

Hinweise zum Sammeln oder Anbau
Obwohl die Pflanze auch in den wärmeren Regionen Deutschlands gedeihen würde, wird sie hier zu Lande leider kaum angebaut und muss – zu recht hohen Preisen – aus den Mittelmeerregionen – Frankreich, Italien, Spanien, Marokko, Israel – importiert werden.

Verwendete Pflanzenteile
Für Heilanwendungen werden die frischen oder getrockneten Blätter, die Wurzeln, die Blütenhüllblätter und der Blütenboden verwendet. Besonders häufig werden Extrakte und Tinkturen aus den Blättern der Artischocke eingesetzt.

Bezugsmöglichkeiten

Das frische Gemüse ist – wegen der zahlreichen Anbauregionen – vom Frühling bis zum Spätherbst auf dem Markt. Getrocknetes Kraut kann man in einigen Apotheken und Drogerien kaufen.

Ebenfalls in Apotheken und außerdem in Reformhäusern wird eine Reihe von Extrakten und Presssäften sowie verschiedene Zubereitungen als Nahrungsergänzungsmittel angeboten.

In Italien wird aus Artischocken der beliebte Bitterlikör Cynar hergestellt.

Enthaltene Wirkstoffe

An Bitterstoffen enthält die Artischocke vor allem in den Blättern das Cyanopikrin (mit einem Bitterwert von 11 500) aus der Sesquiterpenlactonreihe und das Cynarin – ein Abkömmling der Caffeoylchinasäure.

Außerdem sind als sekundäre Pflanzenstoffe Flavonoide enthalten sowie reichlich Mineralstoffe in Form von

Artischocken sind einfach zuzubereiten – sie werden in leicht siedendem Wasser gargekocht. Dann kann man die gesunde Köstlichkeit z. B. mit einem Dip genießen.

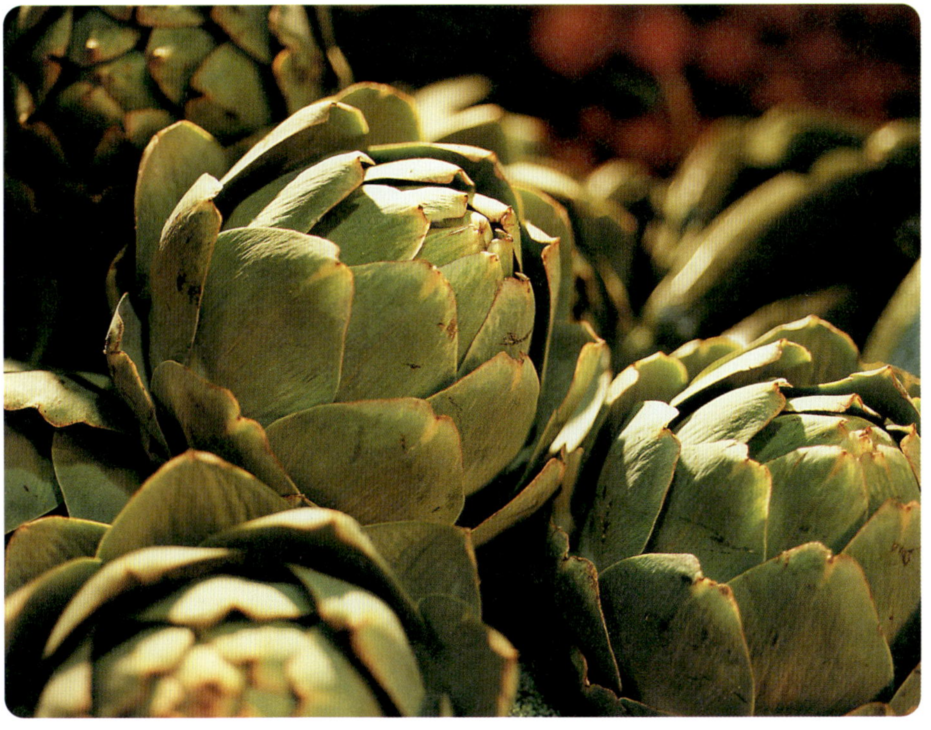

Bei Gallenblasenbeschwerden kann man eine Artischockensaftkur durchführen: Trinken Sie täglich mehrere Gläser Artischockenfrischpflanzensaft aus dem Reformhaus über zwei bis drei Wochen hinweg.

Kalium, Kalzium, Magnesium, Eisen und Phosphor. Die Artischocke gehört zu den Pflanzen, die Jod aus dem Boden speichern. Deshalb ist ihr Verzehr in den jodarmen Gebieten Mitteleuropas, vor allem im Alpengebiet, sehr zu empfehlen.

Traditionelle Wirkungen und Anwendungen

Schon früh hat man die den Gallenfluss anregende und die Leber stärkende Wirkung der Artischocke erkannt. Auch bei Appetitlosigkeit, Leibschmerzen, Übelkeit, Erbrechen und allgemeiner Schwäche wandte und wendet man die Heilpflanze an. Es soll nicht unerwähnt bleiben, dass auch heute die Artischocke in der Volksmedizin Verwendung findet. So nutzt Mességué Blätter und Wurzel und gibt als Indikationen Funktionsstörungen und Koliken von Leber und Nieren, Gelbsucht, Verstopfung, leberbedingte Migräne, Gicht, Fettleibigkeit, Akne, Flechten, Ekzeme, Nesselfieber, Rheumatismus, Asthma, Arterienverhärtung, Angina pectoris, Infarkt und Schlaganfall an. Als Zubereitungsformen nennt er Aufguss, Absud, Saft, Tinktur und lässt trinken bzw. Fuß- und Handbäder durchführen. Auch bei Corcos ist ein Infus hilfreich bei Leberfunktionsstörungen, Rheuma und Arthritis. In der 1994 erschienenen deutschen Ausgabe der italienischen Heilpflanzenenzyklopädie »Le erbe« werden die günstigen Artischockeneigenschaften herausgestellt: harntreibend, reinigend, den Cholesteringehalt im Blut senkend, den Gallenfluss anregend, leberschützend, verdauungsfördernd.

Wirksamkeit und Anwendung in der heutigen Naturheilkunde

Neben den die Verdauung – insbesondere die Fettverdauung – fördernden Wirkungen der in der Artischocke enthaltenen Bitterstoffe schätzt man die Heilpflanze heute vor allem wegen ihrer Wirksamkeit bei und nach chronischen Leberleiden.

Noch nicht lange bekannt ist die Tatsache, dass Artischockenpräparate eine blutfettregulierende und damit cholesterinsenkende Wirkung zeigen. Deshalb sind sie besonders zur Vorbeugung von Arteriosklerose geeignet. Auch der Blutzuckerspiegel wird reguliert.

Weitere gesicherte Wirkungen der Artischocke:

- Allgemeine Entgiftung des Organismus
- Antioxidative Wirkung gegen freie Radikale
- Allgemeine Stärkung bei Immunschwäche und Antriebslosigkeit

Anwendungshinweise/Rezepturen

Man verwendet zu therapeutischen Zwecken die getrockneten und zerkleinerten Pflanzenteile, aus denen Tees, Extrakte oder Tinkturen zubereitet werden. Auch Presssaft aus der frischen Pflanze wird angewendet.

Obwohl auch das Artischockengemüse sehr gesund ist, besitzt es lange nicht die Wirkung, wie sie die pharmazeutischen Zubereitungen aufweisen. Bei der Zubereitung der Mahlzeiten werden die wichtigen Inhaltsstoffe, insbesondere die Bitterstoffe, aber auch sekundäre Pflanzenstoffe und

Vitamine erheblich reduziert. Die Wirkstoffe der Artischocke kommen in zahlreichen Fertigarzneien – häufig auch in Kombination mit anderen Bitterpflanzen – zur Anwendung.

Als optimale tägliche Dosierung gilt eine Menge von 300 bis 400 Milliliter eines wässrigen Auszugs von sechs Gramm des getrockneten Krauts. Das entspricht etwa 30 Gramm der frischen Blätter.

Artischockentee 2 Gramm (1 gehäufter Teelöffel) der fein zerkleinerten Trockenpflanze mit 150 Milliliter kochendem Wasser übergießen, 10 Minuten ziehen lassen, dann abseihen.

Zur Appetitanregung trinkt man je 1 Tasse etwa 20 Minuten vor den Mahlzeiten, zur Förderung der Verdauung 1 Tasse nach den Mahlzeiten.

Für die Frühjahrskur Zur Stärkung des Immunsystems sowie zur allgemeinen Anregung 2 Wochen lang 3-mal täglich 2 Esslöffel des frischen Presssafts auf 1 Glas Wasser oder Milch trinken.

Fertigprodukte Artischocke ist Bestandteil einiger wertvoller Nahrungsergänzungsmittel – z. B. zahlreicher handelsüblicher Bittertinkturen, Teemischungen sowie verschiedener Saftzubereitungen.

Mögliche Nebenwirkungen

Nebenwirkungen sind bisher nicht beobachtet worden.

Bei bekannten Allergien gegen die Pflanze (und andere Korbblütler) sollte allerdings auf reine Artischockenpräparate verzichtet werden. Kombinationspräparate von Artischocken- mit anderen Pflanzenwirkstoffen heben die allergene Wirkung aber möglicherweise wieder auf.

Bei einem bereits bestehenden Verschluss der Gallenwege (Gallensteine) sollte die Einnahme von Mitteln, die Artischockenwirkstoffe enthalten, mit dem behandelnden Arzt abgestimmt werden.

info-box

Vielfältige Wirkungen

Die Artischocke war schon im alten Ägypten als Nähr- und Diätpflanze bekannt. Der antike Arzt Plinius beschrieb sie als Nahrung der Reichen. Im Mittelalter wurde die Heilwirkung der Blätter bekannt und gegen Leberunterfunktion, Gallenstörung und zur Regenerierung der Verdauungsorgane eingesetzt. Die Blätter erneuern die Leberzellen und fördern die Fettverdauung. Sie lindern Leberschwellung und Gelbsucht, steigern die entgiftende Arbeit der Leber und können Gallensteine verhindern, da der Gallenfluss gefördert wird. Dieser bewirkt, dass der Cholesterinspiegel gesenkt und das Blut gereinigt wird. Artischocke kann auch gegen Migräne wirken, denn Migräneanfälle können vielfältige Ursachen haben. Stillende Mütter sollten keine Artischockenblätter einnehmen, da diese die Milchbildung hemmen können.

Beifuß – nicht nur gegen müde Beine

Von den Indianern Nordamerikas wurde der Beifuß vorzugsweise für die Behandlung der Atemwege angewendet. Man inhalierte den Rauch der verbrannten Blätter, um Bronchitis zu heilen. Die schweißtreibende Wirkung des Tees senkt das Fieber bei Kindern und lindert Erkältungskrankheiten.

Beifuß ist dem Wermut äußerlich sehr ähnlich und gilt daher auch als dessen »milderer Bruder«. Beide werden als Heilpflanze und als Gewürz gleichermaßen genutzt.

Botanischer Name – Artemisia vulgaris

Der lateinische Name des Beifuß – Artemisia – ist abgeleitet vom Namen der griechischen Mondgöttin Artemis, die auch als Geburtshelferin angerufen wurde. Galenus und Plinius, die berühmten Ärzte der Antike, verwendeten den Beifuß vor allem als gynäkologisches Mittel, das die Geburt erleichterte und die Nachgeburt förderte.

Andere Bezeichnungen

Da der Beifuß eine ausgesprochen weit verbreitete und vielseitig verwendete Heilpflanze ist, gibt es zahlreiche Synonyme, die in den verschiedensten Regionen gebräuchlich sind. Hier einige Beispiele: Beipes, Besenkraut, Buckele, Fliegenkraut, Gänsekraut, Geißbart, Gewürzbeifuß, Johannesgürtelkraut, Jungfernkraut, Magert, Roter Bock, Sonnenwendkraut, Stabkraut, St.-Johanns-Kraut, Weiberkraut, Weißer Bock, Werzwisch, Wilder Wermut und Wurmkraut.

Pflanzenbeschreibung

Der Beifuß ist ein Staudengewächs aus der verbreiteten Pflanzenfamilie der Korbblütler. Der kantige, oft rötlich angehauchte Stängel wird bis zu zwei Meter hoch und trägt in seinem oberen Teil lange Rispen mit kleinen weiß-gelblichen oder roten Blütenkörbchen. Die fünf bis zehn Zentimeter langen fiederspaltigen Blätter mit gesägten Zipfeln sind auf der Oberseite dunkelgrün und glatt, auf der Unterseite weißfilzig und behaart. Die sehr kleinen Früchte sind graubraun und fein gestreift.

Vorkommen

Die wertvolle Heilpflanze wächst überall in Nord- und Mitteleuropa, aber auch in Asien und Nordamerika in großen Massen wild auf Brachflächen, an Wegrändern, Zäunen und auch auf den Schutt- und Geröllhalden der Städte.

In Massen trifft man den Beifuß auch auf den Mittelstreifen der Autobahnen an, wo er große Mengen der Abgase absorbiert und so zum Schutz der Umwelt beiträgt.

Hinweise zum Sammeln oder Anbau
Wer Beifuß selbst sammeln will, sollte die Nähe befahrener Straßen oder auch belastete Bodenflächen unbedingt meiden, da die Pflanze Schadstoffe aus Luft und Boden speichert.

Verwendete Pflanzenteile
Für die Zubereitung von Tees, Auszügen und Tinkturen verwendet man hauptsächlich die Blätter, aber auch Wurzeln und Blüten werden für Heilzwecke genutzt. Blätter und Blüten werden während der Hauptblütezeit von Juli bis September geerntet, die Wurzeln im Spätherbst.
Als Gewürzpflanze nimmt man die frischen Blätter oder die ganze getrocknete Pflanze einschließlich der Stängel.

Bezugsmöglichkeiten
Am besten besorgt man sich das getrocknete Kraut aus der Apotheke oder – als Gewürz – im Bioladen.
Die in Deutschland angebotenen Kräuter werden in ihrer Mehrzahl aus Osteuropa importiert.
Beifuß findet man auch in zahlreichen Fertigteemischungen sowie als Bestandteil von Tinkturen und Homöopathika.

Enthaltene Wirkstoffe
Der Beifuß enthält neben hoch wirksamen Bitterstoffen – Vulgarin und Psilostachyn aus der Reihe der Sesquiterpene – noch wertvolle ätherische Öle – Cineol, Kampfer, Thujonöl – und Flavonoide als sekundäre Pflanzenstoffe. In den Blättern finden sich reichlich B-Vitamine, die Vitamine A und C sowie die wichtigen Mineralstoffe Kalzium, Kalium, Phosphor und Eisen.

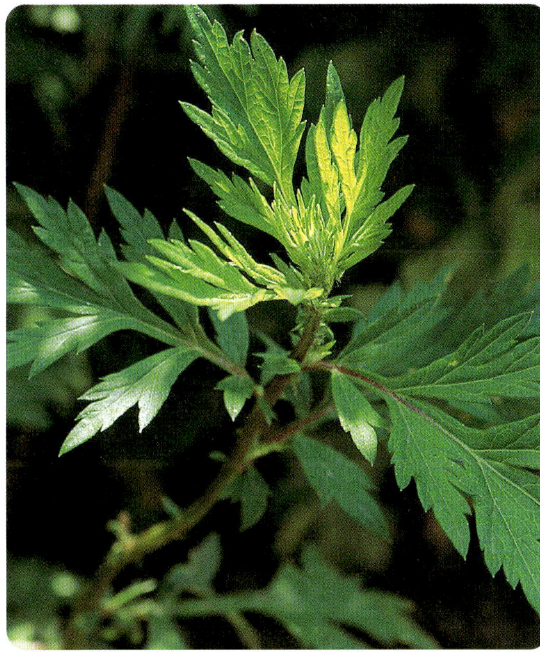

Beifußtee kann man außer in der Schwangerschaft bei allen Leber- und Gallenerkrankungen anwenden.

Traditionelle Wirkungen und Anwendungen
Seit langem empfiehlt die Volksmedizin Beifuß als wirksames Mittel bei Frauenleiden, gegen Schlaflosigkeit und bei Nervenkrankheiten. Ebenso bekannt sind seine appetitanregenden, krampflösenden und schweißtreibenden Wirkungen.
Dementsprechend wurde und wird Beifußkraut in der Volksmedizin vor allem angewandt bei:

- Verdauungsbeschwerden
- Störungen des Gallenflusses
- Ausbleiben der Regelblutung (Amenorrhö) und schmerzhafter Regelblutung (Dysmenorrhö).

Die Wurzel fand und findet Anwendung bei:

- Allgemeinen Schwächezuständen
- Psychovegetativen Störungen
- Depressionen
- Allgemeiner Reizbarkeit
- Schlafstörungen
- Angstzuständen

Weitere Verwendungen:

- Wie der Name schon andeutet, verwendet man ein mit Beifuß angesetztes Öl, um nach langen Fußmärschen müde Füße und Beine wieder zu erfrischen und eventuelle Schmerzen zu lindern.
- In der traditionellen chinesischen Medizin verwendet man Kegel aus getrocknetem Beifußkraut zur Moxibustion.
- Im Haushalt wird Beifußkraut seit Jahrhunderten vor allem zum Würzen fetter Fleischgerichte verwendet, um die Fettverdauung zu erleichtern.

Wirksamkeit und Anwendung in der heutigen Naturheilkunde

Auch in der modernen Naturheilkunde hat das Bitterkraut Beifuß seine Spitzenposition gehalten. Noch immer nutzt man seine sekretionsfördernde sowie antimikrobielle und antimykotische Wirkung u. a. bei:

- Frauenkrankheiten (Menstruationsstörungen)
- Epilepsie
- Krampfleiden bei Kindern
- Magenschwäche (Gastritis)
- Blähungen, Völlegefühl
- Sodbrennen, Übersäuerung
- Haut- und Fußpilz
- Schwindel
- Gedächtnisschwäche

Der bittere Beifuß spielt auch heute noch eine sehr wichtige Rolle bei der unterstützenden Behandlung von Diabetes mellitus (Zuckerkrankheit).

info-box

Beifuß gegen Würmer und Parasiten

Die nordamerikanischen Indianer verwendeten den Beifuß auch als sanftes Wurmmittel vor allem bei Kindern. Ein Extrakt oder Aufguss aus Blättern und Wurzeln kann Würmer und sonstige Parasiten aus dem Verdauungstrakt entfernen. Gleichzeitig werden dabei die angegriffenen Darmwände regeneriert und gestärkt.
Nach indianischen Regeln soll man den Aufguss mehrmals täglich während eines vollen Mondzyklus trinken – vor allem aber bei Vollmond, weil sich da die Würmer vermehren.
Fügt man dem Beifußaufguss ein bis zwei Tropfen Wermutextrakt hinzu, kann die Ausscheidung noch beschleunigt werden.

Anwendungshinweise/Rezepturen

Hier wieder einige beispielhafte Rezepturen und Anwendungshinweise für die vielseitige Verwendung von Beifuß in Volksmedizin und Naturheilkunde.

Tee bei Altersdiabetes 1 Teelöffel getrocknete Beifußwurzel mit 1 Tasse kochendem Wasser überbrühen, ca. 5 Minuten ziehen lassen, dann abseihen.
Von diesem Tee 3-mal täglich 1 Tasse trinken. Diese Teekur kann über Monate durchgeführt werden.

Tee bei Verdauungsbeschwerden 1 Teelöffel Beifußkraut mit 1/4 Liter kochendem Wasser aufgießen, kurz umrühren und 3 bis 5 Minuten ziehen lassen.
Davon sollte man 3 bis 4 Tassen täglich (vor dem Essen) trinken.

Aufguss bei Fastenkuren Zur Unterstützung der entgiftenden Wirkung von Fastenkuren haben sich heiße Aufgüsse von Beifußkraut (Stängel und Blätter) bestens bewährt.

Fussbad 2 Hand voll getrocknete oder frische Beifußblätter mit 3 Liter Wasser in einem Topf mit Deckel aufkochen und 5 Minuten ziehen lassen. Bei Unterleibsbeschwerden, Verkrampfungen, kalten Füßen oder Kopfschmerzen sollte man die Füße etwa 10 Minuten in dem warmen, aber nicht mehr heißen Sud baden und dabei entspannen.

Fertigprodukte Beifuß ist Bestandteil einiger Fertigarzneien, Nahrungsergänzungsmittel, Teemischungen und Mischungen ätherischer Öle, die in Apotheken und Reformhäusern erhältlich sind.

In Apotheken gibt es das so genannte Beifußelixier (Decoctum artemisiae), das aus Beifußkrauttinktur, Honig und Wein gemischt wird. Es hilft bei Verdauungsbeschwerden aller Art.

Man sagt, dass Beifuß, an die Füße gebunden oder in den Schuhen getragen, vor einer Ermüdung der Glieder schützen soll, besonders auf Wanderungen. Vielleicht probieren Sie es einfach einmal aus!

Mögliche Nebenwirkungen

Wegen der möglicherweise den Uterus stimulierenden Wirkung des Thujonöls sollten reine Beifußpräparate in hoher Dosierung nicht während der Schwangerschaft angewendet werden.
Auch bei einer Allergie gegen Korbblütler sowie bei Fieber sollte man auf die Verwendung von Beifuß besser verzichten.

info-box

Beifuß – das Frauenkraut

Die silbrige Unterseite der Beifußblätter weist auf die Affinität der Bitterpflanze zum Mond und damit zum weiblichen Zyklus hin. Als ein Kraut, das für hormonellen Ausgleich sorgt, können Frauen den Beifuß als Tee oder Tinktur während der abnehmenden oder zunehmenden Phase des Mondes einnehmen, um die Gebärmutter an ihre zyklische Verbindung zu »erinnern« und wieder an ihren natürlichen Rhythmus zu koppeln.

Benediktenkraut – Likör und viel mehr

Das bittere Benediktenkraut ist Bestandteil vieler Kräuterliköre und -schnäpse, die nach einem reichlichen Essen für gute Verdauung sorgen sollen. Die meisten Rezepte für diese Spirituosen kommen aus den Klöstern des Mittelalters und wurden bis heute überliefert.

Botanischer Name – Carduus benedictus/Cnicus benedictus

Der Name des Krauts soll – so besagt die Legende – vom heiligen Benedikt von Nursia abgeleitet sein. Der Kirchenmann aus dem Mittelalter soll seinen Mönchen, den Benediktinern, seinerzeit empfohlen haben, die Heilpflanze in ihren Klostergärten anzubauen.

Andere Bezeichnungen

Es gibt eine Reihe weiterer Bezeichnungen für das Benediktenkraut, die in verschiedenen Regionen gebraucht werden: beispielsweise Bitterdistel, Benediktenwurz, Heildistel, Kardobenediktenkraut, Magendistel und Spinnendistel.

Pflanzenbeschreibung

Das einjährige, distelähnliche Kraut aus der Pflanzenfamilie der Korbblütler erreicht eine Höhe von bis zu 50 Zentimetern. Der relativ harte fünfkantige Stängel ist gestreift, im unteren Teil borstig und nach oben hin drüsig behaart. Die gestielten unteren Blätter werden bis 30 Zentimeter lang, sind länglich, leicht klebrig und zottig behaart. Diese Blätter sind gezahnt mit auslaufenden, stacheligen Blattspitzen.

Die mittleren und oberen Blätter sind dagegen ungestielt, stängelumfassend und in der Nähe der blassgelben Blüten besonders dicht.

Die Blütenköpfe weisen einen haarigen Hüllkelch auf, dessen äußere Blätter einen kurzen Stachel besitzen. Die Blütezeit ist im Juni und Juli. Die bis zu eineinhalb Zentimeter großen Früchte des Benediktenkrauts sind walzenförmig gebogen und haben längs gestreifte Rippen.

Auffallend ist der stark bittere Geschmack.

Vorkommen

Das bittere Kraut, ursprünglich im Mittelmeerraum beheimatet, hat sich inzwischen bis in unsere Breiten ausgeweitet. Es wächst wild auf sonnigen Hängen. Auch in Südamerika und Südafrika ist es zu finden.

Hinweise zum Sammeln oder Anbau

Das Benediktenkraut wurde früher in allen Klostergärten kultiviert. Es bevorzugt mageren, etwas kalkhaltigen Boden und einen trocken-warmen, sonnigen Standort. Wenn diese Voraussetzungen gegeben sind, sollte es einen Platz im heimischen Kräutergarten finden. Gesammelt bzw. geerntet wird von Juni bis August, vorzugsweise während der Blütezeit.

Verwendete Pflanzenteile

Für die Zubereitung von heilkräftigen Zubereitungen verwendet man hauptsächlich die getrockneten Blätter sowie die Sprossspitzen mit den Blüten. Früher wurden auch die Wurzeln verwendet.

Bezugsmöglichkeiten

Die in Apotheken erhältliche Droge stammt nur zum Teil aus heimischen Sammlungen und in der Hauptsache von Importen aus Italien, Spanien und Südosteuropa.
Benediktenkraut ist auch in einigen Fertigpräparaten sowie Nahrungsergänzungsmitteln enthalten, die ebenfalls in Apotheken und Reformhäusern erhältlich sind.

Enthaltene Wirkstoffe

Neben hoch wirksamen Bitterstoffen, wie Cnicin und anderen aus der Reihe der Sesquiterpene, enthält das Benediktenkraut wertvolle ätherische Öle, Gerbstoffe und Flavonoide als sekundäre Pflanzenstoffe. Sein Bitterwert ist mit 1800 recht hoch.

Traditionelle Wirkungen und Anwendungen

Im Mittelalter galt das Benediktenkraut als Universalmittel, um den Körper zu entgiften, Schleim zu verzehren, Würmer zu vernichten, das Blut zu reinigen und Fieber zu vertreiben. Sogar gegen Pest, Krebs, Herzstechen und Geschwüre sollte es helfen.

Wirksamkeit und Anwendung in der heutigen Naturheilkunde

Heute weiß man vor allem die verdauungsfördernde Wirkung der Bitterdroge zu schätzen, die vor allem auf die Anregung der Speichel- und Magensaftsekretion zurückzuführen ist. Daneben wirkt es anregend auf die Gallentätigkeit und tonisiert den Herzrhythmus. In jüngerer Zeit wurde auch eine antibakterielle Wirkung des Benediktenkrauts festgestellt. So verwendet man die Droge sowie Zubereitungen mit an-

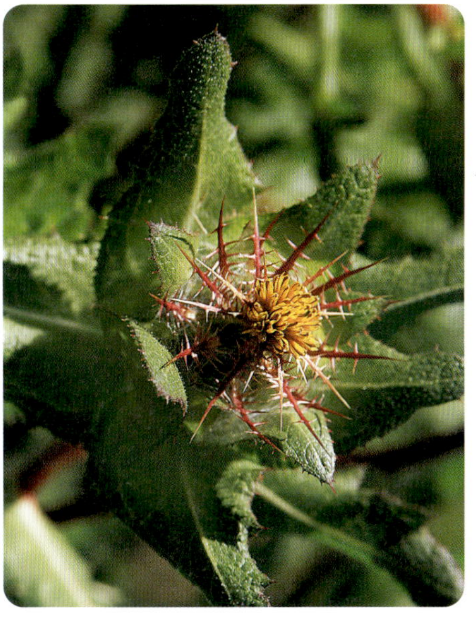

Für eine Weintinktur gegen Grippe setzt man 10 Gramm Benediktenkraut in 1/4 Liter Rotwein an, seiht nach 3 Tagen ab und nimmt vor den Mahlzeiten je 1 Teelöffel davon ein.

deren Pflanzenwirkstoffen heute vorwiegend bei:

- Chronischen Erkrankungen des Magens und der anderen Verdauungsorgane
- Störungen der Leber- und Gallenblasenfunktion
- Verdauungsstörungen wie Sodbrennen, Völlegefühl, Verstopfung und Durchfall
- Fieberhaften Erkrankungen
- Herzschwäche, vor allem in den Wechseljahren

Anwendungshinweise/Rezepturen

Die Tagesdosis für die Einnahme beträgt 4 bis 6 Gramm der getrockneten Droge.

Tee zur Förderung der Verdauung 1 bis 2 Teelöffel getrocknetes, zerkleinertes Kraut mit etwa 150 Milliliter kochendem Wasser überbrühen, 5 bis 10 Minuten ziehen lassen, dann abseihen. 2- bis 3-mal täglich 30 Minuten vor den Mahlzeiten 1 Tasse des frisch zubereiteten ungesüßten Tees trinken.

Magentee 1 Teelöffel Benediktenkraut mit 2 Tassen kochendem Wasser aufgießen, kurz umrühren und 3 bis 5 Minuten ziehen lassen. Etwa 2 Tassen davon über den Tag verteilt trinken.

Fertigprodukte Benediktenkraut ist auch Inhaltsstoff vieler Kräuterliköre (Magenbitter), Fertigarzneien und Nahrungsergänzungsmittel.

Mögliche Nebenwirkungen

Bei allergischen Reaktionen auf Benediktenkraut und/oder andere Korbblütler muss auf eine Anwendung höher dosierter Benediktenkrautpräparate verzichtet werden. Auch für Patienten mit akuten Nierenentzündungen ist die Anwendung der Droge tabu.

info-box

Benediktenkraut kann noch mehr

Benediktenkraut ist nicht nur ein wichtiger Bestandteil vieler Magentees und alkoholischer Kräuterextrakte sowie einiger Bitterliköre. Es wirkt verdauungsfördernd, nervenstärkend und stoffwechselanregend. Gute Ergebnisse wurden mit der Droge auch bei fieberhaften Erkrankungen erzielt. Im Teegemisch mit Eberraute, Schafgarbe und Wegwarte wird Benediktenkraut bei Appetitlosigkeit verordnet.

Die Droge wirkt auch antibiotisch, vor allem bei einigen Viruserkrankungen wie Herpes (Bläschenausschlag).

Überdies erhöht Benediktenkraut die Ausscheidung von Harnsäure, sodass z. B. bei Gicht gute Ergebnisse erzielt werden.

Aus Benediktenkraut bereitete Medizinalweine werden als Kräftigungsmittel verabreicht.

Äußerlich angewendet beschleunigt der aus frischen Blättern bereitete Saft das Heilen von eiternden Wunden, Hautausschlägen usw.

Bitterholz – kleiner Baum mit großer Wirkung

Es gibt zwei Arten von Bitterholzgewächsen, die in der Naturheilkunde Anwendung finden: der kleine Bitterholzbaum aus Surinam und der etwas größere Jamaikabitterbaum. Beide enthalten im Wesentlichen die gleichen Bitterstoffe und wirken ähnlich.

Botanische Namen – Quassia amara und Picrasma excelsa

Aus dem Holz beider Bitterstoffgewächse wurden früher u. a. natürlich wirkende Insektizide gewonnen, weshalb es auch Fliegenholz genannt wurde. Diese Anwendung ist allerdings heute nicht mehr üblich.

Andere Bezeichnungen

Es gibt eine Reihe weiterer volkstümlicher Bezeichnungen für das Bitterholz, die ebenfalls gebräuchlich sind: beispielsweise Fliegenholz, Jamaikabitterholz, Quassiaholz und Surinambitterholz.

Pflanzenbeschreibung

Der Quassiabaum (Surinambitterholz) ist ein kleiner, zwei bis fünf Meter hoher strauchartiger Baum aus der Familie der Bittereschengewächse mit unpaarig gefiederten Blättern. Die roten, schlauchförmigen Blüten sind traubenförmig angeordnet. Der Jamaikabitterholzbaum, auch als Bitterbaum bezeichnet, erreicht eine Höhe von 20 Metern. Der eschenartige Baum trägt fünfjochig gefiederte Blätter. Die kleinen Blüten sind weiß bis gelblich gefärbt; daraus entwickeln sich kugelförmige schwarze Steinfrüchte.

Vorkommen

Der Surinambitterholzbaum wächst in Südamerika, vor allem in Brasilien, Argentinien, Kolumbien, Guayana und Panama. Jamaikaholz erntet man auf Jamaika und den anderen karibischen Inseln.

Verwendete Pflanzenteile

Für das Ansetzen von heilkräftigen Zubereitungen verwendet man das klein geschnittene, aufbereitete Holz sowie die Rinde der Bitterholzbäume.

Bezugsmöglichkeiten

Das zerkleinerte und gebrauchsfertige Bitterholz kann man in ausgewählten Apotheken kaufen. Außerdem ist es in einigen Fertigpräparaten sowie Nahrungsergänzungsmitteln enthalten.

Enthaltene Wirkstoffe

Bitterholz enthält die Bitterstoffe Quassin, Neoquassin und Hydroxyquassin sowie einige andere Bittersubstanzen vom Typ der Seco-Triterpene. Dazu kommen Alkaloide.

Der Bitterwert beträgt im Durchschnitt 45 000.

Traditionelle Wirkungen und Anwendungen

Die indianischen Ureinwohner Südamerikas wendeten Bitterholz zur Fiebersenkung sowie als Wurmmittel an. Auch bei Magenbeschwerden und Vergiftungen aller Art kam die Bitterdroge zum Einsatz.

Wirksamkeit und Anwendung in der heutigen Naturheilkunde

Geschätzt wird Bitterholz wegen seiner appetitanregenden und verdauungsfördernden Wirkung. Angewendet wird es hauptsächlich bei folgenden Erkrankungen:

- Magen-Darm-Beschwerden
- Entzündungen von Leber/Gallenblase
- Leberzirrhose mit Bauchwassersucht
- Gelbsucht
- Gicht

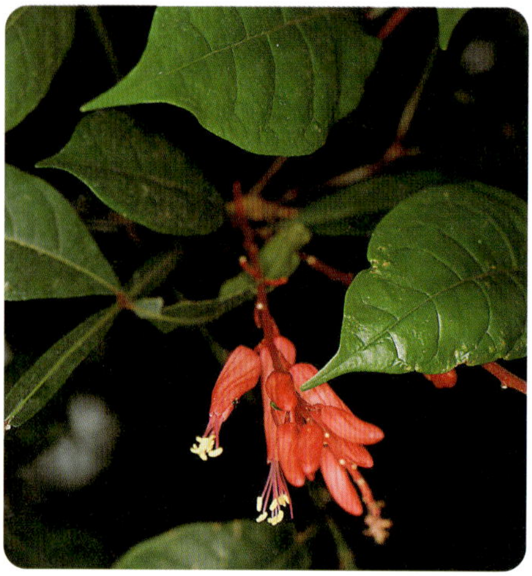

Auch aus früherer Zeit stammt die Verwendung der Quassiarinde als Hopfenersatz in der Bierbrauerei.

Anwendungshinweise/Rezepturen

Bitterholz wird vor allem in homöopathischen Dosierungen als Quassia amara (bei Leberzirrhose) eingesetzt. Daneben gibt es verschiedene Teerezepturen sowie Kaltauszüge, Extrakte und Tinkturen.

Kaltauszug bei Leberzirrhose 2 Teelöffel Bitterholz aus der Apotheke mit 2 Tassen kaltem Wasser ansetzen. 8 Stunden stehen lassen, dann abseihen. Tagsüber schluckweise trinken.

Bitterholztee bei Gicht 1/2 Gramm zerkleinertes Bitterholz mit 1/4 Liter kochendem Wasser übergießen, 20 Minuten ziehen lassen, dann abseihen. 2-mal täglich 1 Tasse von dem Tee trinken.

Quassia Urtinktur Die in Apotheken erhältliche Tinktur wendet man auch heute noch an, um Kindern das Nagelkauen zu »verleiden«: Man reibt ihnen die Finger damit ein.

Fertigprodukte Bitterholz ist auch Bestandteil mancher Fertigarzneien und Nahrungsergänzungsmittel sowie einiger Bittermischungen, die man in gut sortierten Apotheken und Drogerien kaufen kann.

Mögliche Nebenwirkungen

Bitterholz darf als Einzelpräparat nur in sehr kleinen Dosen eingenommen werden, keinesfalls während Schwangerschaft und Stillzeit oder bei Magen- oder Zwölffingerdarmgeschwüren! Zu hohe Dosen können Übelkeit und Erbrechen hervorrufen.

Bitterklee – Heilkraft aus sumpfigen Wiesen

Der Bitterklee – auch Fieberklee genannt – wurde einst als universelles Heilmittel gepriesen. Im alten Russland behandelt man von Asthma bis Zahnweh nahezu alle Krankheiten mit dem vielseitigen Bitterkraut. Auch in der mittelalterlichen Klostermedizin fand es vielfach Anwendung.

Botanischer Name – Menyanthes trifoliata

Der Beiname – trifoliata – weist auf das dreilappige Kleeblatt hin. Das ist ein altes Druidenzeichen, das die heilige Dreieinigkeit symbolisieren soll. Es ist noch heute das nationale Emblem der Republik Irland.

Andere Bezeichnungen

Es gibt einige weitere Bezeichnungen für den Bitterklee, die in verschiedenen Regionen gebraucht werden: beispielsweise Bocksbohne, Fieberklee, Gallkraut, Hasenohr, Scharbocksklee, Sumpfdreiblatt, Sumpfklee, Wasserklee, Ziegenlappen und Zottelblume.

Pflanzenbeschreibung

Die bis 35 Zentimeter hohe mehrjährige Pflanze aus der Familie der Enziangewächse (Menyanthceae) hat lang gestielte dreizählige Blätter. Die weiß bis rosa gefärbten Blüten sind traubenförmig angeordnet. Die Blütenkelche selbst sind fast bis auf den Grund fünfteilig; die Blütenkrone hat eine kurze, trichterförmige Röhre. Auffallend ist der stark bittere Geschmack.

Bitterklee gehört zu den Amara pura, also zu den Bitterpflanzen, die vorwiegend Bitterstoffe als wirkende Substanzen enthalten. Der Bitterwert beträgt 1500.

Vorkommen

Die Pflanze kommt in ganz Europa, Asien und Nordamerika vor. Der Bitterklee wächst ausschließlich an sumpfigen Stellen, in Flachmooren und an den feuchten Flachufern von Flüssen und Seen.

Hinweise zum Sammeln oder Anbau

Der Bitterklee steht in Deutschland unter Naturschutz, darf also nicht gesammelt werden.

Die bei uns erhältliche Droge wächst vorwiegend in den Ländern Osteuropas und wird von dort importiert.

Gesammelt bzw. geerntet wird von Mai bis Juli, vorzugsweise während der Blütezeit der Pflanze.

Verwendete Pflanzenteile

Für die Zubereitung von heilkräftigen Präparaten verwendet man ausschließlich die getrockneten Blätter.

Bezugsmöglichkeiten

Das Kraut ist in Apotheken und Drogerien erhältlich. Bitterklee ist außerdem in einigen Fertigpräparaten sowie Nahrungsergänzungsmitteln enthalten, die in Apotheken und Reformhäusern erworben werden können.

Enthaltene Wirkstoffe

Außer den hoch wirksamen Bitterstoffglykosiden Menyanthin und Meliantin enthält der Bitterklee noch Gerbstoffe, Alkaloide, ätherische Öle und als sekundäre Pflanzenstoffe Flavonoide.

Traditionelle Wirkungen und Anwendungen

In der Volksmedizin verwendete man die bittere Heilpflanze im Mittelalter vor allem zur Behandlung fieberhafter Erkrankungen. Heute weiß man, dass die Bitterstoffe wohl eine das Immunsystem stärkende Wirkung haben; ein unmittelbar auf das Fieber gerichteter Effekt konnte aber bisher nicht nachgewiesen werden.
Auch die Anwendung bei rheumatischen und entzündlichen Erkrankungen war verbreitet, ist aber bis heute ebenfalls nicht wissenschaftlich begründet.

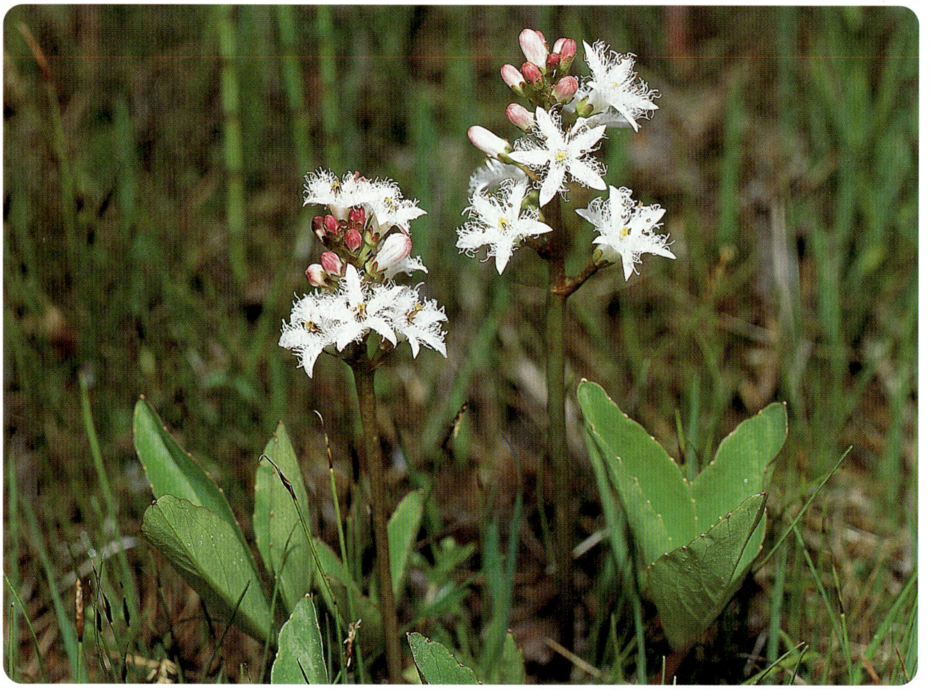

Bei Hals- oder Zahnschmerzen lässt sich der Bitterkleetee als lindernde Gurgelflüssigkeit verwenden. Er ist auch ein gutes Kindermittel und hilft ihnen bei fiebrigen Halsleiden.

Wirksamkeit und Anwendung in der heutigen Naturheilkunde

Heute setzt man vor allem auf die anregende Wirkung, die die Inhaltsstoffe des Bitterklees auf die Schleimhautdrüsen von Magen und Darm ausüben. Hemmend wirkt der Bitterklee dagegen auf das Wachstum von so genannten Gärungspilzen, die u. a. für Völlegefühl, Magendrücken und Blähungen verantwortlich sein sollen. Außerdem schätzt man die allgemein tonisierende Wirkung und die Stabilisierung des Immunsystems, die von den Bitterstoffen unterstützt wird. Auch eine die Nerven beruhigende Wirkung ist nachweisbar.

Dementsprechend wird die Droge vor allem eingesetzt bei:

- Magen- und Darmbeschwerden
- Appetitlosigkeit
- Störungen der Gallenblasenfunktion
- Menstruationsstörungen

Anwendungshinweise/Rezepturen

Hier einige beispielhafte Rezepturen für die Anwendung:

Tee bei Magen- und Darmbeschwerden
1/2 bis 1 Teelöffel getrocknetes, zerkleinertes Kraut mit etwa 150 Milliliter kochendem Wasser überbrühen, 5 bis 10 Minuten ziehen lassen, dann abseihen. 2- bis 3-mal täglich 1/2 Stunde vor den Mahlzeiten 1 Tasse trinken.

Kaltauszug bei Magenschwäche
1 1/2 Teelöffel getrocknete Bitterkleeblätter mit 2 Tassen kaltem Wasser ansetzen, 8 Stunden ziehen lassen, abseihen und über den Tag verteilt schluckweise trinken.

Mögliche Nebenwirkungen

In überhöhten Dosen – mehr als vier Gramm täglich – wirkt Bitterklee stark abführend und kann auch Erbrechen hervorrufen. Während der Schwangerschaft und in der Stillzeit sollten Bitterkleepräparate nicht eingenommen werden. Auch bei Magen- oder Darmgeschwüren sowie bei starkem Durchfall darf Bitterklee keinesfalls zum Einsatz kommen.

Wenn Sie sich nicht ganz sicher sind, ob Sie die hier erwähnten Bitterpräparate einnehmen dürfen, wenden Sie sich am besten an einen Heilpraktiker oder an einen Arzt für Naturheilkunde.

Mein Rat

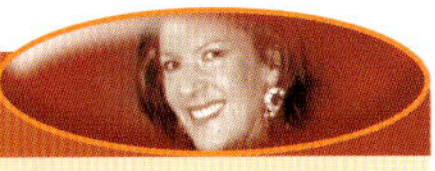

Der ideale Bittertee

Wenn Sie einen wirksamen Haustee zur Magenstärkung, Appetitanregung und zur Stärkung Ihres Immunsystems brauchen, versuchen Sie es doch einmal mit diesem Rezept: Man mischt 20 Gramm Angelikawurzel, 20 Gramm Bitterklee, 20 Gramm Enzianwurzel, 20 Gramm Gänsefingerkraut und 20 Gramm Schafgarbenkraut. Von dieser Mischung setzt man 1 Teelöffel mit 2 Tassen Wasser kalt an, lässt dies 6 Stunden lang ziehen, kocht es kurz auf und seiht schließlich ab. Den Tee trinkt man schluckweise tagsüber oder jeweils 1 Stunde vor den Mahlzeiten.

Bittersüß – auf die Dosis kommt es an

Schon in der Antike wurde das Kraut des Bittersüßen Nachtschattens wegen seiner Heilwirkung bei Husten und Hautekzemen gerühmt. Auch im Mittelalter setzte man es vor allem gegen entzündliche Erkrankungen aller Art ein und nutzte außerdem seine harn- und stuhltreibende Wirkung. Heute ist einige Vorsicht bei der Anwendung geboten, weil man inzwischen viel mehr über die toxische Wirkung dieser Droge weiß.

Früher wurden die Beeren des Bittersüß als Amulett oder Talisman um den Hals getragen, um sich vor übler Nachrede zu schützen.

Botanischer Name – Solanum dulcamara

Der wissenschaftliche Gattungsname Solanum entstammt dem lateinischen Wort solumen für Trost und Beruhigung, da die Pflanze zum Schmerzstillen eingesetzt wurde. Auch der deutsche Name nimmt darauf Bezug; er stammt nämlich von »Nachtschaden«, was im Mittelalter so viel wie »Alptraum« bedeutete.

Andere Bezeichnungen

Es gibt einige weitere Bezeichnungen für den Bittersüß, die in verschiedenen Regionen gebraucht werden: beispielsweise Jelängerjelieber, Mausholz, Saureben, Teufelsklatten und Zaunreben.

Pflanzenbeschreibung

Der bittersüße Nachtschatten ist ein Halbstrauch und gehört zu den einheimischen Lianengewächsen, die sich meterhoch an Büschen und Bäumen emporranken. Die Blätter sind herz- bis eiförmig und ganzrandig. Die kleinen rot-violetten Blüten mit auffällig gelbem Staubblatt haben am Grund jedes Zipfels zwei grüne Flecken. Die eiförmigen Früchte sind vom Spätsommer bis in den Herbst leuchtend rot gefärbt.

Vorkommen

Der Bittersüße Nachtschatten ist fast in ganz Europa zu finden. Er wächst gerne an Ufern, auch am Meer, in Auwäldern und Kahlschlägen.

Hinweise zum Sammeln oder Anbau

Der Bittersüße Nachtschatten steht bei uns unter Naturschutz, darf also nicht gesammelt werden. Die hierzulande erhältliche Droge kommt aus Osteuropa. Gesammelt bzw. geerntet werden die Stängel entweder im Frühjahr vor dem Austreiben oder im Spätherbst nach dem Abfallen der Blätter.

Verwendete Pflanzenteile

Für die Zubereitung von heilkräftigen Präparaten verwendet man ausschließlich die Stängelspitzen (Dulcamare stipites).

Bezugsmöglichkeiten

Das Kraut ist in Apotheken erhältlich. Bittersüß ist außerdem in einigen Fertigpräparaten, Homöopathika sowie Nahrungsergänzungsmitteln enthalten, die ebenfalls in Apotheken erworben werden können.

Enthaltene Wirkstoffe

Außer den Bitterstoffen aus der Gruppe der Solayamocinoside enthält das Kraut Gerbstoffe, Saponine und Steroidalkaloide.

Traditionelle Wirkungen und Anwendungen

In der Volksmedizin verwendete man den Bittersüßen Nachtschatten vor allem zur Behandlung von Asthma bronchiale und rheumatischen Erkrankungen wie beispielsweise Gicht. Äußerlich wurde er bei den verschiedensten Hautkrankheiten angewendet.

Wirksamkeit und Anwendung in der heutigen Naturheilkunde

Heute gilt Dulcamare stipites als typisches Antidyskratikum – also als ein Mittel, mit dem eine so genannte schlechte Säftezusammensetzung im Körper (Dyskrasie) durch Förderung der Ausscheidungsfunktionen verbessert werden soll.

Außerdem sind seine adstringierende, antimikrobielle, entzündungshemmende, juck-

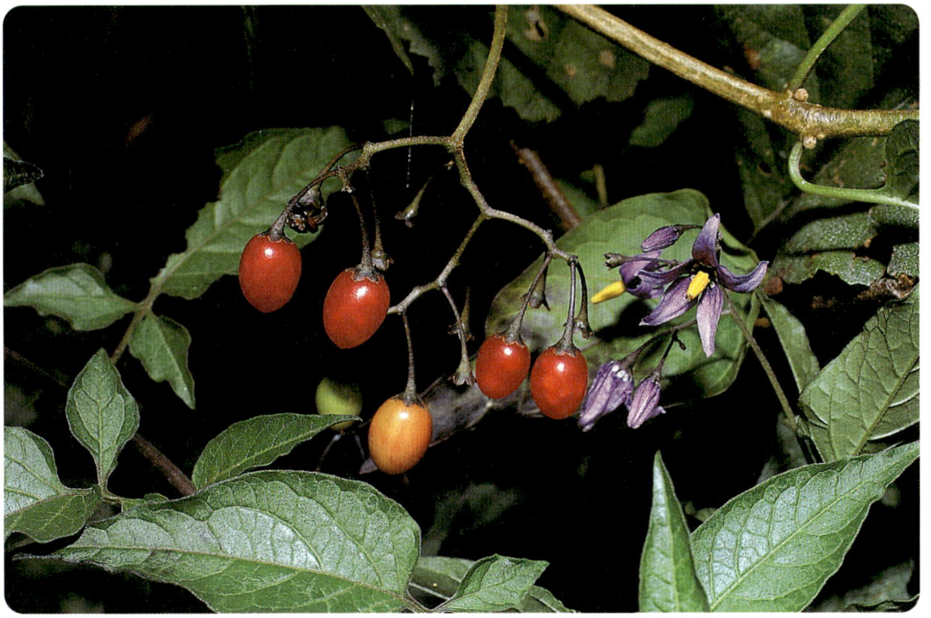

Ein Teegemisch aus je 30 Gramm Bittersüßstängeln, Brennnesselblättern und Eichenrinde, von dem man täglich 2 Tassen zwischen den Mahlzeiten trinkt, wirkt lindernd bei Hautekzemen.

reizlindernde und antiallergische Wirkung belegt. Deshalb findet der Bittersüße Nachtschatten Anwendung bei:

- Erkrankungen des rheumatischen Formenkreises
- Gicht
- Verschiedenen stoffwechselbedingten Hautkrankheiten (Ekzeme)
- Allergischen Erkrankungen
- Pilzbefall
- Entzündungen

In der Homöopathie werden Zubereitungen aus den jungen Blättern des Bittersüßen Nachtschattens insbesondere bei Muskel- und Gelenkrheumatismus, Zystitis, akuter Gastroenteritis, Nesselsucht und verschiedenen Herpes-simplex-Infektionen angewendet.

Anwendungshinweise/Rezepturen

Die Tagesdosis für die Einnahme beträgt 1 bis 3 Gramm der getrockneten Droge.

Tee bei rheumatischen Beschwerden oder Gicht 1 Teelöffel getrocknetes, zerkleinertes Kraut mit 1 Tasse Wasser kurz aufkochen, nach 5 Minuten abseihen. Über einen längeren Zeitraum hinweg morgens und abends je 1 Tasse trinken.

Abkochung für äussere Anwendungen 1 bis 2 Gramm der getrockneten Droge mit 250 Milliliter kochendem Wasser übergießen, 20 Minuten ziehen lassen. Dieser Sud ist besonders geeignet für Umschläge und Waschungen.

Fertigprodukte Bittersüß ist auch Inhaltsstoff einiger Fertigarzneien und Nahrungsergänzungsmittel.

Mögliche Nebenwirkungen

Bei stark überhöhten Dosen – also bei mehr als drei Gramm des getrockneten Krauts täglich – kann es zu leichten Vergiftungserscheinungen kommen. Deshalb sollten Sie die angegebenen Mengen in den Rezepturen streng einhalten!

Achtung! Die unreifen Beeren des Bittersüß dürfen keinesfalls gegessen werden, da sie tödlich giftig sein können; die reifen roten Beeren sind deutlich weniger giftig. Bei der Anwendung standardisierter Fertigpräparate aus Dulcamare stipites besteht allerdings keine Vergiftungsgefahr.

info-box

Aus dem Kräuterbuch des Tabernaemontanus

»Es ist auch dieser Wein (aus dem Bittersüßen Nachtschatten) gut wider die faule Magenfieber davon die Geelsucht pflegt zu kommen.
Die Blätter gepulvert mit Feigen vermischt eingenommen fürdert den Stuhlgang.
Das Kraut gesotten und getruncken treibt das gerunnene Blut auß dem Leib, löschet die Entzündung des Leibes aussen und innen wie Nachtschatten.
Es treibt durch den Schweiß und Harn fein sanfft, öffnet die Verstopfung der Leber, darum es zur Gelb- und Wassersucht höchst dienstlich ist.«

Bockshornklee – Kraft, die aus dem Samen kommt

Der Samen des Bockshornklees gehörte schon im alten Ägypten zu den Pflanzenteilen, die zu Heilzwecken genutzt wurden. Vor mehr als 2000 Jahren fand er Erwähnung im berühmten »Papyrus Eber«, wo er als probates Mittel zur Behandlung von Brandwunden aufgeführt ist. Auch im indischen Ayurveda sowie in der traditionellen chinesischen Medizin hat er einen festen Platz. Hildegard von Bingen beschreibt ihn als Mittel bei Augenkrankheiten, Herzschmerzen, Fieber und Verstopfung.

Botanischer Name – Trigonella foenum graecum

Der lateinische Name bedeutet soviel wie »griechisches Heu«. Diese Bezeichnung stammt vom römischen Historiker Plinius, der die Pflanze im ersten Jahrhundert in seiner berühmten »Naturgeschichte« beschrieb. Hildegard von Bingen nannte die Pflanze Fenigrecum.

Der deutsche Name Bockshornklee weist auf den leichten »Bocksgeruch« hin, der durch ein ätherisches Öl verursacht wird.

Andere Bezeichnungen

Es gibt viele Bezeichnungen für Bockshornklee, die regional gebraucht werden: z. B. Heusamen, Kuhhornklee, Kuhbohnen, Rehkörner und Ziegenhornklee.

Pflanzenbeschreibung

Der Bockshornklee, eine einjährige Pflanze aus der Familie der Schmetterlingsblütler, wird bis zu 50 Zentimeter hoch. Der kräftige Stängel trägt aufrechte Äste mit entfernt stehenden dreizähligen Blättern.

Aus den Blattachseln entstehen einzeln oder zu zweit blassgelbe Schmetterlingsblüten. Daraus bilden sich später bis zu 20 Zentimeter lange Hülsenfrüchte, die jeweils 4 bis 20 sehr harte, vierkantige Samenkörner enthalten. Die Pflanze riecht auch im getrockneten Zustand stark aromatisch.

Ein Tee aus Bockshornkleesamen hilft u. a. gegen unangenehmen Mundgeruch und einen »faden« Geschmack auf der Zunge.

Vorkommen

Bockshornklee, der ursprünglich aus dem Orient und aus Asien stammt, wird noch heute in diesen Regionen, aber auch rund um das Mittelmeer sowie in Süddeutschland angebaut.

Hinweise zum Sammeln oder Anbau

Die Samen des Bockshornklees werden im August geerntet und getrocknet.

Die bei uns in Apotheken erhältlichen Samen werden aus China, Indien, Marokko und der Türkei importiert.

Verwendete Pflanzenteile

Für die Zubereitung von heilkräftigen Präparaten verwendet man die reifen, getrockneten Samen.

Bezugsmöglichkeiten

Bockshornkleesamen ist in Apotheken erhältlich. Er ist außerdem in einigen Fertigpräparaten sowie Nahrungsergänzungsmitteln enthalten, die ebenfalls in Apotheken erworben werden können.

Enthaltene Wirkstoffe

Neben den Bitterstoffen (Trigofoenoside) enthält der Samen ätherische Öle, Schleimstoffe, Proteine, Fette und verschiedene Mineralien, darunter Eisen und Phosphor.

Traditionelle Wirkungen und Anwendungen

Über die Jahrtausende hinweg wurde der Samen des Bockshornklees vor allem als entzündungshemmendes Mittel angewendet. Weitere traditionelle Anwendungen bezogen sich auf Fiebersenkung, allgemeine Kräftigung und Wundheilung.

In Indien wird Bockshornkleesamen, in Öl eingeweicht, noch heute als Mittel zur Förderung des Haarwuchses verwendet.

Wirksamkeit und Anwendung in der heutigen Naturheilkunde

Heute macht man sich hauptsächlich die appetitanregende sowie die entzündungshemmende und blutbildende Wirkung der

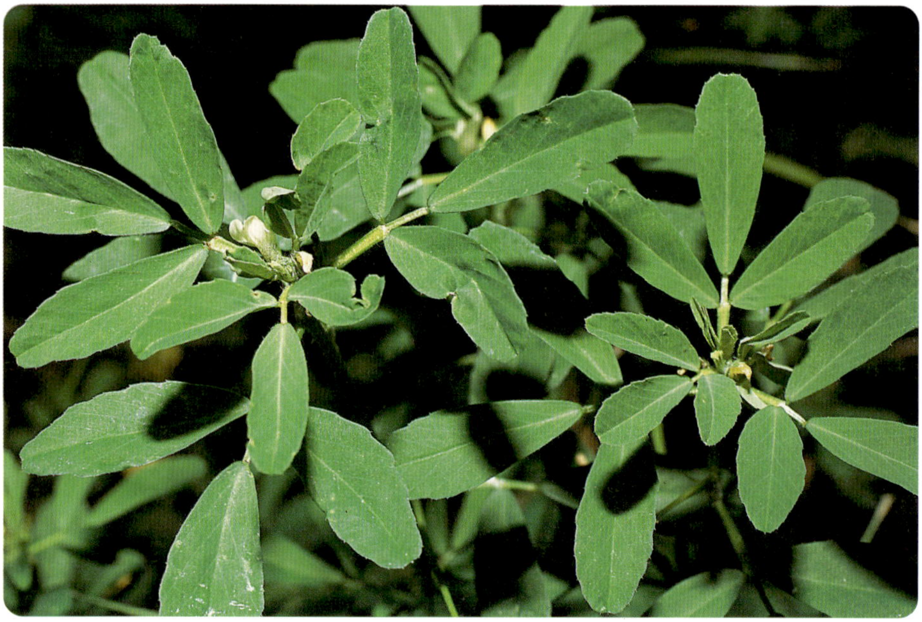

Bockshornkleesamen ist auch Bestandteil verschiedener Currygewürzmischungen.

Inhaltsstoffe von Bockshornkleesamen zu Nutze. Es wurde auch von einer blutzuckersenkenden Wirkung berichtet.

Eingesetzt wird die Droge aber ebenso zur unterstützenden Behandlung von Lungenkrankheiten, chronischer Bronchitis und rheumatischen Erkrankungen wie Gicht.

Im Vordergrund steht die äußerliche Anwendung von Bockshornkleesamen in Form von Breiumschlägen bei:

- Furunkeln und Karbunkeln
- Eitrigen Geschwüren
- Offenen, auch vereiterten Wunden
- Ekzemen

Abkochungen eignen sich besonders gut für Fußbäder bei Schweißfüßen. Bei Schluckbeschwerden hilft Bockshornkleesamen, wenn man ihn als Gurgelmittel verwendet.

Anwendungshinweise/Rezepturen

Die Tagesdosis für die Einnahme beträgt 6 Gramm der getrockneten Droge. Hier einige Anwendungsbeispiele:

Tee zur Appetitanregung und allgemeinen Kräftigung 1/2 Teelöffel (ca. 2 Gramm) getrockneter, zerkleinerter Bockshornkleesamen 3-mal täglich etwa 15 Minuten vor den Mahlzeiten einnehmen. Ähnlich wirkt auch ein Kaltwasserauszug. Dazu setzt man etwa 2 Gramm des Samens mit 1/4 Liter kaltem Wasser an und seiht nach 3 Stunden ab. Ebenfalls vor den Mahlzeiten je 1 Tasse trinken.

Breiumschlag für die äusserliche Anwendung 50 Gramm des gepulverten Bockshornkleesamens werden in 1/4 Liter Wasser etwa 5 Minuten gekocht. Der entstandene Brei wird auf ein Leinentuch gegeben und für einen feuchtwarmen Umschlag verwendet.

Mögliche Nebenwirkungen

Obwohl bei innerlicher Anwendung Nebenwirkungen eigentlich nicht bekannt sind, wird – wegen der noch mangelhaften Kenntnis des Wirkmechanismus – davon abgeraten, Bockshornkleesamen während der Schwangerschaft und Stillzeit einzunehmen.

Bei sehr häufiger, wiederholter äußerlicher Anwendung von Breiumschlägen können in sehr seltenen Fällen unerwünschte Hautreaktionen auftreten.

Mein Rat

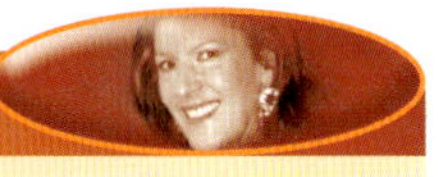

Bockshornklee als Kräftigungsmittel

Es ist wohl vor allem dem Gehalt an Eiweißen, Fetten und Schleimstoffen in Verbindung mit den Saponinen und dem ätherischen Öl zu verdanken, dass sich Bockshornkleesamen als Kräftigungsmittel bei Appetitlosigkeit, Allgemeinschwäche und in der Rekonvaleszenz nach schweren Infektionskrankheiten bestens bewährt. Man kann außerdem davon ausgehen, dass seine Mineralstoffe Eisen und Phosphor die Blutbildung unterstützen.

Chinarinde – Heilgeheimnis der Inkas

Es gibt zahlreiche Legenden, die sich um die Entdeckung dieser bedeutenden Naturmedizin ranken. Einer spanischen Überlieferung zufolge trank ein Soldat, der in der pruanischen Wildnis einen Malariaanfall bekam, von dem dunkelbraunen Wasser eines Tümpels, in den Chinarindenbäume gestürzt waren. Daraufhin schlief er ein – als er wieder erwachte, war das Fieber verschwunden.

Zu den traditionellen Anwendungsgebieten von Chinarindentee gehören auch Erschöpfungszustände, insbesondere nach fiebrigen Infekten.

Bekannt ist ebenfalls die Legende der wunderbaren Heilung der Gemahlin des peruanischen Vizekönigs im Jahre 1638. Die schöne Häuptlingstochter Zuma soll ihr die Chinarinde verabreicht haben. Die dankbare Gräfin führte daraufhin angeblich das Arzneimittel in ganz Europa ein und verteilte es von Spitälern aus an die Armen.

Diese Gräfin Chinchón stand auch Pate bei der Namensgebung des Fieberrindenbaums durch den schwedischen Naturforscher und Begründer der binären Nomenklatur Carl von Linné (1707–1778). Die heutige Schreibweise »Cinchona« geht auf einen Zufallsfehler zurück und wurde auf dem Internationalen Botanischen Kongress zu London 1866 definitiv festgelegt.

Botanischer Name – Cinchona pubescens

Wie eben erläutert, geht der Name Cinchona wahrscheinlich auf die wunderbare Heilung der Gräfin von Chinchón von schwerem Malariafieber zurück.

Andere Bezeichnungen

Die Bezeichnung Chinarinde hat keineswegs etwas mit dem geografischen Namen zu tun, sondern leitet sich möglicherweise vom peruanischen kina-kina (Rinde) ab. Weitere Bezeichnungen: Apothekenrinde, Fieberrinde, Gräfinnenpulver, Jesuitenpulver, Kalisayabaum und Rote Chinarinde.

Pflanzenbeschreibung

Der Rote Chinarindenbaum gehört zur Familie der Rötegewächse (Rubiaceae). Der 20 bis 30 Meter hohe Baum hat einen schlanken Stamm, über den sich eine dicht belaubte, rundliche Krone wölbt.

Die recht großen eiförmigen Blätter sind an der Unterseite oft dicht behaart. Die rosaroten Blüten stehen in Rispen sehr eng beieinander.

Vorkommen

Der Chinarindenbaum wächst in den Bergregionen der Anden im Norden von Südamerika, und zwar in Höhen zwischen 800 und 2000 Metern.

Hinweise zum Sammeln oder Anbau

Der Chinarindenbaum wird heute in Indien und Afrika (Kongo) kultiviert. Aus diesen Regionen kommen die meisten Importe der Droge, die in Apotheken erhältlich ist.

Verwendete Pflanzenteile

Für die Zubereitung von Tees, Auszügen und Tinkturen verwendet man die getrocknete Rinde des Stamms, der Äste und der Wurzeln des Roten Chinarindenbaums. Die Rinde des Gelben Chinarindenbaums wird hauptsächlich zur Herstellung des isolierten Wirkstoffs Chinin genutzt.

Bezugsmöglichkeiten

Die lose Droge kann man in der Apotheke erwerben. Chinarinde findet man auch in zahlreichen Fertigteemischungen sowie als Bestandteil von Tinkturen und verschiedenen Homöopathika.

Enthaltene Wirkstoffe

Neben einer Reihe bitter schmeckender Alkaloide vom Chinintyp enthält die Chinarinde Gerbstoffe sowie weitere Bitterstoffglykoside.

Traditionelle Wirkungen und Anwendungen

Ursprünglich war die Behandlung des tückischen Wechselfiebers (Malaria) das wichtigste Anwendungsgebiet der bitteren Rinde. Später setzte man die Droge auch bei fiebrigen Erkrankungen aller Art, bei allgemeiner Erschöpfung, Schweißausbrüchen, bei Magenschwäche und bei Lungenentzündung ein. Die südamerikanischen Indianer wandten die Chinarinde außerdem zur Behandlung der Höhenkrankheit und zur Blutreinigung an.

Wirksamkeit und Anwendung in der heutigen Naturheilkunde

Heute macht man sich vor allem die tonisierende, anregende und kräftigende Wirkung der Bitterstoffe in der Chinarinde zu Nutze und setzt die Droge ein bei:

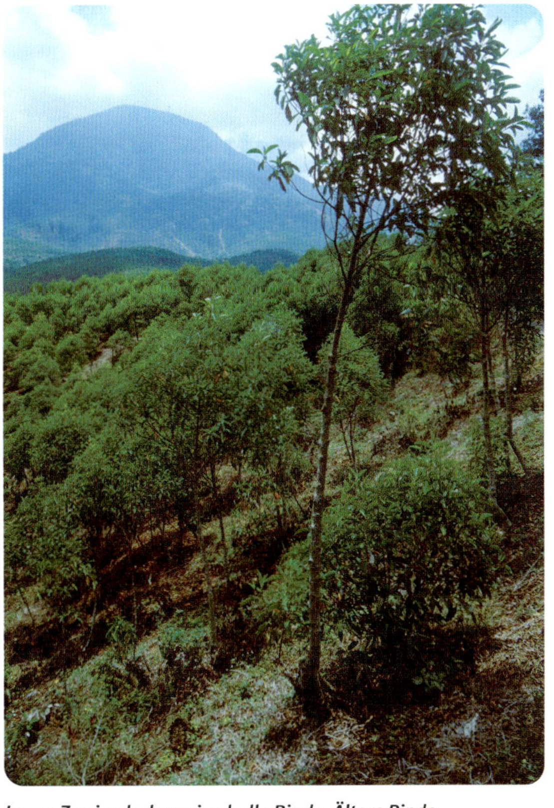

Junge Zweige haben eine helle Rinde. Ältere Rinde ist rotbraun und von rissiger Borke bedeckt.

- Starker Erschöpfung infolge von Säfteverlust
- Schlaflosigkeit
- Kopfschmerzen und verschiedenen Neuralgien

Ein weiteres sehr wichtiges Indikationsgebiet sind Erkrankungen des Verdauungsapparats, beispielsweise:

- Appetitlosigkeit
- Gastritis
- Leber-, Gallen- und Milzleiden

Auch als Mittel gegen Grippe hat sich die bittere Chinarinde bestens bewährt.

info-box

Die Arznei der Könige

Es waren Mitglieder des Jesuitenordens in Südamerika, die im 17. Jahrhundert auf die Wirksamkeit der Chinarinde aufmerksam wurden, diese dokumentierten und größere Mengen davon aus Peru über Spanien nach Italien brachten. Seit 1660 fand die Chinarinde vielfältige Anwendung in Europa, verbunden mit berühmten Namen. Der Londoner Apotheker Robert Talbot soll den englischen König Charles II. geheilt, der Kardinal von Lugo dem französischen König Ludwig XIV. das Pulver empfohlen haben. Oliver Cromwell dagegen lehnte eine Behandlung mit Chinarinde ab; er befürchtete, »jesuitiert« zu werden – und starb an Malaria.

In der Homöopathie kommt Chinarinde bei Kopfschmerzen, Fieber, Bronchialkatarrh sowie Magen-, Darm- und Gallenbeschwerden zur Anwendung.

Anwendungshinweise/Rezepturen

Die Tagesdosis beträgt 1 bis maximal 3 Gramm der getrockneten Droge.

Tee zur Appetitanregung und Verdauungsförderung 1/2 Teelöffel (etwa 1 Gramm) fein zerkleinerte Rote Chinarinde mit 150 Milliliter kochendem Wasser übergießen, 10 Minuten ziehen lassen, anschließend abseihen.

Um den Appetit anzuregen, sollte man bis zu 3-mal täglich 30 Minuten vor den Mahlzeiten 1 Tasse trinken; um die Verdauung zu fördern, nimmt man jeweils 1 Tasse nach dem Essen zu sich.

Achtung! Chinarindenzubereitungen und -präparate sollten immer streng nach Vorschrift eingenommen werden.

Mögliche Nebenwirkungen

Zubereitungen aus Chinarinde sollten auf keinen Fall während der Schwangerschaft oder in der Stillzeit eingenommen werden. Auch von der Anwendung bei Kindern ist dringend abzuraten.

Chinarinde sollte auch nicht in zu hoher Dosierung und nicht länger als eine Woche angewendet werden.

Bei gelegentlich auftretenden Überempfindlichkeitsreaktionen wie beispielsweise Fieber, Hautausschlägen oder verstärkter Blutungsneigung sollte das Mittel sofort abgesetzt werden.

Condurangorinde – Heilpflanze der Schamanen

Das Holz und die Rinde der Kondorliane gehören zu den wichtigsten Heil- und Ritualpflanzen der indianischen Schamanen.

Botanischer Name – Marsdenia condurango
Die Rinde der Kondorliane wird unter dem Namen Condurango cortex angeboten.

Andere Bezeichnungen
Die Rinde wird auch als Geierpflanze, Kondurango oder Magenwohl bezeichnet.

Pflanzenbeschreibung
Die Kondorliane gehört zur Familie der Seidenpflanzengewächse und ist ein kräftiger Kletterstrauch mit olivgrün bis rostbraun behaarten Trieben und ebenfalls behaarten, eiförmigen Blättern, die kreuzgegenständig angeordnet sind. Die weißen Blüten mit glockenförmiger Krone erscheinen in doldenartigen Blütenständen.

Vorkommen
Die Kondorliane gedeiht an den Westhängen der Anden in Ekuador, Peru und Kolumbien. Diese Länder exportieren die Droge.

Verwendete Pflanzenteile
Für die Zubereitung von Tees, Auszügen und Tinkturen verwendet man die getrocknete Rinde des Stamms und der Zweige der Kondorliane.

Bezugsmöglichkeiten
Die lose Droge kann man in der Apotheke erwerben. Condurangorinde findet man auch in einigen Fertigteemischungen sowie als Bestandteil von Tinkturen und Homöopathika.

Enthaltene Wirkstoffe
Für die Wirkung sind die Condurangoglykoside, vor allem das Condurangin, als Bitterstoffe bestimmend. Dazu kommen Abkömmlinge des Cumarins und der Kaffee-

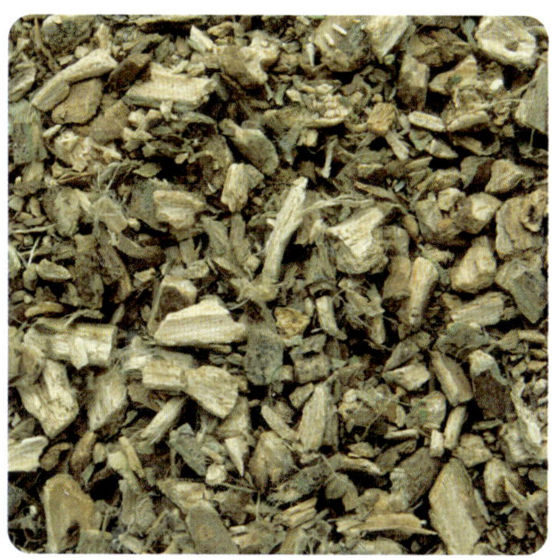

Condurangorinde ist außen bräunlich oder braungrau, innen ist sie hellgrau.

säure sowie Flavonoide als sekundäre Pflanzenstoffe.
Der Bitterwert liegt etwa bei 800.

Traditionelle Wirkungen und Anwendungen

Bis heute hält sich hartnäckig die Auffassung, dass Condurangorinde eine heilende Wirkung bei Magenkrebs hat. Diese Wirkung konnte wissenschhaftlich bisher nicht bestätigt werden. Fest steht allerdings, dass eine Einnahme die sehr unangenehmen Begleitbeschwerden (z. B. Brechreiz und Appetitlosigkeit) deutlich vermindert.

Wirksamkeit und Anwendung in der heutigen Naturheilkunde

Bestimmend für die Anwendung der Condurangorinde in der modernen Phythotherapie ist die durch die Bitterstoffe bewirkte Anregung der Schleimhäute und Drüsen im Magen-Darm-Bereich. Eingesetzt wird die Droge vor allem zur Behandlung folgender Erkrankungen bzw. Beschwerden:

- Appetitlosigkeit
- Magenleiden (Gastritis, Dyspepsie)
- Verdauungsbeschwerden
- Gallenblasenbeschwerden
- Verminderte Magensaftproduktion
- Risse und Geschwüre an den Lippen und im Afterbereich
- Allgemeine Schwäche

Anwendungshinweise/Rezepturen

Die Tagesdosis beträgt 2 bis maximal 4 Gramm der getrockneten Droge.

Condurangowein zur Appetitanregung und allgemeinen Stärkung Man setzt 50 Gramm der Rinde mit 1 Liter Malagawein an und lässt die Mischung für 5 Wochen in einer verschlossenen Flasche stehen. Dann abseihen und täglich je 1 Schnapsgläschen vor den Mahlzeiten trinken.

Condurangotee bei Magenbeschwerden 1 Teelöffel Condurangorinde mit 1/4 Liter kaltem Wasser ansetzen, nach 10 Minuten langsam zum Kochen bringen, vom Herd nehmen, völlig abkühlen lassen und abseihen (Condurangin ist in heißem Wasser nur schwer löslich). Vor dem Trinken wieder auf etwa 40 °C erhitzen. Täglich 2 bis 3 Tassen nach den Mahlzeiten trinken.

Mögliche Nebenwirkungen

Bei normaler Dosierung sind keine Nebenwirkungen zu erwarten.

info-box

Die Apotheke der Indianer

Die Condurangorinde ist auch heute noch eines der wichtigsten und vielseitigsten Naturheilmittel der Indianer Nord- und Südamerikas. Sie setzen es nicht nur bei Verdauungsbeschwerden aller Art ein, sondern ebenso zur Behandlung von Wunden, Geschwüren und Ekzemen. Auch alle möglichen Nervenleiden und sogar Geschlechtskrankheiten sollen damit geheilt werden können.

Engelwurz – Kräuterkraft aus dem Norden

Der Engelwurz ist eine der wenigen Heilpflanzen, die aus dem Norden Europas – aus Skandinavien, Island und Grönland – nach Mitteleuropa gelangte. Im Norden kennt man sie auch als Gemüse, während sie in Mitteleuropa seit dem Mittelalter als Heilmittel genutzt wird.

Botanischer Name – Angelica archangelica

Beide Bestandteile des botanischen Namens haben einen Bezug zu »Engel« bzw. »Erzengel« – nach der Legende sollen Engel das Heilmittel zu den Menschen gebracht haben.

Andere Bezeichnungen

Da der Engelwurz eine weit verbreitete und vielseitig verwendete Heilpflanze ist, gibt es zahlreiche Synonyme, die in den verschiedensten Regionen gebräuchlich sind, so beispielsweise Angelikawurzel, Brustwurz, Engelbrustwurz, Engelskraut, Erzengelwurz, Gartenangelik, Heiligenbitter, Heiligenwurz, Heilige-Geist-Wurzel, Theriakwurzel und Zahnwurz.

Pflanzenbeschreibung

Die zwei- bis vierjährige Pflanze aus der Familie der Doldenblütler (Apiaceae) wird zwei bis drei Meter hoch und stirbt nach der ersten Blüte ab. Der aufrecht stehende, rotbraune Stängel erreicht im unteren Bereich die Dicke eines Oberarms und ist im oberen Bereich ästig verzweigt.

Die Blätter sind hellgrün gefärbt, bis zu dreifach fiederschnittig geformt und werden 60 bis 90 Zentimeter lang. Die Blattränder sind gezähnt oder gesägt, die Zähne laufen am Ende zu einer weißlichen Stachelspitze aus.

Die gelblichen bis grünen Blüten stehen in bis zu 15 Zentimeter breiten, halbkugelig gewölbten Doppeldolden auf langen Stielen. Die fünf bis acht Millimeter langen, blassgelben Samenfrüchte sind breit-elliptisch mit deutlich erkennbaren Rippen am Rücken.

Die Wurzel ist rotbraun, rübenförmig und enthält einen gelblichen Milchsaft. Dem Wurzelstock entspringen zahlreiche bis zu sechs Millimeter dicke Wurzeltriebe.

Die ganze Pflanze riecht – sowohl frisch wie auch getrocknet – sehr aromatisch.

Vorkommen

Die wertvolle Heilpflanze wächst überall in den gemäßigte Zonen Europas und Asiens, bevorzugt auf feuchten Wiesen, in flachen Mooren, an Flussufern und lichten Wäldern. Die Angelikawurzel wird heute in vielen Ländern Europas großflächig kultiviert.

Hinweise zum Sammeln oder Anbau

Wer die wild wachsende Pflanze sammeln will, sollte sie sehr gut kennen. Ansonsten besteht eine zu große Verwechslungsgefahr beispielsweise mit dem etwas kleineren, tödlich giftigen Wasserschierling!

Wer Engelwurz anbauen will, braucht einiges an Geduld, da die Samen nur sehr langsam keimen.

Man sammelt/erntet die Wurzeln im März bis April bzw. nach dem Absterben der Pflanze im September; die Blätter werden während der Blütezeit Juni bis August geerntet, die Früchte im September/Oktober.

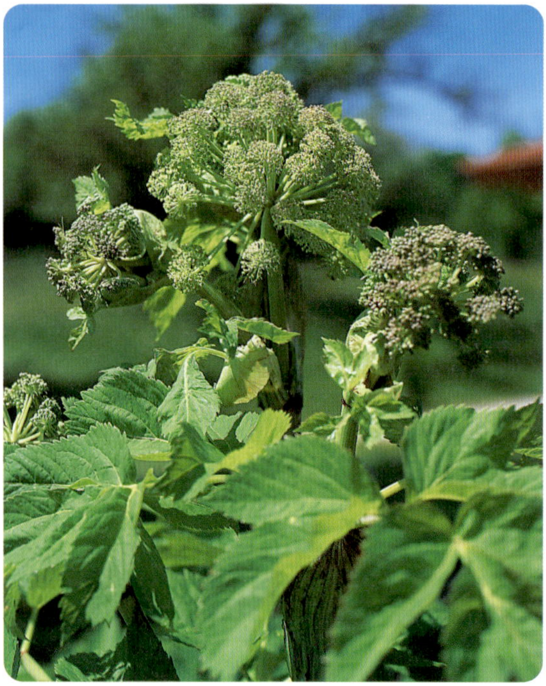

Die grünlich weißen Blüten von Engelwurz duften sehr angenehm nach Honig.

Verwendete Pflanzenteile

Als wichtigste Droge wird die getrocknete Wurzel (Angelicae radix) des Engelwurz verwendet, aber auch die Blätter (Angelicae folium) sowie die Früchte (Angelicae fructus) werden in der Volksmedizin genutzt.

Bezugsmöglichkeiten

Die getrockneten Drogen – vor allem die Wurzel – sind in Apotheken erhältlich.

Engelwurz findet man auch in zahlreichen Fertigteemischungen sowie als Bestandteil von Tinkturen und Homöopathika.

Enthaltene Wirkstoffe

Die Wurzel enthält neben Bitterstoffen aus der Mono- und Sesquiterpenreihe einen größeren Anteil ätherischer Öle, dazu Cumarine, Gerbstoffe und Harze. In den Blättern und Früchten findet man auch ätherische Öle, aber kaum noch Bitterstoffe.

Traditionelle Wirkungen und Anwendungen

Engelwurz galt im Mittelalter als Mittel, das vor Ansteckung mit der Pest und anderen gefährlichen Infektionskrankheiten schützte. Die Volksmedizin schätzt bis heute die hustenlindernde und schleimfördernde Wirkung, verwendet die Pflanze bei Verdauungsproblemen aller Art sowie bei Krämpfen und rheumatischen Beschwerden.

Wirksamkeit und Anwendung in der heutigen Naturheilkunde

Allgemein anerkannt sind die anregenden Wirkungen, die die Bitterstoffe auf die Bildung von Speichel, Magensekret und Gallenflüssigkeit ausüben. Dazu kommt eine krampflösende, entzündungshemmende und allgemein das Immunsystem stimulierende Wirkung. Deshalb findet der Engelwurz Anwendung bei:

- Magenkrämpfen, Gastritis, allgemeiner Verdauungsschwäche (Völlegefühl, Blähungen), Appetitlosigkeit
- Erkältung, Bronchialleiden, Lungenkrankheiten
- Entzündlichen Erkrankungen (Rippenfell-, Eierstockentzündung)
- Rheumatischen Beschwerden wie beispielsweise Gicht
- Angst, nervöser Unruhe und Schlafstörungen
- Äußerlich bei nässenden Ekzemen

Anwendungshinweise/Rezepturen

Die Tagesdosis beträgt 4,5 Gramm der getrockneten Wurzel.

Einige beispielhafte Rezepturen für die vielseitige Verwendung von Engelwurz in Volksmedizin und Naturheilkunde:

Kaltauszug bei Magenbeschwerden 1 Teelöffel getrocknete Angelikawurzel mit 1 Tasse kaltem Wasser ansetzen, 8 Stunden lang ziehen lassen, anschließend abseihen. 1 Tasse davon schluckweise über den Tag verteilt trinken.

Tee zur allgemeinen Stärkung und Verdauungsförderung 2 bis 4 Gramm Angelikawurzel mit 150 Milliliter kochendem Wasser übergießen, umrühren und nach 10 Minuten abseihen. 3 bis 4 Tassen täglich vor dem Essen trinken.

Badezusatz bei rheumatischen Beschwerden 150 Gramm der getrockneten Wurzel in 1 1/2 Liter kochendes Wasser geben, etwa 20 Minuten bei schwacher Hitze kochen lassen, abseihen. Den Sud in ein Vollbad von 35 bis 38 °C geben. Etwa 3 Monate lang 1- bis 2-mal in der Woche 10 bis 15 Minuten baden.

Mögliche Nebenwirkungen

Die in der Pflanze enthaltenen Furanocumarine bewirken möglicherweise eine erhöhte Lichtempfindlichkeit der Haut und können bei längerer Sonneneinwirkung zu Hautentzündungen führen. Deshalb sollte man während der Anwendung auf Sonnenbäder verzichten.

Nicht anwenden bei Magen- oder Darmgeschwüren!

info-box

Angelicae folium und fructus

In der Volksmedizin finden Blätter und Früchte von Engelwurz als Tee oder äußerlich als Kompresse Anwendung bei Verdauungsschwäche, Nierenerkrankungen oder Brustfellentzündung. Ihre Heilwirkung wird aber deutlich geringer eingeschätzt als die der Wurzel. Die Früchte (und auch die Wurzel) werden außerdem bei der Herstellung von Bitterlikören – Benediktiner, Boonekamp, Chartreuse) eingesetzt.

Enzian – das Bitterste vom Bitteren

Mit einem Bitterwert von 150 000 ist der gelbe Enzian die bitterste aller einheimischen Pflanzen. Zur Erinnerung: Diese Zahl besagt, dass der bittere Geschmack des Enzians noch bemerkbar ist, wenn ein Gramm der Bitterstoffe aus der Wurzel mit 150 Litern Wasser verdünnt wird.

Botanischer Name – Gentiana lutea

»Die allergebräuchlichste Wurzel in Germania ist Enzian. Der gemeine Mann weiß keine bessere Magenarznei als eben den Enzian.« Dies schrieb schon 1577 Hieronymus Bock in seinem viel zitierten Kräuterbüchlein.

Andere Bezeichnungen

Da der gelbe Enzian eine weit verbreitete und vielseitig verwendete Heilpflanze ist, gibt es zahlreiche Synonyme, die in den verschiedensten Regionen gebräuchlich sind, so beispielsweise: Bergfieberwurzel, Bitterwurzel, Branntweinwurz, Darmwurz, Enze, Gelbsuchtwurz, Genstriswortl, Halunkenwurzel, Hemer, Hochwurz, Jenzeme, Magenwurz, Ritterwurz, Sauerwurz und Zinzalwurz.

Mit einem kleinen Gläschen Enzianschnaps soll sich leichtem Sodbrennen nach dem Essen begegnen lassen – nicht zur Daueranwendung geeignet!

Pflanzenbeschreibung

Der zur Familie der Enziangewächse (Gentianaceae) zählende gelbe Enzian ist eine bis 1,50 Meter hohe Pflanze, deren hohler, stielrunder, aufrechter, bis fingerstarker, im oberen Teil geriefter Stängel aus der mehrköpfigen, wenig verzweigten, bis armdicken Pfahlwurzel treibt.

Die gekreuzt-gegenständigen, elliptischen, stark längsnervigen, bläulich-grünen Laubblätter werden bis zu 30 Zentimeter lang und bis zu 15 Zentimeter breit. Im oberen Teil der Pflanze sind sie gestielt, im unteren Teil sitzend.

Im oberen Pflanzenteil sind die Blätter zu schalenförmigen Tragblättern umgebildet, in deren Achseln die goldgelben Blüten zu Trugdolden vereinigt sind. Seine Blütezeit hat der Enzian von Juni bis August. Die bis sechs Zentimeter lange Frucht ist eine spitzkegelförmige Kapsel mit zahlreichen, stark abgeflachten Samen.

Vorkommen

Die kalkliebende Pflanze wächst in den Alpen sowie in den Gebirgen Südeuropas in Höhen zwischen 250 und 2500 Metern und ist dort teilweise sehr verbreitet. In Deutschland ist der gelbe Enzian so selten geworden, dass er unter Naturschutz gestellt werden musste.

Hinweise zum Sammeln oder Anbau

Das Ausgraben der Wurzeln wild wachsender Pflanzen ist in Deutschland verboten, da der gelbe Enzian zu den geschützten Pflanzen gehört. Die Heilpflanze wird in den Bergregionen kultiviert. Unter günstigen Bedingungen (kalkreicher, sonnig-warmer Standort) kann man den gelben Enzian auch im Garten ziehen.

Verwendete Pflanzenteile

Es wird ausschließlich die Wurzel des gelben Enzians – Radix gentianae – zu Heilzwecken genutzt. Die Wurzel wird in der Regel im September und Oktober ausgegraben, zerteilt und an der Luft getrocknet.

Bezugsmöglichkeiten

Die getrocknete Droge, die zum Teil aus deutschem Anbau stammt, meist aber aus Frankreich, Spanien oder den Balkanländern importiert wird, ist in Apotheken erhältlich. Enzianwurzel bzw. ihre Wirkstoffe findet man auch in zahlreichen Fertigteemischungen sowie als Bestandteil von Tinkturen und Homöopathika.

Enthaltene Wirkstoffe

Die wesentlichen Wirksubstanzen sind die in der Droge enthaltenen Bitterstoffe Gentiopicrin und Amarogentin. Diese führen über eine Reizung der Geschmacksrezeptoren reflektorisch zu einer Anregung der Speichel- und Magensaftsekretion. Enzianwurzel gilt daher als Amarum purum (verdauungsanregendes Bittermittel), aber auch als allgemeines Stärkungsmittel.

Traditionelle Wirkungen und Anwendungen

Seit der Antike gilt der gelbe Enzian nahezu als Universalheilmittel. Im alten Griechenland behandelte man damit Schlangenbisse, Krämpfe, Magen-, Darm- und Leberleiden. Auch zur Behandlung von Wunden wurde Enzian eingesetzt.

Im Mittelalter war der Enzian – oft als Bestandteil der berühmten Tinctura amara (siehe Seite 50f.) – in jedem Haus zu finden, um beinahe alle Krankheiten damit zu behandeln. Im Mittelpunkt stand dabei die Annahme, dass letztlich alle Leiden ihren Ursprung im Darm haben – eine These, die sich im Licht heutiger Erkenntnisse als weitgehend richtig erwiesen hat.

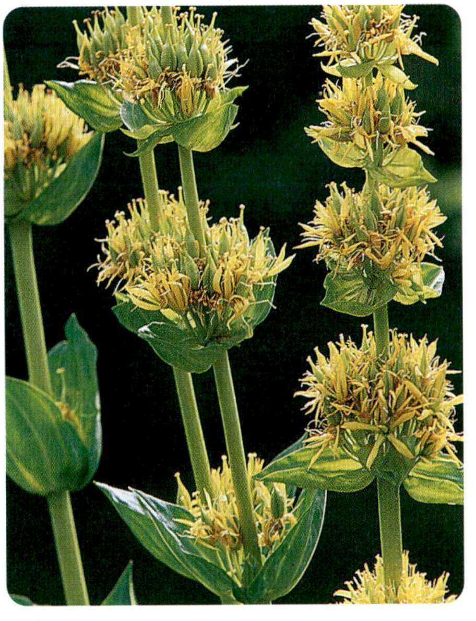

Gelber Enzian gehört zu den Amara tonica; er steht wie die anderen Enzianarten unter Naturschutz.

Wirksamkeit und Anwendung in der heutigen Naturheilkunde

Auch in unserer Zeit gehört die Wurzel des gelben Enzians zu den am meisten verwendeten Bitterdrogen. Ob als Tee, als Tinktur oder auch in Form des weit verbreiteten Bitterschnapses – sie stärkt Magen, Leber und Galle, fördert die Verdauung, unterstützt das Immunsystem und ist hilfreich bei Infektionen, Arthritis, rheumatischen Beschwerden, Herz- und Nervenschwäche.

Das Bundesgesundheitsamt empfiehl Enzianwurzeltee bei Verdauungsbeschwerden wie Appetitlosigkeit, Völlegefühl und Blähungen; Gegenanzeigen sind Magen- und Darmgeschwüre.

Anwendungshinweise/Rezepturen

Die Tagesdosis beträgt 2 bis 4 Gramm der getrockneten Wurzel.

Tee bei Verdauungsbeschwerden und zur allgemeinen Stärkung 1/2 Teelöffel (ca. 1 Gramm) getrocknete, zerkleinerte Enzianwurzel mit 150 Milliliter kochendem Wasser übergießen. 5 bis 10 Minuten ziehen lassen, dann abseihen. Zur Stärkung und Appetitanregung vor den Mahlzeiten, zur Verdauungsförderung nach dem Essen je 1 Tasse kalten oder lauwarmen Tee trinken.

Kaltauszug bei Magenschwäche 1/2 Teelöffel Enzianwurzel mit 2 Tassen kaltem Wasser ansetzen, 8 Stunden ziehen lassen. Über den Tag verteilt schluckweise trinken.

Badezusatz bei rheumatischen Beschwerden 100 Gramm der getrockneten Wurzel in 1 1/2 Liter Wasser kochendes Wasser geben, 20 Minuten bei schwacher Hitze kochen lassen, abseihen. Den Sud in ein Vollbad von 35 bis 38 °C geben. Etwa 3 Monate lang 1- bis 2-mal in der Woche 10 bis 15 Minuten lang baden. Bei Bedarf diese Badekur nach 1-monatiger Pause wiederholen.

Mögliche Nebenwirkungen

Während der Schwangerschaft und in der Stillzeit, aber auch bei Bluthochdruck sowie bei Magen- oder Darmgeschwüren sollte auf die Einnahme von Enzianpräparaten verzichtet werden.

Bei manchen Menschen, die auf den Bitterstoff Amarogentin allergisch reagieren, können nach der Einnahme leichte Kopfschmerzen auftreten.

info-box

Vorsicht!

Gewarnt werden muss vor dem Verzehr der frischen Wurzel des gelben Enzians. Schon nach der Einnahme kleiner Mengen kann es zu heftiger Übelkeit und auch zu rauschartigen Zuständen kommen, die in starken Kopfschmerzen enden. Also in jedem Fall immer nur die getrocknete Droge verwenden! Dabei muss man darauf achten, dass es sich um die Wurzel des gelben Enzians (Gentiana lutea) handelt – und nicht um die des verbreiteten Blauen Enzians (Gentiana acaulis), der keine Heilkraft besitzt.

Galgant – das Gewürz des Lebens

In der oft gerühmten thailändischen Küche wird der Galgant, der im Geschmack dem Ingwer recht ähnlich ist, sehr häufig als Gewürz verwendet (Piment). Es passt sehr gut zu Reisgerichten, Suppen und Gemüsegerichten. Seine Heilkraft wusste schon die heilige Hildegard von Bingen zu schätzen, die den Galgant als »Gewürz des Lebens« pries und ihn als allgemein kräftigendes und »wärmendes« Heilmittel bei Herzleiden sowie Magen- und Darmbeschwerden empfahl.

Botanischer Name – Alpinia officinarum

Der Gattungsname Alpinia bezieht sich auf den italienischen Botaniker Prospero Alpina (1533–1617). In China heißt die Pflanze liang-kiang, was soviel wie »milder Ingwer« bedeutet.

Andere Bezeichnungen

Weitere deutsche Bezeichnungen für den Galgant sind beispielsweise echter Galgant, Galanga, Galantwurzel und Fieberwurzel.

Pflanzenbeschreibung

Der echte (oder kleine) Galgant gehört zur Familie der Ingwergewächse (Zingiberaceae). Die mehrjährige Staude mit ihren langen, schmalen – an Schwertlilien erinnernden – Blättern wird etwa einen Meter hoch. Die weißen, manchmal rot gestreiften Blüten sind klein und zeigen Ähnlichkeit mit Orchideenblüten.

Der Wurzelstock, etwa sechs Zentimeter lang, bildet mehrere bis zu einem Meter lange so genannte Rhizome, die waagerecht im Boden liegen.

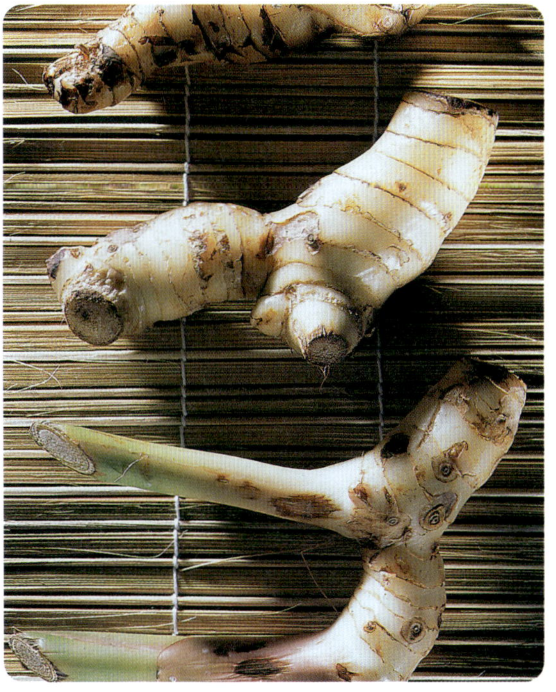

Galgant ist auch Bestandteil von Gewürzmischungen wie Curry, von Likören und Magenbittern.

Vorkommen

Die wertvolle Heil- und Gewürzpflanze wächst in den tropischen Regionen Südchinas, Indiens und Thailands. Der Galgant wird heutzutage dort sowie in Vietnam, Malaysia, Singapur und Indonesien großflächig angebaut.

Verwendete Pflanzenteile

Für Heilzwecke werden ausschließlich die zerkleinerten und getrockneten Wurzeln (Galangae rhizoma) verwendet. Man erntet die Wurzeln aber erstmals nach sechs bis acht Jahren.

Als Gewürz nutzt man neben den Wurzeln manchmal auch die getrockneten und gemahlenen Samen.

Bezugsmöglichkeiten

Die getrockneten und zerkleinerten Wurzeln sind in Apotheken und Drogerien erhältlich.

In Asien werden die jungen Seitensprosse der Galgantwurzel auch als Gemüse verzehrt. Dafür wäscht man die Wurzel vor dem Kochen und schält sie dünn ab.

Galgant findet man auch in einigen Fertigteemischungen sowie als Bestandteil von Tinkturen und Homöopathika.

Enthaltene Wirkstoffe

Die Wurzel des echten Galgants enthält neben ätherischen Ölen und Flavonoiden auch den für diese Droge typischen Scharfstoff Galangol, dazu Harze, Gerbstoffe sowie Flavone, die den bitteren Geschmack des Galgants ausmachen.

Mein Rat

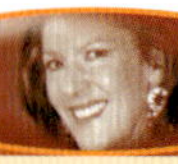

Wenn ich doch einmal um eine allzu üppige Mahlzeit nicht herumkommen kann oder will, hilft mir ein »Zaubermittel«: Ich gönne mir nach dem Essen einen Espresso ohne Zucker, dem ich 10 bis 15 Tropfen der Tinktur »Bitterstern« hinzufüge. Schmeckt herrlich bitter und lässt Völlegefühl oder Magendrücken gar nicht erst aufkommen!

Traditionelle Wirkungen und Anwendungen

In der asiatischen Heimat des Galgants spielte und spielt er sowohl in der traditionellen chinesischen Medizin als auch im indischen Ayurveda eine bedeutende Rolle. Beinahe noch wichtiger als seine Anwendung bei verschiedenen körperlichen Erkrankungen ist seine Bedeutung als Mittel zur Belebung der Psyche, die euphorisierende und aphrodisierende Wirkung. Als arabische Kaufleute die Galgantwurzel im Mittelalter nach Europa brachten, fand die Kräutermedizin bald Anwendung für die exotische Medizin bei:

- Verdauungsbeschwerden aller Art
- Übelkeit, Erbrechen, Reise- und Seekrankheit, Schluckauf
- Milzbrand
- Herzschwäche, Herzschmerzen, Verhütung und Nachbehandlung von koronaren Herzkrankheiten und Infarkt
- Menstruationsbeschwerden

- Kopfschmerzen, Migräne, Rückenschmerzen und Hexenschuss
- Erschöpfung, Müdigkeit und allgemeiner Schwäche
- Rheumatischen Beschwerden wie beispielsweise Gicht
- Erkältung, Schnupfen
- Mundgeschwüren, Zahnfleischentzündung und Parodontose

Wirksamkeit und Anwendung in der heutigen Naturheilkunde

Aufgrund der nachgewiesenen krampflösenden, entzündungshemmenden, herzstärkenden und antibakteriellen Wirkung ist der Galgant bei vielen der oben genannten Beschwerden tatsächlich hilfreich. Dazu kommt die durch den Bittergeschmack hervorgerufene reflektorische Stimulierung der Schleimhäute und Sekrete. Dadurch werden der Stoffwechsel angeregt, die Verdauung gefördert und das hauptsächlich im Darm angesiedelte Immunsystem stabilisiert.

Anwendungshinweise/Rezepturen

Die Tagesdosis beträgt 2 bis 4 Gramm der getrockneten Wurzel.

Tee bei Verdauungsbeschwerden 1 Teelöffel der fein geschnittenen oder grob gemahlenen Galgantwurzel mit 1 Tasse kochendem Wasser übergießen, 5 bis 10 Minuten in einem bedeckten Gefäß ziehen lassen, dann abseihen.

Mehrmals täglich 1 Tasse des frisch zubereiteten Tees 30 Minuten vor den Mahlzeiten trinken.

Mögliche Nebenwirkungen

Es sind – bei normaler Dosierung – keine Nebenwirkungen bekannt.

Während Schwangerschaft und Stillzeit sowie bei Magen- oder Darmgeschwüren und akuter Angina pectoris sollte man vor der Einnahme von Galgant den Arzt oder Heilpraktiker konsultieren.

tipp-box

Indische Spinatsuppe mit Galgant

Wohlschmeckend und gesund ist diese exotische Suppenmahlzeit (Zutaten für 4 Personen):

500 Gramm frischen Blattspinat ganz kurz in kochendem Wasser blanchieren und sehr klein schneiden. 1 mittelgroße Zwiebel abziehen und in kleine Würfel hacken, dann mit 2 Esslöffeln hochwertigem Pflanzenöl glasig anbraten. Anschließend 1/2 Liter Gemüsebrühe und den Spinat dazu geben, gut umrühren. Nach 3 Minuten Sieden bei geringer Hitze nacheinander je 4 Esslöffel Crème fraîche, Zitronensaft und etwas Wasser vorsichtig einrühren. Danach 1 abgezogene Knoblauchzehe in die Suppe pressen und 1 Teelöffel gemahlenen Galgant gründlich unterrühren. Noch 5 Minuten sanft kochen lassen, mit etwas Salz und Pfeffer abschmecken. Die Suppe sofort servieren.

Hopfen – anregend und beruhigend zugleich

Wenn von Hopfen die Rede ist, denkt jeder gleich an Bier. Tatsächlich kannte und schätzte man die Heilkraft der Pflanze aber schon lange, bevor das Brauwesen entstand.

Junge Hopfentriebe – der so genannte Hopfenspargel – lassen sich als Gemüse zubereiten, fein gehackt unter Salate mischen oder in Pfannkuchenteig ausbacken.

Botanischer Name – Humulus lupulus

Der botanische Name Lupulus soll sich vom lateinischen lupus (Wolf) ableiten, da die Pflanze beim Umschlingen und Überwachsen andere Pflanzen »mordet wie ein Wolf«.

Andere Bezeichnungen

Da der Hopfen eine weit verbreitete und vielseitig verwendete Pflanze ist, gibt es zahlreiche Synonyme, die in den verschiedensten Regionen gebräuchlich sind, so beispielsweise Bierhopfen, Hoppen und Hupfen.

Pflanzenbeschreibung

Die Hopfenpflanze ist ein ausdauerndes lianenartiges Klettergewächs aus der Familie der Hanfpflanzen (Cannabaceae). Die mit ihren einjährigen Seitentrieben bis zu zwölf Meter lange Pflanze hat einen behaarten Stängel und grüne, gezackte Blätter, die an langen Stielen sitzen. Im Frühjahr zeigen sich zapfenförmige Blütenstände mit feinen Drüsenhaaren, die von Juli bis September gelbgrün blühen.

Vorkommen

Man findet den wilden Hopfen in den Auwäldern Mitteleuropas an eher feuchten Plätzen. Allerdings zieht man zu Heilzwecken die kultivierte Hopfenpflanze vor, da deren Inhaltsstoffe wirksamer sind.
Die bedeutendsten Hopfenanbaugebiete befinden sich heute in Deutschland (Bayern), in Tschechien, Russland sowie in Nordamerika.

Hinweise zum Sammeln oder Anbau

Es werden nur weibliche Pflanzen gezüchtet, die vegetativ durch so genannte Fechser vermehrt werden. Das sind unterirdische Sprosse mit vier bis fünf Knospen, die man vom Wurzelstock abschneidet und auspflanzt.

Verwendete Pflanzenteile

Verwendet werden ausschließlich die Blütenzapfen der weiblichen Hopfenpflanze (Lupuli strobuli), die man im Frühherbst erntet. Während man aus den Drüsenhaaren ein feines, leicht klebriges Pulver – das Hopfenmehl – gewinnt, werden die Zapfen zerkleinert und getrocknet.

Bezugsmöglichkeiten

Die frischen Zapfen kann man beim Hopfenbauern beziehen, die getrocknete Droge ist in Apotheken erhältlich.

Die Hopfenzapfen bzw. ihre Wirkstoffe findet man auch in zahlreichen Fertigteemischungen sowie als Bestandteil von Tabletten, Tinkturen und Homöopathika.

Enthaltene Wirkstoffe

Von entscheidender Bedeutung für die spezifische Wirksamkeit der Hopfenblüte sind die Bitterstoffe Humolon und Lupulon, die – wie die Bitterstoffe allgemein – zwar eine anregende Wirkung haben, bei ihrem Abbau aber offenbar einen alkoholischen Wirkstoff freisetzen, der sedierend (beruhigend) wirkt.

Traditionelle Wirkungen und Anwendungen

Die Ärzte des frühen Mittelalters empfahlen den Hopfen als Heilmittel zur Reinigung des Blutes von gefährlichen Entzündungen sowie zur Behandlung von Krankheiten der Milz, der Galle und der Leber sowie von Nervenleiden. Wegen seiner harntreibenden Wirkung setzte man Hopfen auch zur Behandlung von Blasen- und Nierenerkrankungen ein.

Die antibakterielle Eigenschaft des Hopfens machte ihn besonders als Konser-

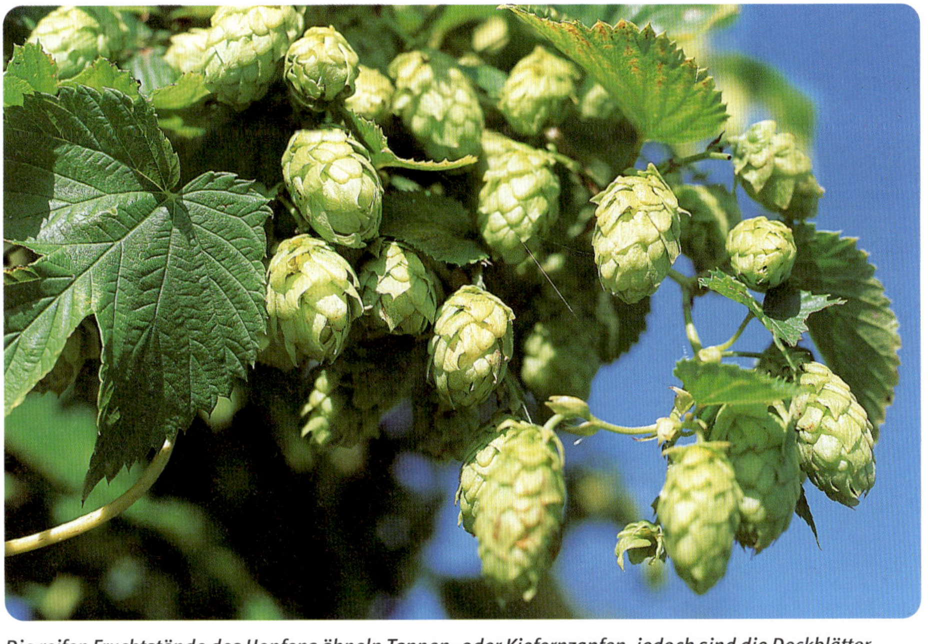

Die reifen Fruchtstände des Hopfens ähneln Tannen- oder Kiefernzapfen, jedoch sind die Deckblätter hellgrün, papierartig und durchscheinend.

vierungsmittel bei der Bierbrauerei geeignet, das dem beliebten Gerstensaft noch dazu seine besondere herb-bittere Geschmacksnote sowie die leicht beruhigende Wirkung verleiht.

Wirksamkeit und Anwendung in der heutigen Naturheilkunde

Heute macht man sich vor allem die beruhigende und schlaffördernde Wirkung des Hopfens zunutze. Darüber hinaus wirkt Hopfen appetitanregend, fördert die Sekretion von Speichel und Magensäften, trägt wesentlich zur Heilung von verschiedenen entzündlichen Beschwerden der Harnwege bei und lindert die Schmerzen bei rheumatischen Erkrankungen wie beispielsweise Gicht.

Man vermutet außerdem einen Krebs hemmenden Effekt durch die Inhaltsstoffe der Hopfenblüte; die Untersuchungen dazu befinden sich aber noch in der experimentellen Phase.

Anwendungshinweise/Rezepturen

Die Tagesdosis beträgt 4 Gramm der getrockneten Droge.

Es gibt eine Vielzahl von Zubereitungen und Rezepturen, von denen hier nur einige genannt seien:

Beruhigungs- und Schlaftee 1 bis 2 Teelöffel Hopfenzapfen mit ca. 150 Milliliter siedendem Wasser übergießen, zugedeckt 10 bis 15 Minuten ziehen lassen, dann abseihen. 2 bis 3 Tassen über den Tag verteilt und 1 Tasse des frisch zubereiteten Tees vor dem Schlafengehen trinken.

Beruhigendes Hopfenbad Man gibt 1 bis 2 Hand voll Hopfenzapfen auf ein Vollbad mit Körpertemperatur (36 bis 38 °C). Abends ein Bad von etwa 15 Minuten Dauer nehmen. Danach sollte man möglichst bald zu Bett gehen.

Fertigprodukte Hopfen ist außerdem Bestandteil vieler Kombinationspräparate und einer Reihe von Nahrungsergänzungsmitteln.

Mögliche Nebenwirkungen

Während einer Schwangerschaft und in der Stillzeit wird von einer Einnahme der Droge abgeraten. Kinder unter zwölf Jahren sollten ebenfalls keine Hopfenpräparate einnehmen.

Die frische Pflanze kann bei einigen Menschen Allergien auslösen!

info-box

Hopfen als Lustdämpfer

Es ist bekannt, dass Hopfen, vor allem im Zusammenhang mit Alkohol – beispielsweise im Bier – den männlichen Sexualtrieb dämpft. Wer also jeden Abend seine zwei bis drei Flaschen Bier trinkt, muss sich nicht wundern, wenn er im Bett nur noch schlafen will.

Den Mönchen, die ja das Bierbrauen erfunden haben (sollen), dürfte diese Nebenwirkung des Hopfens wohl gerade recht gewesen sein …

Ingwer – die aromatische Powerknolle

Die frische Ingwerwurzel duftet und schmeckt etwas nach Zitrone, schmeckt aber sehr scharf. Diese Schärfe wirkt unmittelbar anregend auf Verdauungsorgane, insbesondere die Galle. Aus diesem Grund spielt der Ingwer schon seit dem Altertum in der traditionellen chinesischen Medizin und im indischen Ayurveda eine wichtige Rolle. Hauptsächlich ist er jedoch als Gewürz bekannt und wird vor allem in der asiatischen Küche geschätzt.

Wegen seines ausgeprägten Aromas findet Ingwer heute in der Getränke- und Lebensmittelindustrie vielfach Verwendung. Pur oder in Gewürzmischungen (Curry, Chutneys, Marmeladen, Saucen) verleiht er Geflügel, Fleisch und Fisch, aber auch Fruchtsalaten oder Cremespeisen einen exotischen Geschmack. Auch als Aromastoff für Erfrischungsgetränke (Ginger Ale, Ingwerbier) ist er beliebt.

Botanischer Name – Zingiber officinale

Der Wurzelstock aus der Familie der Ingwergewächse (Zingiberaceae) gelangte im Mittelalter nach Europa. Marco Polo soll die Gewürzknolle von seiner Asienreise mitgebracht haben, doch scheint sie in unseren Breiten bereits lange vor Marco Polos Reisen im 14. Jahrhundert bekannt gewesen zu sein.

Andere Bezeichnungen

Für Ingwer ist auch die englische Bezeichnung Ginger geläufig, außerdem Afrikanischer Ginger. Als Grünen Ingwer bezeichnet man die jung geernteten, milder schmeckenden Rhizome der Wurzel.

Pflanzenbeschreibung

Der Ingwer ist eine Staude mit einem ausdauernden, kriechenden, sich weit verzweigenden Wurzelstock (Rhizom). Aus diesem Wurzelstock wächst im Frühjahr ein schilfähnlicher Stängel von etwa 60 Zentimeter Höhe. Die länglichen, glänzenden und hellgrünen Blätter werden über 20 Zentimeter lang. Der Blütenstiel entspringt direkt der Wurzel und endet in einer bogenförmigen Ähre, aus der eine weiße oder auch gelbe Blüte wächst.

Auch die alten Griechen schätzten Ingwer als wirksame Verdauungshilfe und mischten ihn daher u. a. in ihr Brot.

Die Pflanze wird durch Wurzelteilung vermehrt.

Vorkommen

Ursprünglich stammt der Ingwer aus Südostasien. Er wächst überall in tropischem Klima und wird vor allem in Südchina, Indien, Japan, Afrika, Jamaika, der Karibik und in den USA kultiviert.

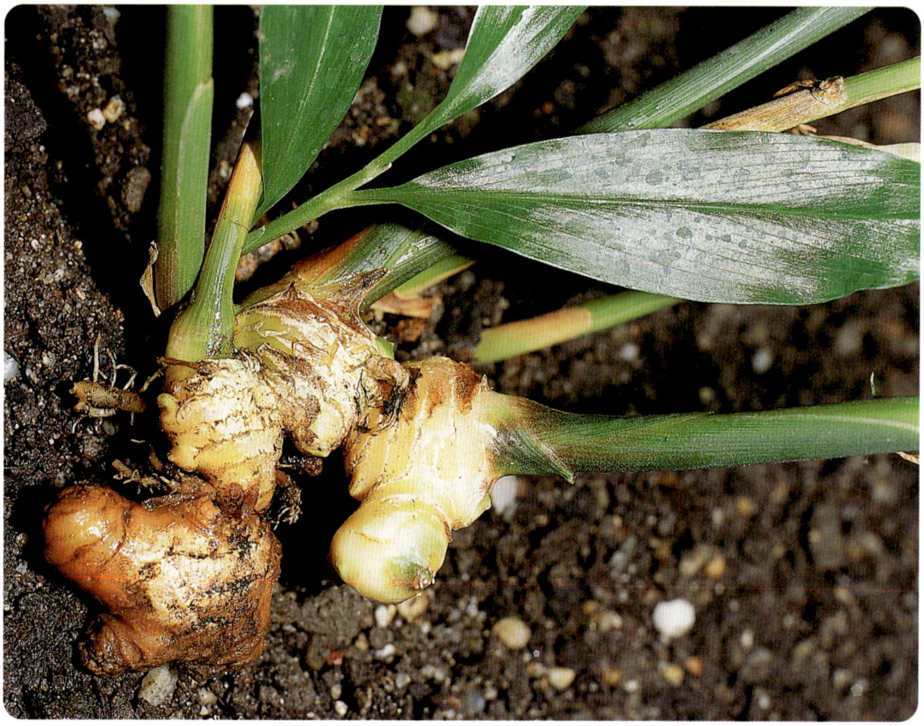

Beim Kauf frischer Ingwerwurzeln sollten Sie darauf achten, dass sie fest, glatt und schimmelfrei sind. Im Kühlschrank halten sie sich zwei bis drei Wochen und sollten immer erst vor Gebrauch geschält werden.

Verwendete Pflanzenteile

Ausschließlich der Ingwerwurzelstock findet in Medizin und Küche Verwendung. Er wird entweder frisch geschält verarbeitet oder im getrockneten und pulverisierten Zustand als Droge und Trockenextrakt für Aufgüsse benutzt; daneben gibt es Zubereitungen zum Einnehmen.

Bezugsmöglichkeiten

Je nach Herkunft kommt die Ingwerwurzel in sehr unterschiedlicher Qualität bei uns in den Handel, wobei die Ware aus Jamaika, Bengalen oder Australien am hochwertigsten und z. B. in Asialäden erhältlich ist.

Enthaltene Wirkstoffe

Der Ingwerwurzelstock enthält einen zähflüssigen Balsam (Oleoresin) aus ätherischen Ölen (z. B. Borneol und Citral) und einem Scharfstoffanteil, den Gingerolen und Shoagolen, sowie Harzen, Phenolen, Alkaloiden und Zingiberen. Die Scharfstoffanteile aktivieren die Verdauungsorgane und sind cholagog (gallentreibend). Die Speichel- und Magensaftsekretion wird ge-

fördert sowie Tonus und Peristaltik des Darms gesteigert. Zudem wirken die Stoffe antiemetisch (den Brechreiz lindernd) und entzündungshemmend.
Ingwer wirkt als starkes Antioxidans und ist in der Lage, vorzeitige Alterserscheinungen zu verhindern.

Traditionelle Wirkungen und Anwendungen

In der Antike behandelte man Magen-Darm-Schmerzen und Blähungskoliken mit Ingwer und setzte ihn zur Anregung der Verdauung sowie als schweißtreibendes Mittel ein. Auch heute noch ist Ingwer in heißen Ländern wegen seiner anregenden Wirkung auf die Schweißbildung als Zusatz in Kaffee oder Tee beliebt.
Eine äußerliche Anwendung ist bei Zahnschmerzen vermerkt.
Als Antibrechmittel besitzt Ingwer ebenfalls eine lange Tradition. So riet man schon im Altertum der Mutter, Ingwer zu essen, wenn ihr Säugling die Muttermilch erbrach.
In der indischen Volksmedizin reibt man bei Infektionen den Körper traditionell mit einer alkoholischen Ingwerlösung ein und bestreicht bei Kopfschmerzen die Halsmuskulatur damit.

Wirksamkeit und Anwendung in der heutigen Naturheilkunde

Aufgrund des vielfältigen Einsatzes gilt der Ingwer als wahre Zauberwurzel und findet Anwendung bei folgenden Beschwerden:

- Allergien (Heuschnupfen)
- Angstgefühle (Schock, Trauma, Kollaps)
- Flüssigkeitsansammlungen im Körper
- Herpes simplex
- Infektionen (Erkältung, Grippe, Husten)
- Kälte (Frostbeulen, Schüttelfrost)
- Knochenschmerzen (Arthritis, rheumatische Beschwerden, Hexenschuss)
- Kopf- und Muskelschmerzen
- Kreislaufschwäche (niedriger Blutdruck, schlechte Durchblutung)
- Ödeme, Unterbauchschwellung
- Stimmungsschwankungen (wie Verstimmungen, Lustlosigkeit, Melancholie)
- Übelkeit (See- und Reisekrankheit)
- Unterleibsprobleme wie Menstruationskrämpfe
- Verdauungsprobleme (Appetitlosigkeit, Koliken, Völlegefühl, Blähungen, Verstopfung und Durchfall)

Eingesetzt wird die Ingwerwurzelknolle allgemein zur Behandlung von verschiedenen Verdauungsbeschwerden, Blähungen und zur Vorbeugung von Übelkeit und Erbrechen bei Reise- oder Seekrankheit. Bei Harnverhaltung wirkt Ingwer gut, wenn auch nur symptomlindernd.

Gegen Muskelkater hilft das massierende Einreiben der betroffenen Körperpartie mit einer Mischung aus einigen Tropfen Ingweröl und einem Teelöffel Mandelöl.

Anwendungshinweise/Rezepturen

Zu therapeutischen Zwecken verwendet man den rohen, frischen Ingwer oder die getrocknete und zerkleinerte Wurzelknolle. Daraus werden Tee und Extrakte zubereitet. Wurzelextrakte sind als Monopräparat erhältlich und auch Bestandteil einiger Kombinationsarzneimittel zur Behandlung von Verdauungsbeschwerden, Übelkeit und Erbrechen.

Ingwerwasser gegen Halsentzündungen 1 Gramm frische Wurzelknolle auspressen und den Saft in ein Glas geben; mit etwas lauwarmem Wasser aufgießen und damit gurgeln. Anwendung 3-mal täglich.

Ingwertee bei Magen- und Darmproblemen 1 Gramm getrockneten, zerkleinerten Ingwerwurzelstock oder einige Scheiben frischen Ingwer mit etwa 150 Milliliter siedendem Wasser übergießen und nach 5 Minuten abseihen. Zur Behandlung von Verdauungsbeschwerden den Tee 30 Minuten vor jeder Mahlzeit trinken.

Ingwerpulver für einen guten Magen und Darm Hildegard von Bingen setzte diese Mischung aus 10 Gramm gemahlener Ingwerwurzel, 20 Gramm Galgantpulver und 5 Gramm Zitwerpulver bei unangenehmen Oberbauchbeschwerden und Verdauungsproblemen ein. 1 bis 3 Messerspitzen der Mischung werden in einem Likörglas mit Wein nach dem Essen und vor dem Schlafengehen eingenommen.

Ingwertee bei Reisekrankheit und Übelkeit Zur Vorbeugung der See- und Reisekrankheit wird 1/2 Gramm gepulverter Ingwerwurzelstock mit etwas Flüssigkeit eingenommen. Bei Bedarf kann diese Dosis alle 4 Stunden wiederholt werden.

Tee gegen Stimmungstiefs Einige Scheibchen frischen Ingwer (ca. 1 Zentimeter lang) pro Tasse zerkleinern, mit kochendem Wasser überbrühen und etwa 10 Minuten ziehen lassen. Den Tee nach Bedarf mit Honig oder Agavensaft süßen oder den Saft von 1/2 Zitrone zugeben.

Mein Rat

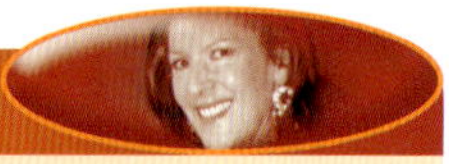

Ingwer als Fastenbegleiter

Hervorragend geeignet ist Ingwer wegen seiner anregenden und wärmenden Wirkung gegen das Frieren! Ingwer kurbelt den Kreislauf an, fördert die Durchblutung der Haut und stimuliert den Verdauungsprozess. Da »Frieren« und »Verdauen« zwei Themen sind, die beim Fasten eine große Rolle spielen, ist es durchaus sinnvoll, hin und wieder während einer Fastenkur einen heißen, anregenden Ingwertee zu genießen, der herrlich frisch duftet und obendrein die Stimmung aufhellt.

Mögliche Nebenwirkungen

Die scharfe Ingwerknolle sollte Kindern unter sechs Jahren nicht verabreicht werden! Über die Beurteilung der Sicherheit bei einer Anwendung von Ingwer bei Schwangerschaftserbrechen liegt nur unzureichend Material vor. Während Schwangerschaft und Stillzeit ist Ingwer daher nur auf ärztlichen Rat hin anzuwenden. Gewarnt wird vor der Anwendung von Ingwer bei einer Nierenentzündung. Bei Gallensteinleiden ist ebenfalls dringend von dem Genuss abzuraten, denn die Schärfe regt den Gallenfluss an!

Kalmus – gut für Magen und Darm

Im Altertum war die mit Bitterstoffen angereicherte Wurzel des Kalmus ein bekanntes Magenmittel. Die Bibel berichtet, dass im heiligen Salböl für die Bundeslade »Kalmus« zu 250 Sekel enthalten war. Auch in altpersischen Schriften und dem 4000 Jahre alten indischen Weda wird Kalmus als Heilmittel gelobt.

Botanischer Name

Calamus aromaticus, Acorus calamus

Andere Bezeichnungen

Das Kräuterbuch des chinesischen Kaisers Shen-nung im 4. Jahrtausend vor Christus nennt den Kalmus »Ch'ang-Pu«, Lebensverlängerer. Im alten Ägypten wurde er »Heiliges Rohr« genannt. Es gibt eine Reihe weiterer Bezeichnungen: z. B. Ackerwurz, Chalmis, Deutscher Ingwer, Deutscher Zitwer, Echter Kalmus, Gewürzkalmus, Karmelkeswurzel, Kommerzienwuddel, Magenwurz, Schwerthenwurzel und Zehrwurz.

Pflanzenbeschreibung

Die in mehreren Arten vorkommende Sumpfpflanze aus der Familie der Aronstabgewächse (Araceae) wird 60 bis 100 Zentimeter hoch. Sie besitzt einen etwa daumendicken Wurzelstock (Rhizom), der einen dreikantigen Stängel ausbildet. Kleine grüne schwertförmige Blüten bilden im Juni und Juli einen kegelförmigen Blütenkolben.

Vorkommen

Der Kalmus wächst wild und gedeiht in Europa, Sibirien, Asien und Nordamerika. Ursprüngliche Heimat ist Südchina und Vorderindien. Dort wird er seit uralten Zeiten als Gewürz und Heilmittel verwendet. Schon seit dem 16. Jahrhundert hat er sich auch in un seren Breiten angesiedelt.

Auch bei Zahnschmerzen kann Kalmus wertvolle Dienste leisten: Dazu nimmt man ein kleines Stück Kalmuswurzel und kaut es vorsichtig.

Hinweise zum Sammeln oder Anbau

Der Kalmus wächst wild in dunkler, feuchter Moorerde, meist an sumpfigen Ufern und langsam fließenden Gewässern. Man gräbt die Pflanze mit dem Wurzelstock von Juni bis September aus.

Verwendete Pflanzenteile

Die Wirkstoffe stecken im Wurzelstock. Er wird gereinigt und in fingerlange Stücke geschnitten. Bei der traditionellen Konservierung spaltet man die geschälten Wurzelstücke der Länge nach auf und hängt sie an Fäden zum Trocknen auf.

Bezugsmöglichkeiten

Kalmus wird aus Indien, Jugoslawien und Russland importiert. Im Handel ist vor allem das braungelbe, würzig schmeckende, durch Wasserdampfdestillation gewonnene Kalmusöl. Man bekommt die Produkte in Apotheken und in Asialäden.

Enthaltene Wirkstoffe

Die Wurzel des Kalmus riecht stark aromatisch, aber angenehm. Neben wirksamen Bitterstoffen wie glykosidisches Acorin, harzartiges Acoretin, Cholin, Sesquiterpenen und Trimethylamin enthält sie vor allem ätherische Öle, insbesondere Kalmusöl (Oleum Calami), sowie Gerbstoffe (Kalmusgerbsäure), Schleimstoffe und Stärke. Die Hauptbestandteile, der Bitterstoff Acorin und das Kalmusöl mit dem Bestandteil Asaron wirken anregend auf Magen und Darm.

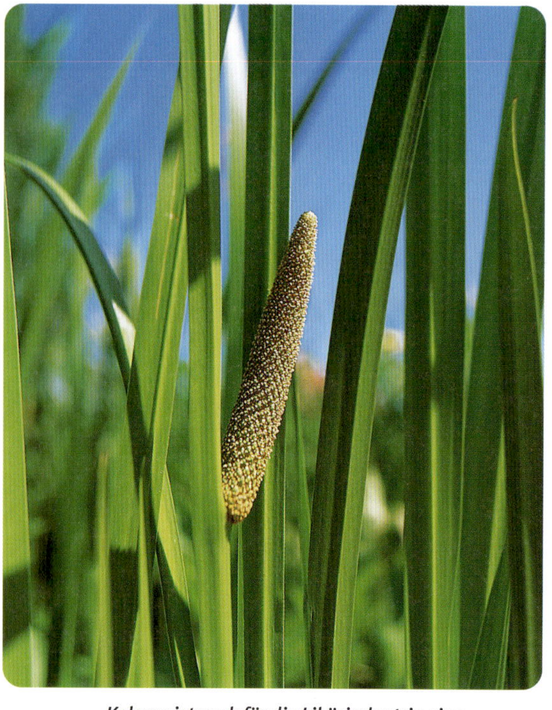

Kalmus ist auch für die Likörindustrie eine wichtige Zutat für die Magenbitterherstellung.

Traditionelle Wirkungen und Anwendungen

Im antiken Handbuch des Dioskurides wird die Kalmuswurzel bei Krankheiten der inneren Organe, insbesondere Lunge, Leber, Nieren und Milz angewendet.

Über die reinigende Wirkung der Wurzel wurde viel geschrieben; man hielt sie für einen »Wasserreiniger«, denn Kalmus wächst an klaren stehenden Gewässern, die sehr sauber sein müssen. Soldaten empfahl man daher, ihn immer zum Desinfizieren von Trinkwasser bei sich zu tragen.

Die desinfizierende Wirkung des Kalmus hat in der russischen Volksmedizin bis heute Geltung: Bei ansteckenden Krankheiten soll man Kalmuswurzelstückchen im Mund habe. Kalmus gilt auch als Appetitanreger. Früher gab man Kindern, die nicht essen wollten, Kalmuswurzeln zu kauen. Doch auch der sexuelle Appetit soll durch die Wurzel angeregt werden. In Indien wurden Drogisten angeblich bestraft, wenn sie in der Nacht auf Verlangen nicht Kalmus abgaben: Er gilt dort als Aphrodisiakum.

Wirksamkeit und Anwendung in der heutigen Naturheilkunde

Kalmus dient als Appetitanreger und Beruhigungsmittel. Er wirkt bei chronischer Verdauungsschwäche, Gastritis, Blähungen und Übersäuerung und regt den Magen zur Säureproduktion an. Besonders bei Kindern, die nicht essen wollen, hilft ein Kalmustee. Auch das Kauen der Wurzel bringt Erfolg. Hierbei regt der Kalmus die Schleimhaut von Mund und Rachen, gleichzeitig aber auch die Speichelsekretion an.

Das Kauen von Kalmusstücken gilt als brauchbares Mittel, um sich das Rauchen abzugewöhnen. Auch bei zahnenden Kindern hilft die beruhigende Wirkung des Kalmus. Aufgrund seiner hautreizenden und antiseptischen Wirkung wird er bei Hauterkrankungen (Kopfschuppen, Hautausschlägen) und als Kosmetikum (hautberuhigend) eingesetzt.

Als allgemeines Tonikum wird die Wurzel außerdem zur Stärkung innerer Organe wie Nieren, Leber, Galle, Herz, Uterus sowie zur Beruhigung der Nerven verordnet. Häufig wird er auch bei Knochenerkrankungen wie Knochenfisteln und Geschwüren (auch äußerlich als Abkochung zum Verband oder als Salbe) verwendet sowie innerlich und äußerlich bei Gicht und anderen rheumatischen Erkrankungen.

Darreichungsformen für Kalmus sind Tees, Kaltauszüge, Tinkturen, Trockenextrakte, Mund- und Gurgelwasser.

Anwendungshinweise/Rezepturen

Zur Raucherentwöhnung Hier empfiehlt es sich tagsüber, immer einige Stückchen der aromatischen, anregenden Kalmuswurzel zu kauen, um sich langsam von der Zigarette zu entwöhnen.

Kaltauszug bei chronischen Verdauungsbeschwerden 50 Gramm Kalmuswurzelstock in 150 Milliliter Wasser etwa 8 Stunden einweichen (Kaltauszug), dann mit kochendem Wasser aufbrühen und den Tee über den Tag verteilt in sehr kleinen Schlucken trinken.

Appetitanregender Tee Für einen Tee werden 2 Teelöffel des getrockneten und zerkleinerten Wurzelstocks mit 1/4 Liter heißem Wasser überbrüht. Den Tee 15 Minuten ziehen lassen, dann abseihen und lauwarm trinken.

Hautreinigendes Kalmusbad Ein Bad mit der Wurzel der Pflanze reinigt fettende Haut: 1 Pfund klein geschnittene Kalmuswurzel in 5 Litern Wasser kurz aufkochen und dann 15 Minuten lang ziehen lassen. Abseihen und neben einem pflegenden Badezusatz in das angenehm temperierte Badewasser geben.

Mögliche Nebenwirkungen

Wenn auch nur in sehr geringen Mengen, so enthalten die europäischen Kalmusarten im Gegensatz zu den amerikanischen Beta-Asaron-reiches ätherisches Öl, das im Verdacht steht, Krebs erregend zu sein. Zubereitungen aus der Kalmuswurzel, die für Fertigarzneimittel oder in der Lebensmittelindustrie verwendet werden, dürfen daher nur einen Gehalt an Beta-Asaron von unter 0,5 % aufweisen. Wenn Sie also nicht auf amerikanische Sorten zurückgreifen, die frei von Beta-Asaron sind, sollten Sie auf eine längerfristige Anwendung von Kalmus verzichten.

Kardamom – aromatischer Verdauungsstarter

Angenehm frisch riechen die kleinen Samenkörnchen des Kardamom – und sie schmecken zitronig-scharf. In Indien gilt Kardamom als »König der Gewürze« und ist aus der Küche pur oder als Bestandteil von Currypulver und Gewürzmischungen nicht wegzudenken. Bei uns verfeinert sein Aroma Lebkuchen, Gewürzbrot und Liköre. Die reichlich enthaltenen Bitterstoffe machen aus Kardamom aber auch ein altbewährtes Heilmittel bei Verdauungsproblemen – und gelten außerdem als Aphrodisiakum.

Die Soldaten Alexander des Großen brachten die Kardamomsamen bei ihrer Rückkehr aus Indien nach Europa mit, wo sie zunächst zum Kochen, später auch zum Heilen verwendet wurden.

Botanischer Name

Elettaria cardamomum (L.) Maton

Andere Bezeichnungen

Die kleinen Fruchtkapseln mit den Kardamomsamen werden Kardamomen genannt. Bekannt sind vor allem Malabar-Kardamomen. Daneben gibt es noch Ceylon-Kardamomen (E. major).

Pflanzenbeschreibung

Die Kardamompflanze aus der Familie der Ingwergewächse (Zingiberaceae) ist eine ausdauernde Staude mit einem stark bewurzelten Rhizom. Die zwei bis drei Meter hohen Stängel sind am Grund durch Blätter zusammengesetzt, die ineinander sitzen. Der Blütenstiel treibt seitlich aus dem unteren Stängel aus. Die Samen befinden sich in einer dreifächerigen, eiförmigen bis länglichen Fruchtkapsel.

Vorkommen

Ursprünglich stammt der Kardamom aus Sri Lanka, Südchina, Malaysia und Südindien. Angebaut wird die Pflanze heute in den tropischen Regionen Asiens, insbesondere in Indonesien, und den tropischen Regionen Mittelamerikas, insbesondere Guatemala.

Verwendete Pflanzenteile

Medizinisch verwendet werden nur die kleinen Samenkörnchen des Kardamom und das daraus gewonnene ätherische Öl.

Bezugsmöglichkeiten

Es werden zwar zu therapeutischen Zwecken nur die Samen verwendet, doch kommen meist die ganzen Früchte (grün oder gebleicht) in den Handel (z. B. Asialäden), da die Kapsel für die Samenkörner eine Schutzfunktion besitzt. Anhand der Farbe und Beschaffenheit der Fruchthülle lassen sich die hochwertigen Malabar-Kardamomen so leichter von den minderwertigeren Kardamomsorten wie Ceylon-Kardamomen (E. major) und den Früchten anderer Ingwergewächse wie Amomum- oder Aframomum-Arten unterscheiden. Das ätherische Öl aus den Kardamomsamen wird durch Wasserdampfdestillation oder Kaltpressung gewonnen.

Enthaltene Wirkstoffe

Die Samen der Kardamompflanze enthalten ein terpenreiches ätherisches Öl, dessen Zusammensetzung sich je nach Reifegrad, Sorte der kultivierten Art und ihrem Standort unterscheidet. Die Hauptbestandteile stellen meist Terpinylacetat, Cineol, Borneol und Sabinen dar. Das ätherische Öl im Kardamom wirkt wachstumshemmend auf Bakterien und Pilze und sehr anregend auf Magensaft- und Gallensekretion.

Traditionelle Wirkungen und Anwendungen

In der Antike wurde Kardamom zur Verdauungsförderung sowie gegen Infekte verordnet. Auch gegen Mundgeruch setzte man die aromatischen Samenkörner ein, die man als ganze Früchte kauen sollte.

In arabischen Ländern werden Kaffee und Tee einige Kardamomen zugegeben, um die schweißtreibende Wirkung des heißen Getränks zu steigern und den Geschmack zu

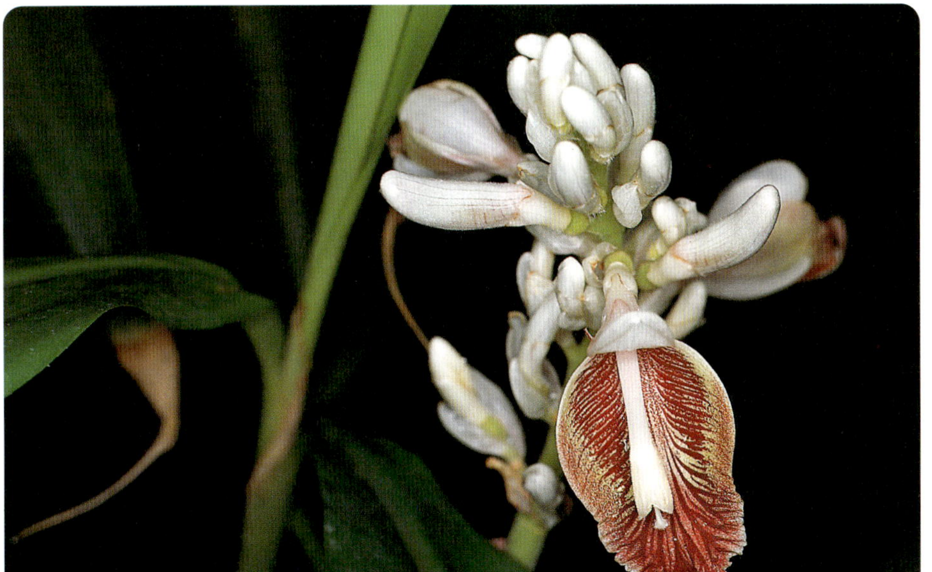

In Asien würzt man mit dem aromatischen Kardamom Fleisch, Fisch, Reis, Omeletts und Desserts; außerdem ist er Hauptbestandteil des indischen Currys.

verfeinern. Auch in Norwegen ist dies Tradition. Kardamom soll hier die negative Wirkung des Kaffees aufheben. Empfohlen werden die bitteren Samenkörnchen seit alters als Appetitanreger und als probates aphrodisisches Mittel.

Wirksamkeit und Anwendung in der heutigen Naturheilkunde

Kardamom wird zur Behandlung von Verdauungsbeschwerden wie Blähungen und Völlegefühl eingesetzt, außerdem zur Anregung der Magensäfte und der Gallenaktivität. Bei Erbrechen und Durchfall wirkt Kardamom ausgleichend auf die Verdauungsorgane.

Um ein Verflüchtigen des wertvollen ätherischen Öls zu verhindern, öffnet man die Kardamomkapseln erst kurz vor Gebrauch und entnimmt die Samen.

Dem Kardamom wird außerdem eine virustatische Wirkung zugeschrieben. Wirksam ist er daher bei der Behandlung von verschiedenen Infekten.

Anwendungshinweise/Rezepturen

Kardamomtee gegen Verdauungsbeschwerden 2 Teelöffel klein gestoßene Kardamomsamen mit ca. 150 Milliliter siedendem Wasser übergießen; etwa 10 Minuten bedeckt ziehen lassen und dann abseihen. Noch warm zu den Mahlzeiten trinken. Die mittlere Tagesdosis beträgt 1,5 Gramm.

Kardamomtropfen zur Anregung von Galle, Magen und Darm Mehrmals täglich 40 Tropfen des ätherischen Öls (1:10) in Wasser oder auf Zucker einnehmen.

Fertigprodukte Kardamom ist Bestandteil einiger Fertigarzneimittel aus der Gruppe der Magen-Darm-Mittel.

Mögliche Nebenwirkungen

Die Sicherheit einer therapeutischen Anwendung ist nicht bekannt. Bei Gallensteinen ist Kardamom nur nach Rücksprache mit dem Arzt anzuwenden. Während Schwangerschaft und Stillzeit sollten keine größeren Mengen eingenommen werden!

info-box

Kardamom als Gewürz

Es gibt drei unterschiedliche »Sorten« Kardamom: den grünen, den weißen und den schwarzen. Der weiße ist mit Kalk gebleichter grüner Kardamom, während der schwarze eine andere Sorte mit einem anderen Geschmack ist. Er ist weniger geschätzt und wird oft als billiger Kardamomersatz gehandelt. Auch vom weißen ist abzuraten; er ist hübsch anzusehen, verliert durch das Bleichverfahren aber zu viel Qualität und Geschmack. Von gemahlenem Kardamom ist ebenfalls abzusehen.
Kardamom ist das einzige Gewürz, das in eigener »Verpackung« geliefert wird. Dies ist ein Garant für seine Frische und den Erhalt seiner Substanzen – und dafür, dass es sich um echten Kardamom handelt.

Kurkuma – gallegelbes Gallemittel

Leuchtend gelb-orange ist der Kurkuma, was ihm den Namen Gelbwurz verlieh. Er wird vor allem als Gewürz (Tumeric, Curry) verwendet und verleiht dem Currypulver seine charakteristische appetitliche Färbung. Der Gelbwurz ist aber auch ein sehr wirksames Mittel bei Verdauungsbeschwerden aller Art sowie bei Störungen der Gallenfunktion.

Botanischer Name

Curcuma longa L. (Curcuma domestica Val.)

Andere Bezeichnungen

Kurkuma ist auch unter der Bezeichnung Gelbwurzel und Javanischer Gelbwurz bekannt, im indischen Ayurveda unter dem Namen Haldi.

Pflanzenbeschreibung

Der Kurkuma aus der Familie der Ingwergewächse (Zingiberaceae) ist eine ausdauernde, krautige Pflanze, deren spiralig angeordnete Blätter bis knapp über einen Meter hoch wachsen. Sie besitzt eine Hauptknolle, die unter der Erde lange Wurzeln mit knolligen Verdickungen entwickelt. Die gelben Blüten erscheinen auf einem 15 bis 20 Zentimeter langen, von den Blattstielen umschlossenen Stängel und sind zapfenartig angeordnet.

Vorkommen

Das Ursprungsland des Kurkuma ist Ostindien. Kultiviert wird die Pflanze in tropischen und subtropischen Regionen, vor allem in Afrika und Asien.

Hinweise zum Sammeln oder Anbau

Die Wurzel wird nach dem Welken der Blätter zwischen Ende Dezember und Anfang Januar abgeerntet.

Verwendete Pflanzenteile

Verwendet wird nur der Wurzelstock (Rhizom). Vor der Trocknung werden die Wurzelstöcke gereinigt und mit heißem Wasser abgebrüht, um ein Austreiben zu verhindern. Dadurch verkleistert die Stärke, und der austretende Farbstoff färbt charakteristisch orangegelb. Danach wird die Wurzel in kleine Streifen geschnitten und zum Trocknen aufgehängt.

Achten Sie beim Kauf von Kurkumapräparaten in Apotheke oder Reformhaus unbedingt auf einen standardisierten Wurzelextrakt mit 95 % Kurkuminoidgehalt.

Bezugsmöglichkeiten

Importiert wird Kurkuma vor allem aus China, Indien und Indonesien meist in Form von Pulver. Man bekommt ihn beispielsweise in Asialäden.

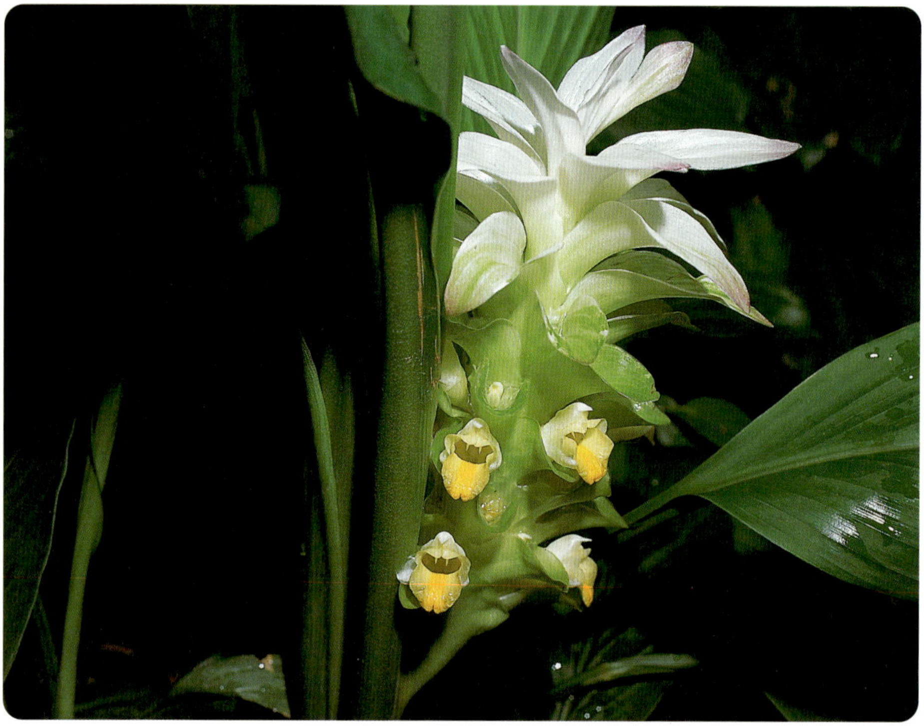

Der in den Wurzelstöcken von Kurkuma enthaltene Farbstoff ist nahezu identisch mit dem von Safran, weshalb man ihn früher auch indischen Safran nannte und heute noch gelegentlich sogar als solchen verkauft.

Enthaltene Wirkstoffe

Die Kurkumawurzel enthält ätherische Öle, Kurcuminoide, die auch für die gelbe Farbe verantwortlich sind, vor allem Kurkumin, und immunologisch aktive Polysaccharide (Stärke). Der Wurzel wird eine starke bakterizide Wirkung zugeschrieben.

Traditionelle Wirkungen und Anwendungen

Kurkuma gehört zu den ältesten Heilpflanzen und wird schon seit rund 4000 Jahren im indischen Ayurveda als Gallen- und Lebermittel eingesetzt. In China galt Kurkuma als Allheilmittel. Auch in europäischen Schriften des 18. Jahrhunderts wurde die Bitterpflanze als eine Art Universalmittel geschätzt und vor allem bei Gelbsucht und anderen Leber- und Gallenleiden angewendet.

Wirksamkeit und Anwendung in der heutigen Naturheilkunde

Er hat anregende Wirkung auf den gesamten Verdauungsapparat, senkt das Blutfett, wirkt antioxidativ und hemmt das

Wachstum von Bakterien, weshalb er auch als Entzündungshemmer angewandt wird. Hauptsächlich wird Kurkuma als Gallen- und Lebermittel eingesetzt. Aufgrund der Inhaltsstoffe regt er den Gallenfluss an und wirkt gegen Gallensteine und Gallenblasenerkrankungen. Auch bei Gelbsucht wird Kurkuma angewandt. Wegen seiner anregenden Wirkung auf die Verdauung gilt er als probates Abführmittel. Die Wurzel soll auch gegen Krebserkrankungen wirken.
Klinisch belegt ist lediglich die Wirkung auf die Galle, sodass Kurkuma bei Verdauungsbeschwerden, die auf eine ungenügende Gallenproduktion zurückzuführen sind (beispielsweise Blähungen und Völlegefühl), empfohlen werden kann.

Anwendungshinweise/Rezepturen

Kurkumapulver für die Verdauung
1/2 bis 1 Gramm mehrmals täglich zwischen den Mahlzeiten einnehmen.
Maximale Tagesdosis: 1,5 bis 3 Gramm.

Tee bei Gallenkoliken nach R. Koch
1 ganze Kurkumawurzel (Rhiz. Curcumae) mit 1/2 Liter siedendem Wasser übergießen und 2 Stunden lang auf einer heißen Platte ziehen lassen. Den Tee tagsüber schluckweise trinken.

Fertigprodukte Die Kurkumawurzel ist Bestandteil einiger Fertigarzneimittel aus der Gruppe der Leber- und Gallenmittel.

Mögliche Nebenwirkungen

Eine Anwendung von Kurkuma über einen längeren Zeitraum kann zu Magenbeschwerden führen.
Nicht einnehmen sollte man Kurkuma während der Schwangerschaft und Stillzeit sowie bei einem Verschluss der Gallenwege. Bei Gallensteinleiden ist daher vor einer Verwendung von Kurkuma eine Rücksprache mit dem behandelnden Arzt dringend anzuraten.

info-box

4000 Jahre Geschichte

Die Geschichte des Kurkuma lässt sich nahezu 4000 Jahre zurückverfolgen. Im Indien galt er als heilig – noch heute wird den Neugeborenen mit Kurkuma ein gelber Punkt auf die Stirn gemahlt, um Glück zu bringen.
Aus dem 7. Jahrhundert stammen chinesische Aufzeichnungen über seine Heilwirkung.
Man schreibt ihm magische Eigenschaften zu und trägt ihn heute noch auf vielen pazifischen Inseln mit sich – zum Schutz vor den bösen Geistern.
Im Orient dient er vielfach zum Färben der Mönchsgewänder.
Eigentlich zur Familie der Ingwerpflanzen gehörig, wurde er wegen seiner gelben Farbe schon immer mit dem Safran verglichen. Wobei Kurkuma geschmacklich bei weitem nicht an Safran heranreicht, jedoch übertrifft er diesen sowohl als Färbemittel und vor allem in der heilenden Wirkung.

Löwenzahn – das Gallenelixier

Auf fast jeder Wiese steht er, aber nur wenige wissen, dass Löwenzahn mit seinem hohen Bitterstoffanteil eine der ältesten und vielseitigsten heimischen Heilpflanzen ist. Bereits in der Antike wurde er als Magenmittel hoch geschätzt – und ist überdies eine vorzügliche Küchenpflanze.

Botanischer Name

Taraxacum officinale

Andere Bezeichnungen

Es gibt eine ganze Reihe weiterer Bezeichnungen für den Löwenzahn, z. B. Ackerzichorie, Augenwurz, Bettpisser, Butterblume, Kettenblume, Kuhblume, Milchblume, Pfaffendistel, Pfaffenröhrlein, Pferdeblume, Pusteblume, Ringelblume, Schmalzblümlein, Seicherwurzel und Wiesenlattich.

Beim Sammeln von Löwenzahn sollten Sie natürlich kunstgedüngte Wiesen sowie die Nähe stark befahrener Straßen oder industrieller Anlagen meiden.

Pflanzenbeschreibung

Der Löwenzahn gehört zu den Korbblütlergewächsen (Asteraceae = Compositae).

Die ausdauernde und mehrjährige Pflanze mit gezackten länglichen Blättern wird bis zu 30 Zentimeter hoch und hat ein kurzes Rhizom, das in eine kräftige Pfahlwurzel übergeht. Der Wurzelstock enthält wie der hohle Blütenstängel und die rosettenartig angeordneten, verschieden tief gespaltenen Blätter einen bitteren weißen Milchsaft. Zur Blütezeit von März bis Mai sind die Blütenköpfe gelb; die reifen Früchte können durch den Wind weit getragen werden.

Vorkommen

Der Löwenzahn ist auf der ganzen nördlichen Erdhalbkugel bis in die Arktis, östlich bis in den Orient und südlich bis Nordwestafrika sowie Nord- und Südamerika mit vielen Unterarten verbreitet.

Hinweise zum Sammeln oder Anbau

Bei uns gehört der Löwenzahn zu den am meisten verbreiteten Pflanzen. Er gedeiht auf Wiesen, an Wegrainen und auf Feldern. Blätter und Blüten werden im Juni/Juli gesammelt, die Wurzeln, die an der Luft trocknen sollten, im Frühling oder Frühherbst.

Verwendete Pflanzenteile

Der wirksamste Bestandteil ist der Bitterstoff Taraxacin, der im Kraut wie in der Wurzel vorhanden ist. Darum empfiehlt es sich, die ganze Pflanze zu ernten. Die Blätter des Löwenzahns werden auch als Salat in der Küche verwendet.

Bezugsmöglichkeiten

Importiert werden das getrocknete Löwenzahnkraut und Löwenzahnwurzeln hauptsächlich aus Ungarn, Polen, Bulgarien und dem ehemaligen Jugoslawien. Man bekommt sie in Apotheken, Reformhäusern oder Naturkostläden.

Enthaltene Wirkstoffe

Die Pflanze enthält vor allem den Bitterstoff Taraxin (Bitterstoff mit Sesquiterpenlaktonstruktur) und weitere Bitterstoffe, Vitamine, Mineralstoffe, Cholin, Inulin, Saponine, Gerbstoffe und Flavonoide. Bemerkenswert ist ihr hoher Kaliumgehalt.
Die enthaltenen Bitterstoffe wirken anregend auf Gallen- und Magensäfte.

Traditionelle Wirkungen und Anwendungen

Bereits die arabischen Ärzte des 12./13. Jahrhunderts und die klassischen Kräuterbücher des Mittelalters erwähnen den Löwenzahn als Heilpflanze. Sein Milchsaft sollte bei Augenleiden helfen, ebenso bei Gallenleiden, Leberverhärtung, Verstopfung, Husten und Blasenentzündung – die wassertreibende Wirkung des Löwenzahns bei Blasenbeschwerden bestätigt auf drastische Weise sein französischer Name: »Pissenlit«, »Pinkle ins Bett!«.
Auch Abkochungen mit Löwenzahn wurden schon vor Jahrhunderten als Schönheitsmittel verwendet. In einem alten Kräuterbuch heißt es: »Die Weiber pflegen sich mit diesem Wasser zu waschen, in Hoffnung ein klares Antlitz zu erlangen, und rothe Purpeln oder Finnen auszutilgen. Ferners dienet es wider die rothe Augen und deren Flecken, bisweilen etliche Tröpflein darein geträuft.«

Mein Rat

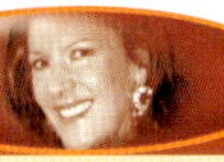

Löwenzahnsalat – gesunde Köstlichkeit

Auch in der Küche hat der Löwenzahn vor allem im Frühling seinen Platz. Würzig-bitter im Geschmack und reich an Vitamin C sowie an vielen Mineralstoffen wie Kalium, lässt sich aus den jungen und frischen Blättern des Löwenzahns ein schmackhafter, jedoch herber Salat zubereiten. Wer es milder mag, kann den Löwenzahn mit anderen Wildkräutern oder gekauftem Salat mischen.

Zutaten 1 Hand voll junge Löwenzahnblätter, 1 Zwiebel, 4 Esslöffel kalt gepresstes Olivenöl, 2 Esslöffel Weißweinessig, 1 Messerspitze mittelscharfer Senf, frisch gemahlener weißer Pfeffer, 1 Prise Salz

Zubereitung Den Löwenzahn waschen, verlesen und gut abtropfen lassen. Die Blätter zerkleinern und in eine Schüssel geben. Die Zwiebel abziehen und fein würfeln. Öl, Essig, Senf, Pfeffer und Salz zu einer Sauce verarbeiten. Die Zwiebelwürfel unterziehen. Die Sauce über den Salat geben und das Ganze mischen.

Wirksamkeit und Anwendung in der heutigen Naturheilkunde

Der Löwenzahn ist vielseitig einsetzbar. Er enthält zahlreiche Bitterstoffe und wirkt hauptsächlich positiv auf Leber und Verdauungsorgane. Eingesetzt wird er bei allen Lebererkrankungen, aber auch bei Gallenblasenentzündungen, Nieren- und Blasenkrankheiten. Er regt den Appetit an, ist tonisierend, harntreibend und bindegewebstärkend, steigert die Speichel-, Magensaft- und Gallensekretion und entschlackt. Somit wirkt er gegen Gicht und andere rheumatische Beschwerden, verhindert die Neubildung von Gallensteinen und eignet sich zur Behandlung von Verdauungsstörungen und zur Förderung des Gallenflusses bei Fettverdauungsstörungen. Das Kraut ist reich an Kalium, was vermutlich zu seiner wassertreibenden und mild abführenden Wirkung beiträgt. Wie viele Frühlingspflanzen hat der Löwenzahn eine ausgeprägte blutreinigende Kraft. Er regt Verdauungsorgane, Nieren und Blase an – dadurch werden alte Schlacken ausgeschieden. Verwendet wird die ganze Pflan-

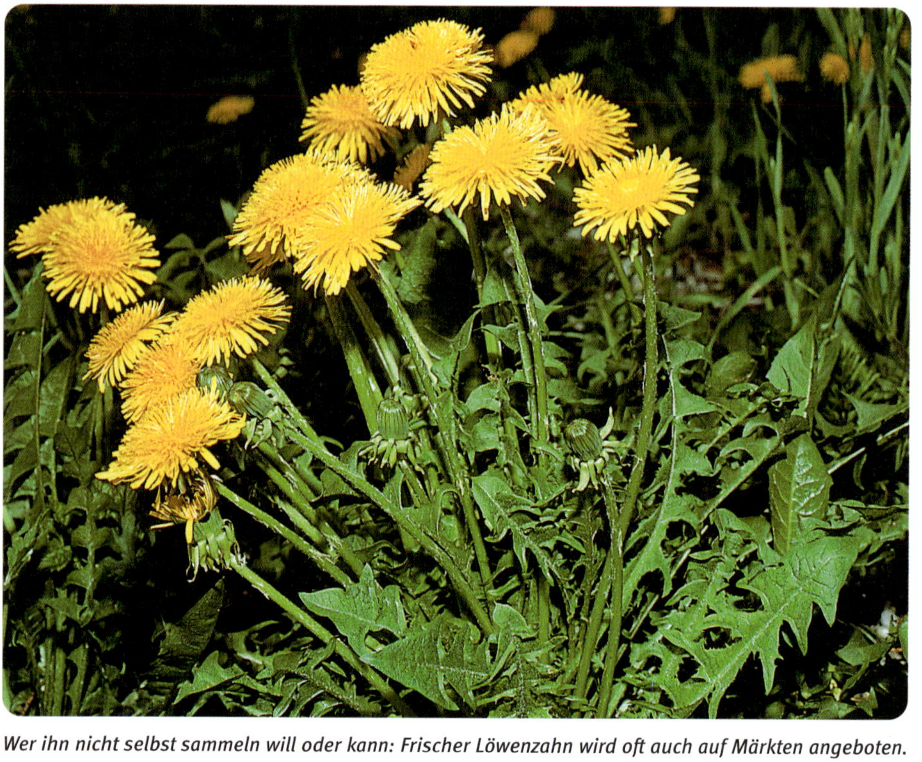

Wer ihn nicht selbst sammeln will oder kann: Frischer Löwenzahn wird oft auch auf Märkten angeboten. Beim Kauf sollte er noch seine Wurzeln haben und frei von welken, matten oder schlaffen Blättern sein.

ze daher beispielsweise auch bei Frühjahrskuren und für die Zubereitung von Blutreinigungstees.

Löwenzahn enthält viele Vitamine und wird gegen Vitaminmangel eingesetzt. Außerdem gilt er als blutstillend und menstruationsfördernd.

Anwendungshinweise/Rezepturen

Löwenzahntee gegen Magen-Darm-Probleme 2 Teelöffel Löwenzahnkraut mit Wurzel klein schneiden und mit etwa 150 Milliliter Wasser kurz aufkochen; nach ca. 15 Minuten abseihen. Morgens und abends 1 Tasse frisch gebrühten Tee trinken. Teezubereitungen aus Löwenzahn sollten kurmäßig über 4 bis 6 Wochen angewendet werden.

Tee zur Blutreinigung und bei Leberschwäche 30 Gramm Löwenzahnkraut und Löwenzahnwurzel mit 2 Tassen Wasser kalt ansetzen, über Nacht ziehen lassen und schluckweise tagsüber trinken. Eine kurmäßige Anwendung sollte mindestens 1 Monat dauern.

Furunkelsaft Für kosmetische Zwecke wird seit alters der beim Abschneiden des Stängels austretende Milchsaft benutzt, um Furunkel, Karbunkel, Räude, Flechten und viele Hautkrankheiten einzudämmen.

Lotion gegen Sommersprossen 1 Hand voll Löwenzahnblüten mit kochendem Wasser übergießen (das Wasser soll die Blüten gerade bedecken), abkühlen lassen und abseihen. Betupfen Sie Ihre Haut regelmäßig mit dieser Flüssigkeit! Sollte das nichts nutzen, hat sich die Mühe dennoch gelohnt: Sie können die Lotion auch als Haarspülung verwenden. Besonders Blonde werden sich darüber freuen: Löwenzahn pflegt Haar und Kopfhaut, gibt Glanz und hilft gegen trockenes, sprödes oder fettiges Haar bzw. bei Schuppen.

Fertigprodukte Löwenzahn ist als Frischpflanzensaft erhältlich und Bestandteil von so genannten Blutreinigungstees und vielen Fertigarzneimitteln aus der Gruppe der Gallenwegstherapeutika, Magen-, Darmmittel und Diuretika. Darreichungsformen sind Tee(-mischungen), Presssaft, Tinktur und das Homöopathikum Taraxacum. Am wirksamsten sind ein Tee oder eine Tinktur, wenn sie aus den Pflanzenteilen Kraut, Wurzel und Blütenstängel bestehen. Auch als Salat zeigt Löwenzahn seine heilende Wirkung.

Für ein delikates Löwenzahnpüree blanchiert man ganz junge Blätter, lässt sie gut abtropfen, hackt sie klein, dünstet sie in Gemüsebrühe, bindet sie mit Mehlschwitze und schmeckt sie mit Salz und Pfeffer ab.

Mögliche Nebenwirkungen

Bei Verschluss der Gallenwege oder Darmverschluss (Ileus) sowie bei bakteriellen Gallenblasenentzündungen (Gallenblasenempyem) ist von der Verwendung von Löwenzahn abzuraten, da Koliken ausgelöst werden können.

Der Milchsaft (vor allem im Stängel der frischen Pflanze enthalten) kann in seltenen Fällen zu Allergien führen und ruft bei Kindern möglicherweise Vergiftungserscheinungen hervor.

Mariendistel – zum Schutz der Leber

Die Früchte einer der schönsten und größten Disteln, der Mariendistel, werden schon im 1. Jahrhundert n. Chr. als Heilsubstanz erwähnt. Seit dem Mittelalter zählt die Pflanze zu den anerkannten Mitteln bei Leber- und Gallenblasenleiden, bei Herz- und Seitenstechen. Geradezu spektakulär sind die Erkenntnisse, die man über die leberschützende und -regenerierende Wirkung der bitterstoffhaltigen Mariendistel gewonnen hat, weshalb das Bitterkraut heute eines der wichtigsten Naturheilmittel bei akuten und chronischen Leberleiden ist.

Wer die Mariendistel im eigenen Garten anbauen will, besorgt sich am besten im Gartencenter ein oder mehrere kleine Pflänzchen und setzt sie an einem warmen, trockenen Platz.

Botanischer Name

Silybum marianum, Carduus marianus

Andere Bezeichnungen

Es gibt in den verschiedenen Regionen des deutschsprachigen Raums eine Reihe weiterer Namen für die Mariendistel, z. B. Fehdistel, Fieberdistel, Frauendistel, Gottesgnadenkraut, Heilandsdistel, Magendistel, Marienkörner, Milchdistel, Schreckdistel, Stechkörner, Stechkraut, Stichsaat, Stichsamen, Venusdistel und Weißdistel.

Pflanzenbeschreibung

Die Distel gehört zur Familie der Korbblütler (Asteraceae = Compositae).

Sie wird bis zu eineinhalb Meter hoch. Das einjährige Gewächs gilt dank seiner kugelförmigen purpurroten Blüten, die an den Stängelspitzen sitzen, als eine der schönsten und größten Disteln. Ihre Blätter sind weiß marmoriert und dornig gezähnt. Die Früchte, die sich aus dem befruchteten Blütenstand entwickeln, haben eine harte, schwarzglänzende Schale.

Vorkommen

Die Mariendistel stammt ursprünglich aus dem Mittelmeerraum, gedeiht aber auch in Europa, Nordafrika, Kleinasien und Südaustralien.

Hinweise zum Sammeln oder Anbau

Die Körner (Früchte) der Mariendistel werden im August und September reif und können geerntet werden. In unseren Breiten kommt die Mariendistel an sonnigen, warmen und trockenen Standorten auch verwildert vor.

Verwendete Pflanzenteile

Medizinisch genutzt werden nur die reifen Früchte mit Schale, das Kraut der Distel ist ohne Bedeutung. Die Samen werden mit der Schale gesammelt und getrocknet, da die Wirkstoffe hauptsächlich in der Eiweißschicht unter der Schale vorkommen.

Bezugsmöglichkeiten

Mariendistelfrüchte stammen ausschließlich aus Anbaugebieten. Wichtige Importländer sind Argentinien, Rumänien, Ungarn und China. Man bekommt sie in Apotheken, Reformhäusern oder gut sortierten Naturkostläden.

Enthaltene Wirkstoffe

Die leberschützenden Eigenschaften der Mariendistelfrüchte sind gut untersucht. Das wirksame Prinzip ist ein Gemisch verschiedener Flavonolignane, das als Silymarin bzw. Silibinin bezeichnet wird und in den Fruchtschalen enthalten ist. Silymarin (ein Komplex aus drei Flavanolignanen) schützt die Leberzellen, indem es die Zellmembran so verändert, dass Zellgifte nicht in die Zelle gelangen können. Außerdem fördern die Wirkstoffe der Mariendistel die Regeneration der Leber durch Steigerung der Eiweißsynthese. Daher eignen sich Zubereitungen zur Vorbeugung und Behandlung toxischer Leberschäden, z. B. durch Alkohol, Knollenblätterpilzvergiftungen sowie zur unterstützenden Therapie chronisch entzündlicher Lebererkrankungen wie Hepatitis, Leberzirrhose und Fettleber.

Außerdem sind in den Früchten der Mariendistel Bitterstoffe, ätherische Öle und Harze enthalten. Das ätherische Öl der Mariendistel weist einen auffällig hohen Anteil an ungesättigten Fettsäuren auf.

Die starke Anregung der Gallenabsonderung (choleretische Wirkung) entsteht durch das Zusammenspiel der Bitterstoffe und des ätherischen Öls. Biochemische Analysen haben bestätigt, dass der Wirkstoffkomplex Silymarin Beschwerden wie stechende Schmerzen in der Herzregion und Seitenstechen lindert.

Traditionelle Wirkungen und Anwendungen

Die Mariendistel ist das Wundermittel »Silybum«, das der antike Dioskurides erwähnte und Hildegard von Bingen schon vor über 800 Jahren als ausgezeichnetes

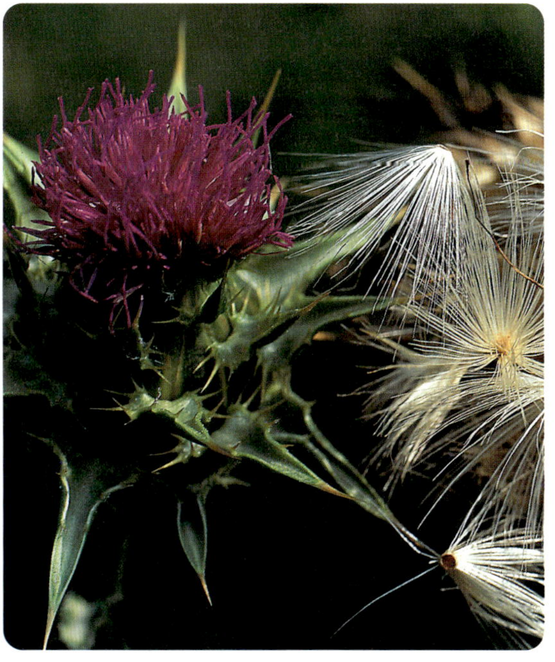

Die wunderschöne Mariendistel ist eine Zier für jeden Garten, benötigt aber ausreichend Platz.

Therapeutikum gegen vielerlei Beschwerden empfahl. Hildegard schrieb der Mariendistel u. a. die Fähigkeit zu, »Stechen im Herzen und in anderen Organen des Körpers« zu lindern. Sie verwendete das Heilkraut bei Schmerzen im Herz, bei Leberleiden oder Seitenstechen.

Auch andere Ärzte der Vergangenheit verwendeten Mariendistelsamen als Lebermittel bei chronischen Leber- und Milzleiden und akuter Hepatitis mit Seitenstechen.

Wirksamkeit und Anwendung in der heutigen Naturheilkunde

Mariendistel ist ein Hauptmittel bei Leber- und Gallenleiden, in erster Linie bei Leberschwellung und -stauung, Gallensteinen und Milzleiden sowie bei Darmbeschwerden (insbesondere Verstopfung und Blähungen). Die in der Mariendistel enthaltenen Substanzen haben aber auch eine ausgeprägt entkrampfende Wirkung auf das vegetative Nervensystem.

2 Teelöffel Mariendistelfrüchte auf 1/4 Liter kochendes Wasser ergeben einen Tee, der bei allen Formen von Muskelrheumatismus hilfreich ist.

Darüber hinaus wirkt die wertvolle Bitterpflanze gegen Migräne, Reisekrankheit, Schlaflosigkeit, Asthma, Hämorrhoidalprobleme, Venenleiden, Unterschenkelgeschwüre, Schwindel und Bauchspeicheldrüsenerkrankungen.

Mariendistel gilt als Leberschutzmittel und ist geeignet zur Vorbeugung und Behandlung von Lebervergiftungen, z. B. durch Alkohol, sowie zur unterstützenden Therapie chronisch entzündlicher Lebererkrankungen wie etwa Hepatitis, Leberzirrhose und Fettleber.

Anwendungshinweise/Rezepturen

Tee bei Leber-, Milz- und Gallenleiden
30 Gramm Mariendistelsamen mit 1 Liter Wasser auf die Hälfte einkochen lassen und davon stündlich 1 Esslöffel einnehmen.

Kur mit Leberregenerationstee 1 Teelöffel Mariendistelfrüchte mit 1/4 Liter kochendem Wasser überbrühen. Etwa 15 Minuten ziehen lassen, dann abseihen. Über einen Zeitraum von etwa 1 Monat den Tee schluckweise 2-mal täglich 30 Minuten vor den Mahlzeiten trinken.

Fertigprodukte Darreichungsformen der Mariendistelfrüchte sind Tee(-mischungen), Tinkturen, Fertigpräparate (z. B. Kapseln) und das Homöopathikum Carduus marianus. Das schwer wasserlösliche Silymarin ist nur in alkoholischen Drogenauszügen enthalten. Die Tagesdosis beträgt 200 bis 400 Milligramm Silymarin, berechnet als Silibinin.

Die samenartigen Früchte werden hauptsächlich als Tinktur eingesetzt, weil sie für die Teebereitung etwas zu hart sind. Außerdem enthält die Teezubereitung kaum Silymarin. Tee aus Mariendistel wird zur Regeneration der Leber, Milz und Galle und zur Behandlung von Verdauungsstörungen eingesetzt.

Mögliche Nebenwirkungen

Vereinzelt wirken Mariendistelzubereitungen leicht abführend.

Schafgarbe – heilt Wunden und glättet Falten

Das bitterstoffhaltige Kraut wurde schon im Altertum zur Wundheilung und Stillung von Blutungen verwendet; die Germanen schrieben ihm schützende Eigenschaften gegen praktisch alle Krankheiten zu. Der deutsche Name »Garbe« leitet sich vom althochdeutschen »garvan« für »heilen« ab.

Botanischer Name – Achillea millefolium

Der botanische Name der Schafgarbe hat seinen Ursprung im Namen des griechischen Helden Achilles, der bei dem heilkundigen Kentauren Chiron in die Lehre ging und mit dem Schafgarbenkraut eine eiternde Wunde des Königs Telephos geheilt haben soll.

Andere Bezeichnungen

Es gibt viele Bezeichnungen für die Schafgarbe, die wie »Bauchwehkraut« und »Blutstillkraut« bereits in ihrem Namen anzeigen, gegen welche Krankheit das heilende Kraut gewachsen ist. In Friesland wird die Pflanze auch heute noch Wundheiler genannt, in Estland heißt sie Beilhiebkraut, was auch auf ihre blutstillende Wirkung bei Verletzungen hinweisen könnte. Folgende weitere Namen sind verbreitet: Bauchwehkraut, Blutstillkraut, Gachelkraut, Gänsezungenkraut, Garbenkraut, Gotteshand, Grundheil, Jungfrauenkraut und Raingarbe.

Pflanzenbeschreibung

Die Pflanzen aus der Familie der Korbblütengewächse (Asteraceae = Compositae) werden bis zu eineinhalb Meter hoch und besitzen mehrfach fiederschnittige Blätter. Die kleinen Blütenköpfchen aus weißen oder rosafarbenen Zungenblüten sitzen in Doldenrispen. Der Stängel ist glatt oder behaart, hellgrün oder rotbraun. Die doppelt gefiederten, behaarten Blätter bilden Blütenstände mit rötlich weißen Dolden aus.

Im Jahr 2004 wurde die Schafgarbe wegen ihrer besonderen Heilwirkung zur »Heilpflanze des Jahres« gewählt.

Vorkommen

Die Schafgarbe ist in ganz Europa, Sibirien, in Nordasien, im Himalajagebiet, Nordamerika, Neuseeland und Südaustralien verbreitet. In unseren Breiten wächst sie wild auf Wiesen, sonnigen Berghängen, an Ackerrändern und Straßen.

Hinweise zum Sammeln oder Anbau

Wenn Sie unbelastete Äcker oder Wiesen in Ihrer Gegend haben, können Sie die Schafgarbe selbst sammeln. Das Kraut sollte blühend abgeerntet werden und wird im Juli und August gesammelt. Es sollte etwa 30 Zentimeter lang abgeschnitten werden.

Verwendete Pflanzenteile

Medizinisch verwendet wird das ganze Kraut, insbesondere aber die Blüten. In höchster Konzentration finden sich die Inhaltsstoffe der Pflanze während der Blütezeit im Hochsommer. Wichtig: Die gelben oder roten Kulturformen der Schafgarbe sind nicht als Heilpflanzen nutzbar!

Bezugsmöglichkeiten

Man erhält Schafgarbenkraut und -blüten in Apotheken und Reformhäusern.

Enthaltene Wirkstoffe

Schafgarbenkraut und -blüten enthalten ätherische Öle, deren Gehalt und Zusammensetzung je nach Herkunft, Erntezeitpunkt und Art der Pflanze variieren. Teils überwiegen Monoterpene, wie Campher und Cineol oder Sesquiterpene wie Guaianolide, zu denen die Proazulene wie Achillicin gehören, aus denen sich bei der Destillation Chamazulen bildet. Außerdem enthält das Kraut Bitterstoffe, wie die im Tierversuch gegen Tumore wirkenden Se-

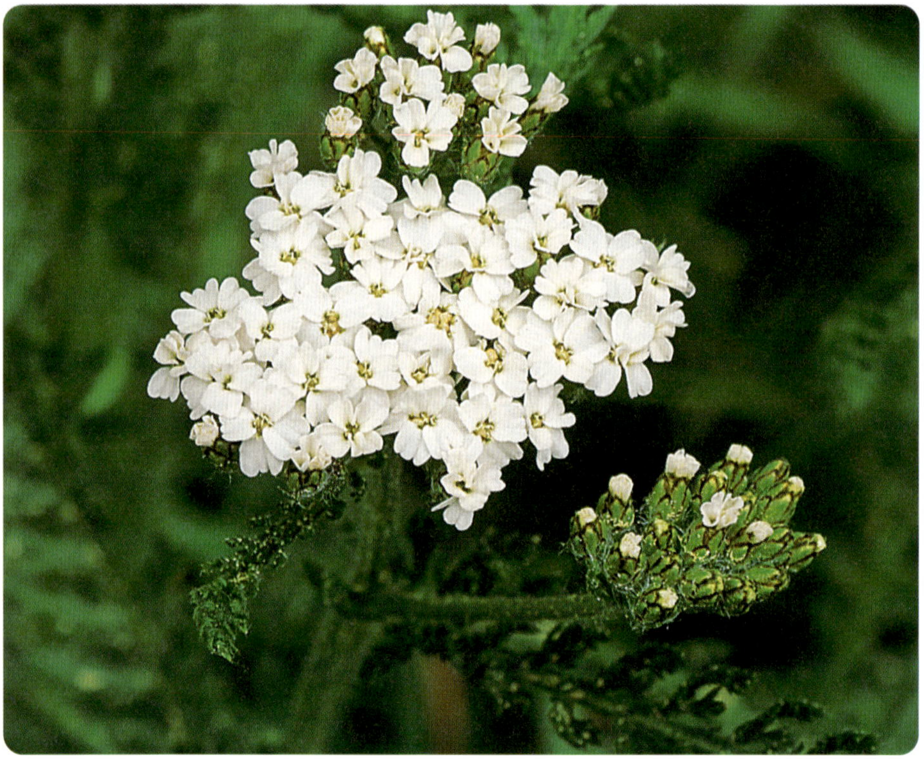

Wer blühendes Schafgarbenkraut selbst sammeln will, schneidet es handbreit über dem Boden ab, hängt es zum Trocknen mit Bindfäden auf und füllt es fein geschnitten in gut schließende, dunkle Gläser ab.

squiterpenoide (Achimillsäureester), sowie Flavonoide, Cumarine, Phenolcarbonsäuren und Betaine.

Die Schafgarbe enthält neben Gerbstoffen auch ein ätherisches Öl, das in der Wirkung dem Kamillenöl gleicht. Es wirkt wie dieses entzündungshemmend, doch ist die entkrampfende Wirkung noch größer – vor allem im Bereich des Beckens. Daher wird die Schafgarbe besonders in der Frauenheilkunde angewendet.

Traditionelle Wirkungen und Anwendungen

Ein altes Sprichwort sagt: »Schafgarb' im Leib tut wohl jedem Weib.« Tatsächlich gilt das Bitterkraut in mittelalterlichen Kräuterbüchern in erster Linie als blutstillendes Mittel und Krampflöser und wurde schon seit Urzeiten bei Frauenleiden eingesetzt, insbesondere übermäßiger Menstruationsblutung. Auch als Wundheilmittel bei inneren und äußeren Verletzungen hat die Schafgarbe eine bis in die Antike zurückreichende Tradition. In der Volksmedizin ist die Schafgarbe weltweit auch als Verdauungsmittel bekannt.

Wirksamkeit und Anwendung in der heutigen Naturheilkunde

Schafgarbe wirkt entzündungshemmend, krampflösend, antibakteriell und fördert die Gallensekretion. Die Anwendungsgebiete entsprechen von daher in etwa denen der Kamille. Durch den Anteil an Bitterstoffen wirkt das Kraut bei Magenerkrankungen und bei Darm- und Gallenbeschwerden wie Appetitlosigkeit. Der hohe Kaliumgehalt des Krauts regt die Nierentätigkeit an. Dies macht die Schafgarbe auch zum wirkungsvollen Entschlackungsmittel bei Kuren.

Innerlich werden Schafgarbenzubereitungen bei Appetitlosigkeit und leichten, krampfartigen Beschwerden der Verdauungsorgane (z. B. Entzündungen, Durchfälle und Krämpfe) angewandt. Schafgarbe wirkt aber auch bei Erkrankungen der Atmungsorgane wie Husten und Bronchitis und wird bei rheumatischen Beschwerden wie Gicht, Arteriosklerose, Fieber, Grippe, Neuralgien, Diabetes mellitus und gegen Würmer eingesetzt.

Schafgarbenpräparate helfen bei krampfartigen Magen-, Darm- und Gallenstörungen, weil sie die Absonderung von Galle anregen. Auch wirken sie entzündungshemmend.

Äußerlich wird Schafgarbe bei funktionellen Unterbauchbeschwerden in Sitzbädern und in Form von Umschlägen oder Spülungen bei entzündlichen Erkrankungen der Haut und Schleimhäute eingesetzt. Auch als Kosmetikum findet Schafgarbe Anwendung: Die Blüten enthalten neben einem ätherischen Öl, dessen entzündungshemmende Wirkung dem der Kamille gleicht, viel Vitamin A (»Schönheitsvitamin«), das fettige und unreine Haut pflegt.

Anwendungshinweise/Rezepturen

Beruhigender Tee für Magen, Darm und Nerven 2 Teelöffel Schafgarbenkraut mit 1/4 Liter heißem Wasser übergießen und etwa 15 Minuten bedeckt ziehen lassen, dann abseihen. Zwischen den Mahlzeiten täglich 1 Tasse des frisch zubereiteten Tees warm trinken.

Sitzbad bei Unterleibsschmerzen Etwa 2 Hand voll Schafgarbenkraut mit 2 Litern heißem Wasser übergießen und 15 Minuten bedeckt ziehen lassen, dann abseihen. Dieses Konzentrat in die Sitzwanne geben.

Für stillende Mütter – Umschläge bei wunden Brustwarzen Etwa 50 Gramm Schafgarbenkraut mit Wasser aufkochen und Leinentücher damit tränken. Die Tücher ca. 20 Minuten auf die wunden Stellen auflegen.

Eine Teemischung aus Schafgarbe, Pfefferminze und Holunderblüten kann Grippesymptome sehr wirkungsvoll lindern. Dazu mischen Sie die Kräuter zu gleichen Teilen, geben je 10 Gramm auf 200 Milliliter kochendes Wasser und lassen das Ganze 10 Minuten ziehen.

Blasen- und Nierentee Etwa 70 Gramm Schafgarbenblüten und 30 Gramm Arnikablüten mit heißem Wasser aufgießen. Jeweils 1 Tasse heißen Tee am Abend vor dem Schlafengehen trinken.

Reinigendes Gesichtsdampfbad 1 Hand voll Schafgarbenblüten mit kochendem Wasser übergießen. Die reinigende Wirkung wird gesteigert, wenn Sie mit dem Sud, der 15 Minuten gezogen hat, ein Tuch tränken und es auf Ihr Gesicht legen.

Antifaltenpackung Frisches Schafgarbenkraut zerschneiden und etwa 10 Minuten lang in etwas Wasser aufkochen. Den Brei in ein Leinentuch wickeln und 15 Minuten auf das gereinigte Gesicht legen. 2-mal wöchentlich anwenden.

Schafgarbensud gegen rissige Hände Etwa 4 Teelöffel Schafgarbenkraut mit Blüten mit kochendem Wasser übergießen. Nach 10 Minuten abseihen, die Hände etwa 10 Minuten darin baden und danach gut eincremen.

Hautregenerierendes Vollbad 1 Hand voll Schafgarbenblüten in ein Leinensäckchen füllen und ins Badewasser legen.

Fussbad gegen Hühneraugen 50 Gramm Schafgarbenkraut mit 3 Litern kochendem Wasser übergießen und 5 Minuten ziehen lassen, dann das Kraut abseihen. Regelmäßig die Füße darin für 15 Minuten baden.

Fertigprodukte Die Schafgarbe ist Bestandteil zahlreicher Fertigarzneimittel aus der Gruppe der Magen-, Darm- und Gallenmittel, aber auch von Mitteln gegen Frauenleiden, Wundbehandlungs- und Venenpräparaten sowie von Frischpflanzenpresssäften, die man in Apotheken und Reformhäusern bekommt.

Mögliche Nebenwirkungen

Über einen längeren Zeitraum und in hohen Dosen sollte Schafgarbe nicht eingesetzt werden. Die äußerliche Anwendung von Schafgarbe kann zu allergischen Hautreaktionen (juckende, entzündliche Hautveränderungen, Bläschenbildung) führen. Nicht verwenden sollte man Schafgarbe daher bei bekannter Überempfindlichkeit gegen Korbblütler (z. B. Arnika, Kamillenblüten oder Ringelblumen).

Während der Schwangerschaft und der Stillzeit ist eine Einnahme von Schafgarbe ohne ärztlichen Rat nicht zu empfehlen.

Tausendgüldenkraut – für Verdauung und gute Nerven

Der lateinische Name soll sich von »Centaurium«, dem heilkundigen griechischen Kentauren Chiron, ableiten, der mit dem Kraut Wunden versorgte – oder eine Verbindung der beiden lateinischen Wörter »centum« (hundert) und »aurum« (Gold) sein. Letzteres klingt nachvollziehbar; dann hieße die Pflanze »Hundertgoldenkraut«, denn sie sollte im Volksglauben nicht nur Gesundheit, sondern auch Geld bringen. Das Kraut mit seiner vielseitigen Heilwirkung bezeichnete Pfarrer Kneipp als eines der wichtigsten Hausmittel. 2004 war das Tausendgüldenkraut zusammen mit der Schafgarbe Heilpflanze des Jahres.

Botanischer Name

Centaurium erythraca

Andere Bezeichnungen

Für das Tausendgüldenkraut gibt es sehr viele Bezeichnungen, die zum Teil direkt auf die Heilwirkung der Pflanze hinweisen: z. B. Allerweltsheil, Bitterkraut, Blutfieberblumen, Dreitausiggüldenkraut, Fieberkraut, Gallenkraut, Himmelblume, Lungenkraut, Magenkraut und Muttergotteskraut.

Pflanzenbeschreibung

Das Tausendgüldenkraut gehört zur Familie der Enziangewächse (Gentianaceae). Je nach Standort wird das ein- bis zweijährige Kraut bis zu einem halben Meter hoch. Im oberen Teil der Pflanze sitzen zarte rosarote bis rote, selten weiße Blüten, die Trugdolden bilden und sich nur bei Sonnenlicht öffnen. Die rundlichen Stängel sind hohl. An ihnen befinden sich gegenständig angeordnet die ungestielten, bis zu drei Zentimeter langen, ganzrandigen Blätter. Im Fruchtknoten entwickeln sich während des Trocknungsprozesses oft schon die kleinen, braun gefärbten Samen, die Heilkräfte besitzen.

Vorkommen

Die Pflanze wächst in Europa, Nordafrika, Nordamerika und im westlichen Asien. Mit Ausnahme des äußersten Nordens (Island, Skandinavien nördlich des Polarkreises, hohe Lagen der Alpen) findet man das Tausendgüldenkraut in ganz Europa wild wachsend auf feuchten Wiesen und sonnigen Waldkahlschlägen.

Hinweise zum Sammeln oder Anbau

Das Tausendgüldenkraut ist bei uns geschützt und darf nicht gesammelt werden!

Verwendete Pflanzenteile

Medizinisch verwendet wird das getrocknete, geschnittene, oberirdische Kraut der

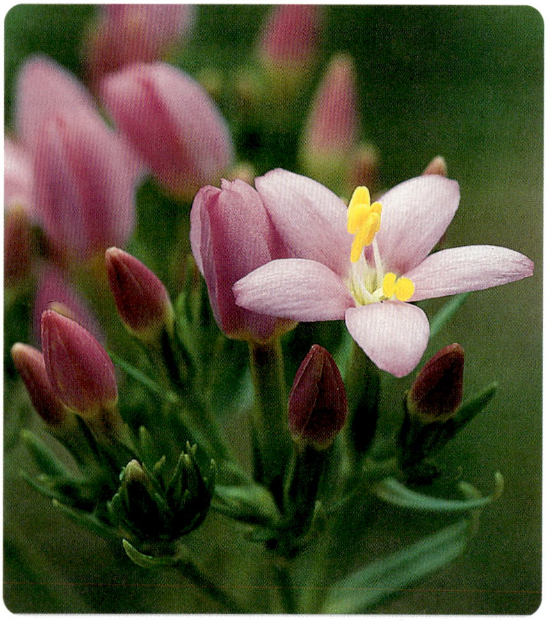

So hübsch es ist: Tausendgüldenkraut eignet sich nicht zum Anbau im eigenen Garten.

blühenden Pflanze. Besonders in den Blüten sind ihre wertvollen Bitterstoffe enthalten.

Bezugsmöglichkeiten

Man erhält Tausendgüldenkraut und -blüten in Apotheken und Reformhäusern.

Enthaltene Wirkstoffe

Tausendgüldenkraut schmeckt sehr bitter. Verantwortlich dafür ist der Bitterstoff Erythrocentaurin, der schon über die Mundschleimhaut die Produktion der Magensäfte anregt. Allerdings erreicht der anregende Effekt auf Magen und Gesamtorganismus erst nach längerer Anwendungsdauer seine volle Wirkung. Die enthaltenen Bitterstoffe sind u. a. vom Secoiridoidtyp (Amarogentin und Gentiopicrin = Bitterstoffglykoside). Daneben sind Flavonoide und Sterole in der Pflanze enthalten.

Traditionelle Wirkungen und Anwendungen

Die ärztliche Anwendung des Tausendgüldenkrauts lässt sich bis in das 5. vorchristliche Jahrhundert zurückverfolgen. Es wurde vor allem bei Lebererkrankungen eingesetzt, aber auch bei Fieber – in der Volksheilkunde wird das Tausendgüldenkraut auch Fieberkraut genannt. Außerdem empfahl man es bei Nervenleiden, Sehschwäche und zur Förderung der Menstruation. Hildegard von Bingen erwähnte es als hilfreich bei Knochenbrüchen und Gicht, Paracelsus riet bei Leber- und Milzleiden, Ischiasbeschwerden, Wurmbefall und hartnäckiger Verstopfung zu einer Behandlung mit Tausendgüldenkraut.
Auch kosmetisch wurde es im Mittelalter eingesetzt. Man färbte sich die Haare mit Tausendgüldenkraut: »Eine Lauge über dieses Kraut und Rhein-Bluhmen gegossen, und damit gezwagen, macht gelbe Haar.«

Wirksamkeit und Anwendung in der heutigen Naturheilkunde

Tausendgüldenkraut wird wegen seines hohen Bitterwerts zur Behandlung von Verdauungsstörungen und zur Anregung des Stoffwechsels verwendet, da es Speichel-, Magensaft- und Gallensekretion fördert. Es wird häufig bei Magenschwäche, Verdauungsstörungen, Verstopfung und Verschleimung verordnet und gilt als probates Naturheilmittel bei Leber- und Gallenstörungen, Milzschwellungen, Hämorrhoidalproblemen, Menstruationsstörungen und rheumatischen Beschwerden wie Gicht. Außerdem wirkt es fiebersenkend, belebend, entblähend und unterstützt beim Fasten die Gewichtsabnahme. Auch als wirksames Mittel bei nervöser Erschöpfung, Stress und bei Migräne kommt das Bitterkraut zum Einsatz. Tausendgüldenkraut besitzt ebenfalls entzündungshemmende Effekte und findet als Kosmetikum bei Hautunreinheiten Anwendung.

Anwendungshinweise/Rezepturen

Kräftigender Arzneiwein bei nervöser Erschöpfung 30 Gramm Tausendgüldenkraut und 30 Gramm Pfefferminzkraut mischen, dazu 1 klein geschnittene Zitrone und 1 Liter herben Weißwein geben. Die Mischung etwa 10 Tage stehen lassen, den Wein abseihen und vor den Mahlzeiten ein kleines Glas trinken.

Anregender Magentee Etwa 30 Gramm Tausendgüldenkraut mit 1/4 Liter heißem Wasser aufgießen, 10 Minuten ziehen lassen. Täglich zur Appetitanregung vor den Mahlzeiten einnehmen, zur Behandlung von Verdauungsstörungen nach den Mahlzeiten 1 Tasse trinken.

Kaltauszug zur Verdauungsförderung 1 Teelöffel Tausendgüldenkraut in 1/4 Liter kaltem Wasser über Nacht ziehen lassen, dann abseihen. 1 Tasse warmen Tee vor der Hauptmahlzeit trinken.

Für reine Haut 1 Hand voll Tausendgüldenkraut mit 1/4 Liter kochendem Wasser übergießen, den Sud abkühlen lassen und das Kraut abseihen. Tränken Sie ein Tuch damit und legen sie es für 15 Minuten auf Ihr Gesicht.

Fertigprodukte Tausendgüldenkraut ist Bestandteil von Tees und anderen pflanzlichen Fertigpräparaten aus der Gruppe der Magen-, Darm- und Gallenmittel.

Mögliche Nebenwirkungen

Wegen der Anregung der Magensäuresekretion ist Patienten mit Magen-Darm-Geschwüren von einer Anwendung von Tausendgüldenkraut dringend abzuraten. Auch bei übersäuertem Magen ist große Vorsicht geboten.

info-box

Tausendgüldenkraut historisch

Der Naturheilkundler Hieronymus Bock wusste im 16. Jahrhundert über die Wirkkraft von Tausendgüldenkraut Folgendes zu berichten: »Diß Krätlin is gemein bitter darum es Erdgallen genennet, führet allen Unrath aus dem Leib, tödet un treibet aus die Gewürm die todte Frucht und Frawenblödigkeit, stillet die Darmgicht Colicam und alle andere Bauchwehe un Leibesweh.«

Wegwarte – Wohltat für den Magen

Von der Wegwarte aus der Familie der Korbblütengewächse (Asteraceae = Composktae) gibt es drei Unterarten: die Wildpflanze (var. intybus = gewöhnliche Wegwarte), die Wurzel- oder Kaffeezichorie (var. sativum) und den Chicorée (var. foliosum).

Die blauen Blüten der Wegwarte öffnen sich am Vormittag und wenden sich der Sonne zu. Deshalb wird die Pflanze im Volksmund auch als Sonnenwendel bzw. -wedel bezeichnet. Am frühen Nachmittag schließen sich die Blüten wieder.

Der als Salat oder Gemüse bekannte bittere Chicorée ist nichts anderes als die während des Winters aus den Rüben der Wegwarte ausgetriebenen Knospen. Schon die Ägypter kultivierten sie als magenstärkendes Gemüse. In Deutschland wurde in der Nachkriegszeit die fleischige Wurzel der Kaffeezichorie als Kaffeesurrogat verwendet.

Die Wildpflanze, die gemeine Wegwarte, wird aufgrund ihrer bitteren Inhaltstoffe traditionell als wirkungsvolles Magen- und Verdauungsmittel geschätzt.

Botanischer Name

Cichorium intybus L.

Andere Bezeichnungen

Es gibt eine ganze Reihe weiterer Bezeichnungen für die Wegwarte: beispielsweise Cicoria (italienisch), Hindlauf, Radicchio (italienisch), Sonnenwirbel, Wegleuchte, Wilde Zichorie und Zichorie.

Pflanzenbeschreibung

Die bis zu eineinhalb Meter hoch wachsende gewöhnliche Wegwarte hat zahlreiche hübsche Blüten, die meist hellblau, seltener weiß oder rosarot sind, sich nur bei Sonnenschein öffnen und leider auch sehr rasch verblühen. Ihr sparriger, behaarter und hohler Stängel enthält einen bitteren Milchsaft.

Vorkommen

Die Pflanze kommt in den gemäßigten Zonen in Europa, Vorderasien, Amerika, Australien, Neuseeland sowie in Nord- und Südafrika vor.

In unseren Breiten wächst sie bevorzugt an unbebauten Stellen, Acker- und Wiesenrändern, an Feldern, Bahndämmen und Straßen. Sie wird in größerem Stil auch auf Feldern kultiviert.

Hinweise zum Sammeln oder Anbau

Während der Blütezeit von März bis Oktober werden Blüten und Wurzel der Pflanze gesammelt. Die Blätter sollten getrennt von den Blüten abgeerntet, getrocknet und gelagert werden.

Verwendete Pflanzenteile

Wurzel und Blüten der gewöhnlichen Wegwarte besitzen heilende Substanzen, die zu therapeutischen Zwecken genutzt werden.

Bezugsmöglichkeiten

Erhältlich ist die Wegwarte als Teemischung und Bestandteil verschiedener galenischer Zubereitungen sowie als Homöopathikum Cichorium intybus in Apotheken bzw. Reformhäusern.

Enthaltene Wirkstoffe

An der Wirkung der gewöhnlichen Wegwarte ist sowohl der Bitterstoffgehalt (Guajanolide, Bitterstoffe vom Typ der Sesquiterpenlaktone) wie auch der reiche Gehalt an Kohlenhydraten (Inulin) sowie der Gehalt an salpeter-, schwefel- und salzsaurem Kali beteiligt. Die Pflanze enthält außerdem Flavonoide und Zimtsäurederivate, Harz, Cichoriin, Gerbsäure, ätherisches Öl und Kaffeesäurederivate (Chicoréesäure, Chlorogensäure).

Traditionelle Wirkungen und Anwendungen

Die Wegwarte wird seit alters als Leber- und Gallenmittel gerühmt. Im Mittelalter behandelte man Melancholie, die nach der an-

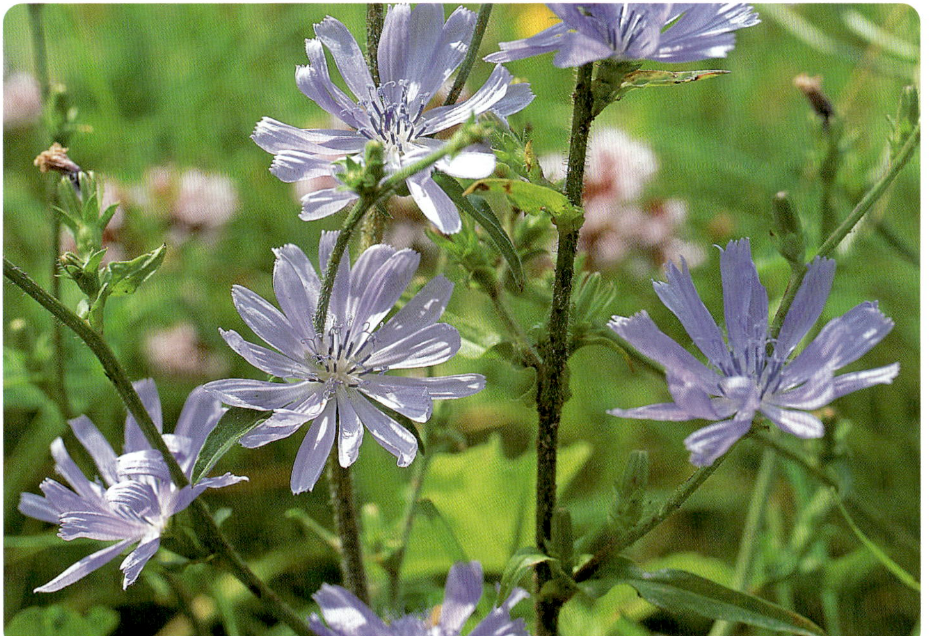

Wenn man die Blätter der Wegwarte noch ganz jung sammelt, sind sie eine Köstlichkeit: als Frühjahrsgemüse oder Salat (auch gemischt mit anderen Wildkräutern) bzw. fein gehackt auf einem Butterbrot.

tiken Lehre der Körpersäfte von der Leber verursacht wird, mit Wegwarte. Der Saft der bitteren Pflanze wurde bei Augenkrankheiten verwendet und galt als bewährtes Gegenmittel bei Vergiftungen. Paracelsus bezeichnet die Wegwarte als beste Arznei zum Schutz vor Lepra.

Wirksamkeit und Anwendung in der heutigen Naturheilkunde

Wegwarte wird auch in der Bach-Blüten-Therapie angewandt. Sie soll vor allem Menschen helfen, die ständig un ihre Angehörigen und Freunde besorgt sind.

Medizinisch finden die Blätter und die Wurzel der Wegwarte bei Magenleiden, Verdauungsbeschwerden und Appetitlosigkeit sowie bei Gallenblasen-, Nieren- und Leberleiden Anwendung. Wegwarte wirkt appetitsteigernd, fördert die Speichel-, Magensaft- und Gallensekretion; auch bei rheumatischen Beschwerden gilt sie als probates Heilmittel. Ihre adstringierende Wirkung wird ebenfalls bei Hautunreinheiten genutzt.

Anwendungshinweise/Rezepturen

Lebertee Ca. 50 Gramm Wegwartenwurzel (Radix cichorii) mit kochendem Wasser überbrühen und etwa 15 Minuten ziehen lassen. Immer wieder über den Tag verteilt von diesem Tee trinken.

Appetit- und Verdauungstee Etwa 2 Teelöffel klein gestoßene, getrocknete Wegwartenblätter mit Wurzeln mit 150 Milliliter kochendem Wasser übergießen und 10 Minuten ziehen lassen, dann abseihen. Bei Appetitlosigkeit 1 Tasse heißen Tee vor der Mahlzeit, bei Verdauungsbeschwerden 1 Tasse nach der Mahlzeit trinken.

Gallenkurtee 20 Gramm Wegwartenkraut und 20 Gramm Löwenzahnkraut sowie 10 Gramm Pfefferminzblätter mischen. 2 Teelöffel dieser Kräuter mit 1/4 Liter kochendem Wasser überbrühen, 10 Minuten ziehen lassen und danach abseihen. 1 Tasse heißen Tee über einen Zeitraum von 1 Monat regelmäßig vor den Hauptmahlzeiten trinken.

Hautberuhigende Gesichtsumschläge Gegen Hautunreinheiten (Akne, trockene, gerötete oder empfindliche Haut) wirken Umschläge mit einem Leinentuch, das mit warmem Wegwarten-Wurzeltee getränkt ist. Den feuchten Umschlag etwa 15 Minuten auf die Gesichtshaut auflegen und dabei entspannen.

Fertigprodukte Wegwartenkraut mit Wurzel sind in einigen Teemischungen sowie Fertigarzneimitteln aus der Gruppe der Leber- und Gallenmittel enthalten.

Mögliche Nebenwirkungen

Nicht anwenden sollten Sie Wegwarte, wenn Sie allergisch auf Korbblütler (z. B. Arnika, Ringelblume, Kamille) reagieren. Während Schwangerschaft und Stillzeit sollte Wegwarte nicht ohne Anraten des Arztes angewandt werden! Ebenso ist bei Gallensteinleiden das bitterstoffhaltige Gemüse nur nach Rücksprache mit dem Arzt anzuwenden, denn durch die Anregung des Gallenflusses werden möglicherweise Koliken ausgelöst.

Wermut – das bittere Magenkraut

Sein ausgeprägt bitterer Geschmack ist uns sprichwörtlich als Wermutstropfen bekannt. Seit Urzeiten wird das stark würzig riechende Bitterkraut von Heilkundigen als erwärmend, entgiftend und vor allem verdauungsfördernd gelobt.

Botanischer Name

Artemisia absinthium L.

Andere Bezeichnungen

Einige Beispiele für die Vielfalt der Wermutnamensgebung: Absinth, Absinthium, Allsei, Bitterals, Bitterer Beifuß, Common Wormwood, Green Ginger, Heilbitter, Magenkraut und Wurmkraut.

Pflanzenbeschreibung

Der ausdauernde Halbstrauch aus der Familie der Korbblütler (Asterceae = Compositae) mit stark verzweigten Ästen wird bis zu einem Meter hoch. Die dreifach fiederteiligen Laubblätter sind an beiden Seiten dicht mit silbrigen Fäden behaart. Die Blüten bilden hängende, halbkugelige, hellgelbe Köpfchen aus.

Vorkommen

Heimisch ist das Wermutkraut in den südlichen Gebieten von Europa und Asien. Es wächst auch in einigen Regionen Asiens, in Neuseeland, Sibirien und in Nord- und Südamerika. In unseren Breiten gedeiht Wermut wild an Flussufern, Wegrändern und steinigen Standorten.

Hinweise zum Sammeln oder Anbau

Es werden nur die Stängelspitzen und Blüten des Wermuts abgeerntet und in Bündelchen getrocknet. Die Erntezeit ist der Beginn der Blüte Ende Juli bis September.

Wermut ist mit Estragon (Artemisia dracunculus) und Beifuß (Artemisia vulgaris) verwandt.

Verwendete Pflanzenteile

Medizinisch verwendet werden nur die zur Blütezeit gesammelten Blüten, die oberen Sprossteile und die Laubblätter.

Bezugsmöglichkeiten

Man erhält Wermutprodukte in Apotheken, Reformhäusern und gut sortierten Naturkostläden.

Enthaltene Wirkstoffe

Im Wermut sind die Bitterstoffe Absinthin, Artabsin und Matrizin sowie Bitterstoffe u. a. vom Typ der Sesquiterpenlaktone erhalten, außerdem ätherische Öle, Thujon, Thujol und Phellandren sowie Gerbstoffe und Flavonoide.

Traditionelle Wirkungen und Anwendungen

Antike Ärzte priesen das Wermutkraut als Universalmittel mit besonderer Heilkraft und setzten es bei Blähungen, Gallenblasen- und Magenbeschwerden wie auch bei Wurmbefall, Fieber, Augenleiden, eitrigen Mittelohrentzündungen oder Zahnschmerzen ein. Hildegard von Bingen empfahl es zudem als hilfreiches Mittel bei Schlaflosigkeit, bei Seitenstechen und Gliederschmerzen.

Wirksamkeit und Anwendung in der heutigen Naturheilkunde

Aufgrund seines Bitterstoffgehalts und der ätherischen Öle kurbelt Wermut schon in kleinen Dosen die Verdauung und die Drüsentätigkeit an. Er wird verordnet als Magenmittel, bei Über- und Untersäuerung sowie bei Gallen- und Leberleiden, Verstopfung und Blähungen. Wermut steigert die Speichel-, Magensaft- und Gallensekretion und wirkt appetitsteigernd, belebend und reinigend.

Er wird als probates Mittel eingesetzt bei folgenden Beschwerden:

- Allgemeine Schwäche
- Blähungen
- Magen- und Gallenbeschwerden
- Schwacher Menstruationsblutung und Regelschmerzen
- Schlaflosigkeit
- Spul- und Madenwürmer (Wurmkraut)

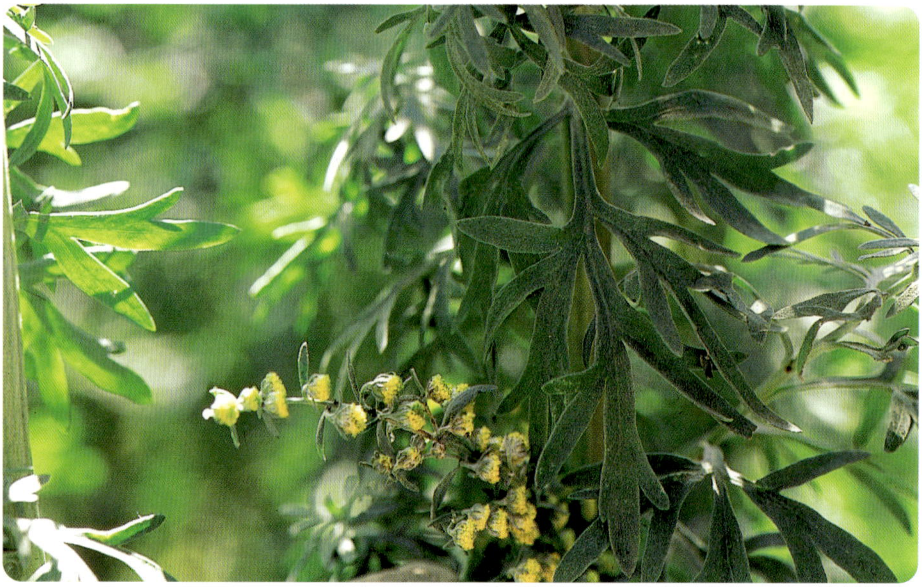

Die ausdauernde Wermutstaude können Sie auch selbst in einem Kübel auf der Terrasse oder an einem sonnigen Platz im Garten ziehen. Die günstigste Pflanzzeit ist der Herbst.

Als Amarum aromaticum stärkt Wermut die körpereigenen Abwehrkräfte und verkürzt die Dauer von Erkältungskrankheiten. Äußerlich angewendet hilft das bittere Kraut gegen Glieder- und Muskelschmerzen. Sehr eindrucksvoll ist die Wirkung bei Mundgeruch.

Anwendungshinweise/Rezepturen

Tees aus Wermutkraut eignen sich wegen der die Verdauungssäfte anregenden Bitterstoffe zur Behandlung von Appetitmangel und Verdauungsstörungen. Hier nur einige Anwendungsbeispiele für Wermut:

Wermuttee als Appetitanreger und Verdauungsstarter 1/2 Teelöffel klein gestoßene Wermutblätter mit ca. 150 Milliliter siedendem Wasser übergießen, nach 10 Minuten abseihen. 1 Tasse frisch zubereiteten Tee 30 Minuten vor dem Essen trinken, um den Appetit anzuregen; zur Förderung des Gallenflusses 1 Tasse nach dem Essen.

Wermutwein nach Hildegard von Bingen 1 Liter süßen Wein und 100 Gramm Honig aus biologischem Anbau in einen Topf geben und etwa 5 Minuten aufkochen lassen. 30 Milliliter frischen Wermutsaft (aus der Apotheke oder dem Reformhaus) hinzufügen und weitere 5 Minuten leicht kochen lassen. Das Ganze anschließend abkühlen lassen und in eine dunkle Glasflasche füllen.

Wermuttinktur bei Magen- oder Gallenproblemen 20 bis 30 Tropfen Wermuttinktur (aus der Apotheke) in 1 Glas warmes Wasser geben und 1/2 Glas vor und nach einer Mahlzeit langsam trinken.

Wermutöl gegen Hustenschmerz 10 Milliliter frisch gepressten Wermutsaft (aus der Apotheke oder dem Reformhaus) mit 20 Milliliter Olivenöl mischen und in einer braunen Medizinflasche etwa 10 Tage im Sonnenlicht auf der Fensterbank stehen lassen. Einige Tropfen täglich vor dem Schlafen über dem Brustbein einreiben.

Achtung! Wermutöl kann Allergien auslösen! Bitte reiben Sie vor der Anwendung 1 Tropfen Öl auf dem Handrücken kräftig ein und beobachten Sie 5 Minuten lang, ob sich Ihre Haut rötet.

Der legendäre Absinth war im 19. Jahrhundert in Europa und Amerika als alkoholisches Getränk weit verbreitet. Er wird aus alkoholischen Auszügen von Wermutkraut, Anis, Fenchel und Zitronenmelisse hergestellt. In den letzten Jahren wurde er als Modegetränk wiederentdeckt.

Mögliche Nebenwirkungen

Es wird ausdrücklich vor Dauergebrauch und hohen Dosen gewarnt! Das im ätherischen Öl enthaltene, schwer wasserlösliche Thujon wirkt in höheren Dosierungen oder bei längerem Gebrauch als Krampfgift. Es findet sich vor allem in alkoholischen Auszügen und Zubereitungen (z. B. Liköre, Schnaps, Tinkturen). Bei Überdosierung von Wermut kann es daher zu Kopfschmerzen, Erbrechen, Schwindelanfällen, Muskelkrämpfen bis hin zur Bewusstlosigkeit kommen. Bei Allergien gegen Korbblütler sollten Sie Wermut meiden. Auch während der Schwangerschaft darf Wermut nicht eingenommen werden.

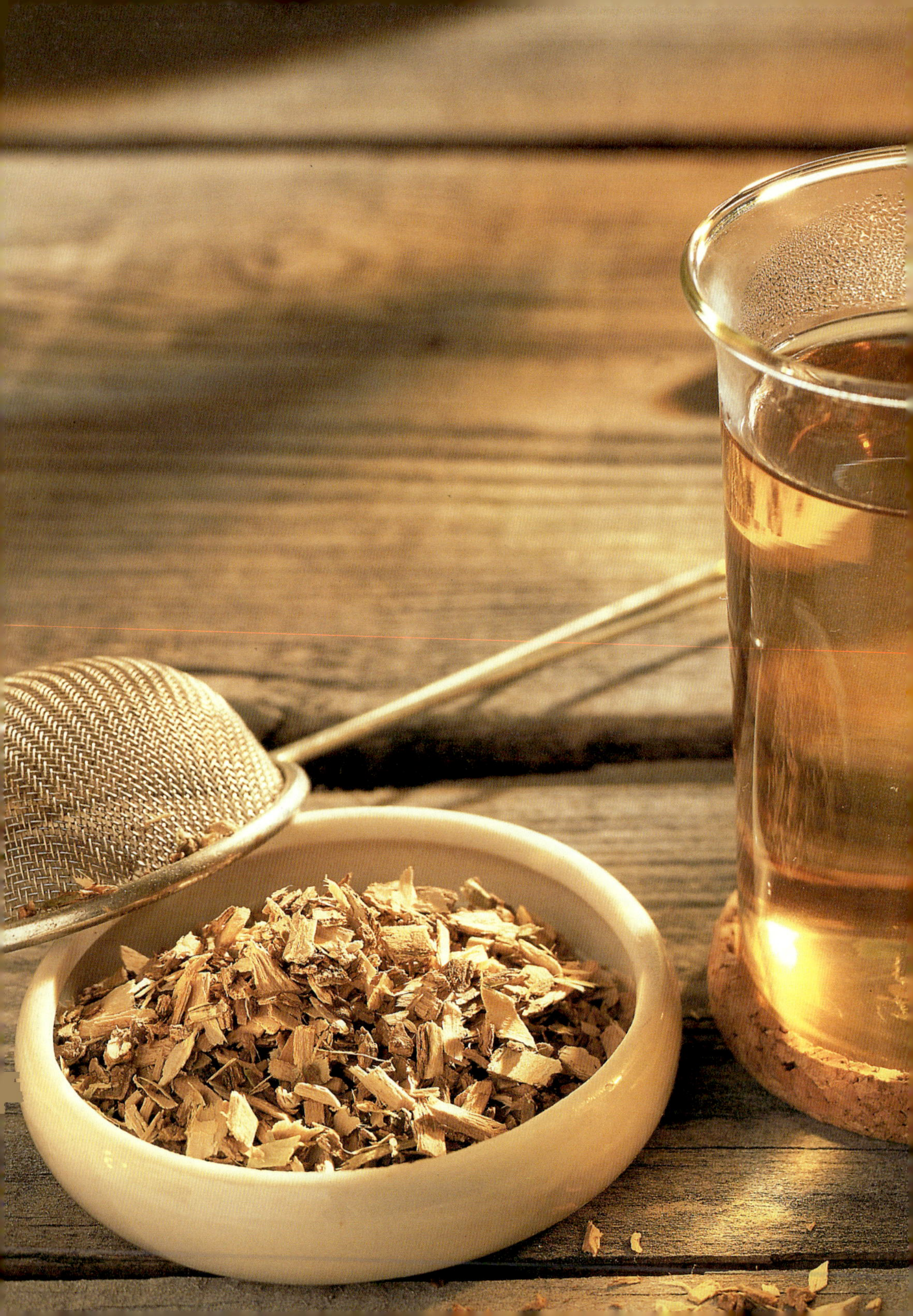

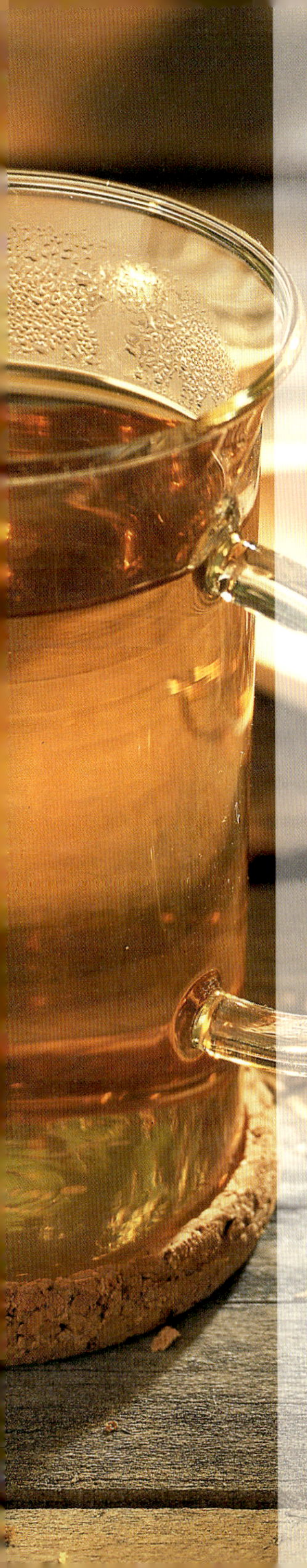

Bitterstoffe für jeden Tag

Bitterpflanzen werden in der Regel in drei Zubereitungsformen eingenommen: als Frischpflanzenpresssaft, als Tee(-mischung) oder als Extrakt, wobei letzterer meist als Tinktur hergestellt wird. In diesem Kapitel erfahren Sie alles Wichtige zu diesen Zubereitungen – wann sie sich für wen eignen, wie sie zu dosieren sind und welche Gegenanzeigen man beachten muss.

Auch der »Bitterstern« und der »Bittersegen« werden vorgestellt – zwei Bittertinkturen aus rund 20 verschiedenen Heilkräutern, die sich in der Praxis zur Behandlung der unterschiedlichsten Beschwerden und Krankheiten bereits bestens bewährt haben.

Bittere Tees und Tinkturen

Wie Sie bisher bereits erfahren haben, ist die Anwendung der Bitterstoffe außerordentlich vielfältig. Bei zahlreichen Krankheiten und Befindlichkeitsstörungen – vor allem im Bereich des Verdauungsapparats sowie zur allgemeinen Stärkung und Anregung des Organismus – sind sie die Mittel der allerersten Wahl.

Aktive Gesundheitspflege

Über den Darm, die wichtigste Bastion unserer Gesundheit und zugleich die Quelle zahlreicher, oft sehr ernsthafter Erkrankungen und Befindlichkeitsstörungen, stärken sie unser Immunsystem, schützen uns so vor Krankheitserregern, halten Herz und Kreislauf in Schwung, regen die Blutbildung an, regulieren den Stoffwechsel, wirken als aktive Entsäuerungsmittel und sorgen dafür, dass wertvolle und gesunde Nahrungsstoffe vom Körper optimal aufgenommen und verwertet werden. So tragen sie ganz wesentlich dazu bei, dass wir gesund bleiben – und außerdem körperlich und geistig fit bis ins hohe Alter. Kurz: Die bitterstoffhaltigen Pflanzen und die daraus hergestellten Zubereitungen sind Lebensmittel im besten Sinn des Wortes.

Man kann gar nicht oft genug darauf hinweisen, dass etwa 80 % unseres so wichtigen Immunsystems auf der Oberfläche der Darmschleimhaut angesiedelt sind.

Möglichkeiten und Grenzen

Dennoch: Bitterstoffe vermögen nicht alles. Sie können – zumal bei schweren Erkrankungen und Notfällen – keine spezielle medizinische Betreuung ersetzen. Im Gegenteil: Erst eine sorgfältige Diagnose bei Ihrem Arzt oder Heilpraktiker kann klären, ob und in welchem Maß bitterstoffhaltige Präparate Ihnen wirklich helfen können.

Bei vielen leichten bis mittelschweren Krankheiten, insbesondere bei solchen, die funktionell bedingt sind und/oder chronisch verlaufen, können Bittermittel, oft in Kombination mit anderen pflanzlichen Heilmitteln (Phytopharmaka), zur alleinigen Therapie angewendet werden. Das gilt auch für viele Befindlichkeitsstörungen.

In anderen Fällen, beispielsweise bei manchen degenerativen Erkrankungen, können sie eine Therapie mit chemisch-synthetischen Pharmaka begleiten und unterstützen. Oft mildern sie dann – als so genannte Adjuvanzien – auch die Nebenwirkungen der Chemotherapeutika ab.

Ausgesprochen wirksam sind Bittermittel auch bei der Rezidivprophylaxe, d. h. sie können nach einer medizinischen Therapie mit dafür sorgen, dass es nicht zu Rückfällen kommt. Besondere Bedeutung kommt ihnen aber in der Genesungsphase nach überstandenen Erkrankungen zu. Denn ihre den Appetit anregende, das Immunsystem stärkende, allgemein kräftigende (tonisierende) Wirkung trägt ganz entscheidend dazu bei, dass wir dann rasch wieder zu neuen Kräften kommen.

Mein Rat

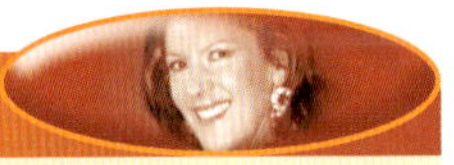

Kein unnötiges Risiko!

Wenn Sie Bittermittel zur Selbstbehandlung bei Befindlichkeitsstörungen oder gesundheitlicher Beeinträchtigung anwenden, denken Sie bitte immer daran, dass sich aus Ihren gegenwärtigen Beschwerden leider auch sehr ernsthafte Krankheiten entwickeln können. Wenn sich Ihr Befinden also nicht nach einer Woche verbessert oder sogar weiter verschlechtert, sollten Sie unbedingt einen Arzt oder Heilpraktiker aufsuchen, um die Situation abklären zu lassen! Das gilt natürlich auch, wenn Sie irgendwelche Nebenwirkungen verspüren oder andere Medikamente einnehmen, mit denen es zu unerwünschten Wechselwirkungen kommen kann.

Geringe Nebenwirkungen

Bisher sind mir nur in ganz wenigen Fällen Nebenwirkungen bei der Anwendung von Bittermitteln bekannt geworden. Es gibt beispielsweise Menschen, die nach der Einnahme von reinen Enzianpräparaten über leichte Kopfschmerzen klagen, auch wenige Fälle von allergischen Reaktionen gegenüber Pflanzen aus der Familie der Korbblütler (Beifuß, Kardobenediktenkraut) sind vorgekommen.

Obwohl die Bitterstoffe die basophilen Drüsen stimulieren und so einer Übersäuerung im Verdauungstrakt aktiv entgegenwirken, sollten Menschen mit übersäuertem Magen bzw. mit aktiven Geschwüren im Magen oder Zwölffingerdarm ausgesprochen vorsichtig sein: Durch die anregende Wirkung der Bitterstoffe auf die Magensaftsekretion können sich die Beschwerden eventuell verschlimmern. Tritt dies ein, rate ich immer, die Bittermittel vorübergehend abzusetzen.

In der Schwangerschaft ist ebenfalls Vorsicht geboten; manche Bitterpflanzen sollten wegen ihrer stark adstringierenden (zusammenziehenden) Wirkung gemieden werden. Entsprechende Hinweise finden Sie bei den Pflanzenbeschreibungen ab Seite 56. Bittermischungen jedoch, in denen diese Wirkung durch andere Inhaltsstoffe weitgehend kompensiert wird, können – richtig dosiert – durchaus angewendet werden. Auch bei Kindern sind die Dosierungsvorschriften genau einzuhalten (siehe Seite 145f.).

Einzeln oder gemeinsam?

Wie Sie bei den einzelnen Pflanzenbeschreibungen gesehen haben, hat jede der vorgestellten Bitterpflanzen aufgrund ihrer spezifischen Inhaltsstoffe auch ein ganz individuelles Wirkungsspektrum. Allen gemeinsam ist die – mehr oder weniger starke – Bitterwirkung, die ihren Verwendungszweck hauptsächlich bestimmt. Daneben gibt es aber auch spezielle Wirkstoffe, beispielsweise ätherische Öle, Scharfstoffe und andere sekundäre Pflanzenstoffe, die den einzelnen Pflanzen ganz bestimmte Eigenschaften als Heilmittel für ganz bestimmte Beschwerden zuweisen. So werden Sie bei den Krankheitsbeschreibungen im nächsten Kapitel ab Seite 150 manchmal nur eine ganz spezielle Bitterpflanze als empfohlenes Therapeutikum finden, oft aber auch mehrere.

In der folgenden Übersicht wird dieses Wirkungsspektrum deutlich:

Andorn – Marrubium vulgare Stoffwechsel, Kreislauforgane, Atmungsorgane (bei Husten), Magen/Darm/Bauchspeicheldrüse, Leber/Gallenbase, Frauenleiden, Blutbildung

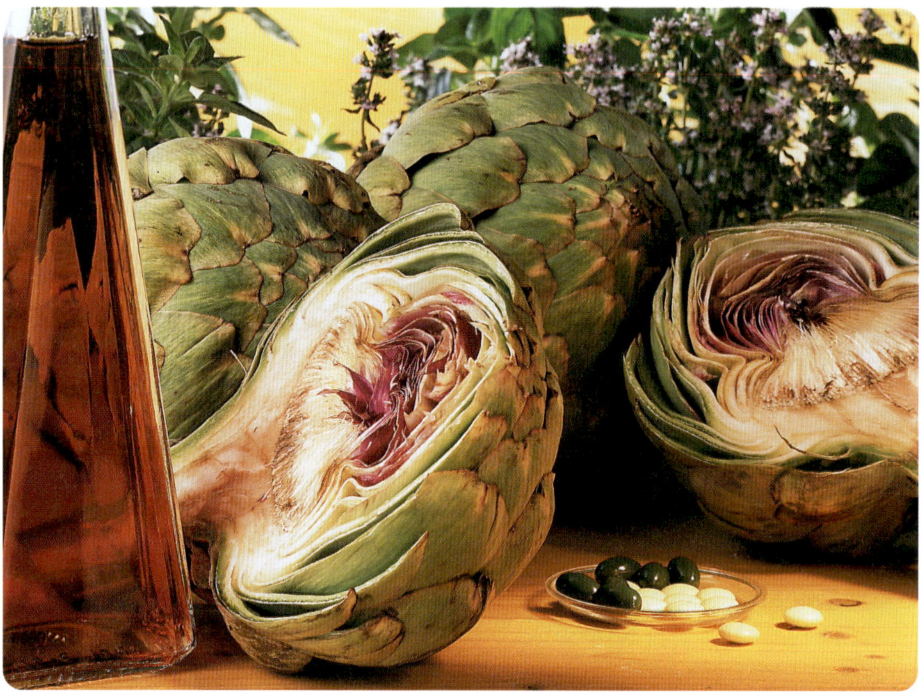

Artischockenpräparate gibt es als Dragees, Kapseln oder Saft. Man stellt sie aus den Blättern der Pflanze und den essbaren Teilen der inneren Blütenblätter her.

Artischocke – Cynara Scolymus Stoffwechsel, Magen/Darm/Bauchspeicheldrüse, Leber/Gallenbase, Blutbildung

Beifuss – Artemisia Vulgaris Magen/Darm/Bauchspeicheldrüse, Leber/Gallenblase

Benediktenkraut – Carduus Benedictus Magen/Darm/Bauchspeicheldrüse, Leber/Gallenblase, Haut/Schleimhäute

Bitterholz – Quassia Amara Magen/Darm/Bauchspeicheldrüse, Leber/Gallenblase

Bitterklee – Trifolium Fibrinum – Menyanthes Trifoliata Stoffwechsel, Kreislauforgane, Atmungsorgane, Magen/Darm/Bauchspeicheldrüse, Leber/Gallenblase, Frauenleiden, Blutbildung, Nervensystem

Bittersüss – Solanum Dulcamara Stoffwechsel, Magen/Darm/Bauchspeicheldrüse, Leber/Gallenblase

Bockshornklee – Foenum Graecum Stoffwechsel, Nervensystem, Magen/Darm/Bauchspeicheldrüse

Chinarinde – Cinchona Succirubra Stoffwechsel, Kreislauforgane, Magen/Darm/Bauchspeicheldrüse, Leber/Gallenbase

Condurango – Marsdenia condurango Stoffwechsel, Magen/Darm/Bauchspeicheldrüse, Leber/Gallenblase

Engelwurz – Angelica Archangelica Kreislauforgane, Magen/Darm/Bauchspeicheldrüse, Leber/Gallenblase, Gewebe, Venen

Enzian, Gelber – Gentiana Lutea Stoffwechsel, Kreislauforgane, Magen/Darm/Bauchspeicheldrüse, Leber/Gallenblase, Blutbildung, Nervensystem

Galgant – Galanga – alpinia Officinarum Kreislauforgane, Magen/Darm/Bauchspeicheldrüse, Leber/Gallenblase

Hopfen – Humulus Lupulus – Lupulinum Nervensystem, Magen/Darm/Bauchspeicheldrüse, Nieren/Nierenbecken/Harnblase, Frauenleiden, Haut/Schleimhäute, Herz/Herzkranzgefäße

Ingwer – Zingiber Officinale Stoffwechsel, Kreislauforgane, Magen/Darm/Bauchspeicheldrüse, Leber/Gallenblase, Nieren/Nierenbecken/Harnblase

Gleich zwei bitterstoffhaltige Pflanzen wurden 2004 zur »Heilpflanze des Jahres« gekürt: Tausendgüldenkraut von »Verein zur Förderung der naturgemäßen Heilweise nach Theophrastus Bombastus von Hohenheim, gen. Paracelsus e. V.« und Schafgarbe vom »Verband der Heilkräuterfreunde Deutschlands«. Begründung: Die Heilwirkungen der Pflanzen haben sich in vielen Jahren naturheilkundlicher Praxis bewährt.

Kalmus – Acorus Calamus L. Magen/Darm/Bauchspeicheldrüse, Blutdruck

Kardamom – Elettaria Cardamomum Stoffwechsel, Kreislauforgane, Magen/Darm/Bauchspeicheldrüse, Leber/Gallenblase

Kurkuma – Curcuma Xanthorrhiza Stoffwechsel, Magen/Darm/Bauchspeicheldrüse, Leber/Gallenblase, Nervensystem

Löwenzahn – Taraxacum Officinale Stoffwechsel, Kreislauforgane, Atmungsorgane, Magen/Darm/Bauchspeicheldrüse, Leber/Gallenblase, Niere/Nierenbecken/Harnblase, Infektionen, Blutreinigung

Mariendistel – Silybum Marianum Kreislauforgane, Leber/Gallenblase

Schafgarbe – Achillea millefolium Stoffwechsel, Kreislauforgane, Magen/Darm/Bauchspeicheldrüse, Leber/Gallenblase, Nieren/Nierenbecken/Harnblase, Frauenleiden, Blutdruck, Herz, Venen, Nervensystem

Tausendgüldenkraut stärkt u. a. den Magen, indem es die Speichel- und Magensaftproduktion anregt, es wirkt gegen Sodbrennen, Stuhlgangprobleme und Blähungen. Schafgarbe hilft u. a. gegen leichte, krampfartige Magen-Darm-Störungen, indem sie die Gallenabsonderung in der Leber anregt, außerdem gegen Appetitmangel, Entzündungen und Muskelbeschwerden.

Tausendgüldenkraut – Centaurium erythraca Kreislauforgane, Nervensystem, Magen/Darm/Bauchspeicheldrüse, Leber/Gallenblase, Frauenleiden, Blutbildung

Wegwarte – Cichorium intybus Stoffwechsel, Magen/Darm/Bauchspeicheldrüse, Leber/Gallenblase, Nieren/Nierenbecken/Harnblase

Wermut – Artemisia absinthium Stoffwechsel, Kreislauforgane, Nervensystem, Magen/Darm/Bauchspeicheldrüse, Leber/Gallenblase, Nieren/Nierenbecken/Harnblase, Frauenleiden, Infektionen

Die Synergie nutzen

Aus der Übersicht können Sie auch erkennen, dass sich viele Anwendungsgebiete überlappen, sich die Wirkungen also ergänzen oder sogar verstärken, wenn mehrere Bitterpflanzen zusammenwirken. Aus diesem Grund empfehle ich in den meisten Fällen Bittermischungen, die ein breiteres Anwendungsspektrum haben, stärker wirksam sind und unter Umständen auch unerwünschte Nebenwirkungen einer Einzelpflanze kompensieren können.
Auf diese Weise können vor allem die regulierenden Wirkungen der Bitterstoffe besser zum Tragen kommen, d. h. die Anregung eines Organsystems kann durchaus mit einer Beruhigung an anderer Stelle kombiniert sein, um so beispielsweise ein ausgewogenes, optimales Verhältnis zwischen Sympathikus und Parasympathikus (siehe auch Seite 21) zu erreichen.
Wenn es nicht um eine ganz genau definierte Krankheit geht, bei der die spezifische Wirkung einer Einzelpflanze gefragt ist, dann empfehle ich immer die Anwendung von Bittermischungen. Diese Mischungen können 2 bis 20 Einzelpflanzen beinhalten und als Tee oder Tinktur eingenommen werden. Bevor ich einzelne Anwendungsbeispiele vorstelle, soll noch kurz auf die Anwendungsformen der Bitterstoffe hingewiesen werden.

Tee oder Tinktur – das ist die Frage

Die meisten Heilkräuter stammen heute schon aus Arzneipflanzenkulturen, doch immerhin wird noch ein Drittel in der freien Natur gesammelt. Sowohl beim kontrollierten Anbau als auch bei der Wildsammlung wird schon früh über Qualität und Wirksamkeit der Kräuter entschieden. Nur Kräuter,

info-box

Bitterkräuter selbst gesammelt

Wenn Sie Bitterkräuter selbst sammeln wollen, sollten Sie die Pflanzen gut kennen, die Bedingungen zum Schutz der Natur strikt einhalten und darauf achten, dass das Sammelgut nicht durch Umwelteinflüsse (in der Nähe stark befahrener Straßen, auf gedüngten oder mit Insektiziden bzw. Fungiziden behandelten Wiesen und Weiden etc.) geschädigt ist. Hier die Sammelzeiten für einige der heimischen Bitterkräuter:

Andorn	Blühendes Kraut	Juni bis August
Benediktenkraut	Kraut, Samen	Juli bis September
Bitterklee	Blätter	Mai bis Juni
Bockshornklee	Samen	Juni bis August
Engelwurz	Wurzel	August bis Oktober
Enzian, gelber	Wurzel, Pflanze	März/April; August/September
Hopfen	Zapfen	September
Kalmus	Wurzel	März/April; September bis November
Löwenzahn	Blätter, Wurzel	Juni und Juli (Blätter); Mitte Juni bis Mitte Juli (Wurzel)
Mariendistel	Früchte	August/September
Odermennig	Kraut	Mai bis August
Schafgarbe	Kraut, Blüten	Mai bis August
Tausendgüldenkraut	Blühendes Kraut	Juli bis August
Wegwarte	Kraut mit Blüten, Blätter, Wurzel	März bis April (Wurzel); Juni bis September (Kraut, Blüten); Oktober bis November (Wurzel)
Wermut	Stängelspitzen	Juni bis August

die zum richtigen Zeitpunkt geerntet bzw. gesammelt, sorgfältig gelagert, schonend getrocknet und weiterverarbeitet wurden, werden den hohen Anforderungen an moderne Phytopharmaka gerecht. Dennoch liegt es auf der Hand, dass unterschiedliche Standorte und Wachstumsbedingungen auch unterschiedliche Wirkstoffgehalte bedingen. Obwohl diese Unterschiede meist nicht beträchtlich sind, ist man mit Heilkräutern aus kontrolliertem Anbau immer am besten beraten. Man bekommt sie als

Einzeldroge, als Kräutermischung (Tee) oder in Form von Tinkturen in der Apotheke. Aus einigen Bitterpflanzen – beispielsweise dem Löwenzahn – gewinnt man auch Presssäfte, die in Apotheken und Reformhäusern erhältlich sind.

Die Zubereitungen

Bei den Bitterpflanzen handelt es sich in der Regel um drei Formen der Zubereitung: Frischpflanzenpresssäfte, Tees und Extrakte, wobei letztere zumeist als Tinkturen hergestellt werden.

▸ **Frischpflanzenpresssäfte** gewinnt man durch Auspressen von frisch geernteten Pflanzen oder Pflanzenteilen. Diese Säfte enthalten nicht nur beinahe alle wasserlöslichen Inhaltsstoffe der Pflanze, sondern auch bis zu einem Drittel der wasserunlöslichen Wirkstoffe. Obwohl sehr wirksam, sind sie noch wenig verbreitet; bei den Bitterpflanzen kennt man sie vom Löwenzahn, vom Tausendgüldenkraut und einigen anderen Kräutern. Erhältlich sind sie meist in Reformhäusern, guten Drogerien und auch in einigen Apotheken.

Frischpflanzenpresssäfte aus der Drogerie sollten keine Konservierungsstoffe enthalten. Deshalb müssen Sie beim Kauf unbedingt auf das Haltbarkeitsdatum achten!

▸ **Teezubereitungen** gehören zu den klassischen Zubereitungsformen und sind auch bei den Bitterpflanzen weit verbreitet. Dazu werden die getrockneten Pflanzen

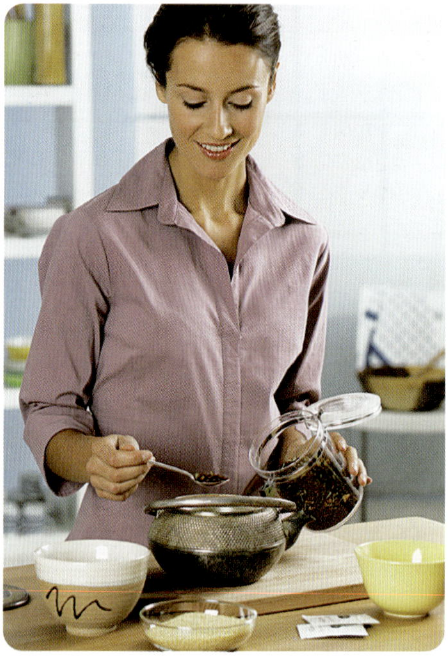

Teekannen sollten aus Keramik, Porzellan oder Glas sein und immer nur mit klarem heißem Wasser ausgespült werden.

oder Pflanzenteile zerkleinert (Blätter, Blüten, Stängel werden geschnitten, Wurzeln und Rinden oft pulverisiert). Die so vorbehandelten Drogen werden entweder mit kochendem Wasser übergossen und nach einigen Minuten abgeseiht – dann handelt es sich um einen **Aufguss** (Infus).
Oder man kocht die Droge mit Wasser auf, lässt sie bei leichtem Sieden ziehen und seiht dann ab. In diesem Fall nennt man die Zubereitung **Abkochung** (Dekokt).
Möglich ist auch ein so genannter **Kaltansatz** (Mazerat), bei dem man die Pflanzenteile mehrere Stunden in kaltem Wasser

stehen lässt, dann abseiht und die Flüssigkeit vor der Verwendung kurz aufkocht.
Bei Bittertees kommt in der Regel entweder der Aufguss oder die Abkochung zur Anwendung. Entsprechende Rezepturen finden Sie in diesem Kapitel ab Seite 143 sowie bei den Therapieempfehlungen im folgenden Kapitel ab Seite 150. Die dazu benötigten Bitterpflanzendrogen erhalten Sie in guten Apotheken; dort können Sie sich auch entsprechende Teemischungen zusammenstellen lassen.
Noch ein wichtiger Hinweis Trinken Sie Bittertees immer ungesüßt, damit sich die Wirkung ungehindert schon auf der Zunge entfalten kann. Das kann anfänglich einige Überwindung kosten, doch nach einiger Zeit gewöhnt man sich an den bitteren Geschmack und empfindet ihn später sogar als angenehm.
Wenn Kinder absolut nicht dazu zu bewegen sind, den bitteren Tee zu trinken, kann man den Bittergeschmack mit ein wenig Honig abmildern oder man gibt ihnen Bittertinkturen (siehe den nächsten Abschnitt), von denen man nur wenige Tropfen benötigt und die man mit etwas warmem Wasser verdünnt.

- **Tinkturen** sind Zubereitungen, mit denen man die Bitterpflanzen am wirkungsvollsten und auch am bequemsten anwenden kann. Dabei werden die Bitterpflanzendrogen mit einem Alkohol-Wasser-Gemisch extrahiert. Dabei werden sowohl alkohol- als auch wasserlösliche Wirkstoffe gelöst. Bei dem Alkohol handelt es sich um Ethanol, also den »Trinkalkohol«, der in den fertigen Tinkturen einen Gehalt von etwa 40 bis 60 Volumenprozent hat. Durch diese Art der Zubereitung erhält man hoch konzentrierte Lösungen, von denen wenige Tropfen dem Wirkstoffgehalt einer ganzen Tasse Tee entsprechen.

»Bitterstern« und »Bittersegen«

Die von mir entwickelten Bittertinkturen »Bitterstern« und »Bittersegen« enthalten die Wirkstoffe von 18 bzw. 20 Heilpflanzen, wobei der Alkoholgehalt 59 Volumenprozent beträgt.
Es handelt sich dabei um besonders hochwertige Bittertinkturen, die mit reinen, sehr sorgfältig ausgewählten Bitterdrogen aus kontrolliert biologischem Anbau angesetzt werden, wobei der hohe Alkoholanteil gewährleistet, dass die wertvollen Inhaltsstoffe der Heilpflanzen nahezu vollständig extrahiert sind.

Ausgewählte Bezugsadressen, wo Sie meine bewährten Bittertinkturen »Bitterstern« und »Bittersegen« sowie die auf Seite 187 vorgestellten »Bitterstern-Trüffel« bekommen können, finden Sie auf Seite 188.

Bitter & Co.

Übrigens enthalten die Tinkturen neben den Bitterkräutern noch eine Reihe so genannter Begleitpflanzen: Fenchel, Koriander, Kümmel, Lavendel, Majoran, Melisse

und Zimt, die den Mischungen einen ausgleichenden, harmonisierenden Charakter verleihen und vor allem ihre regulierende Wirkung auf Verdauung und Stoffwechsel deutlich verstärken. Hier noch einmal die Zusammensetzungen:
»Bitterstern« enthält die Wirkstoffe der Bitterpflanzen Engelwurz, Enzian, Galgant, Ingwer, Kalmus, Kardamom, Löwenzahn, Pomeranzenschalen, Schafgarbe, Tausendgüldenkraut, Wermut und Zitwer sowie die der »Begleitkräuter« Fenchel, Koriander, Kümmel, Lavendel, Majoran, Nelken und Zimt. Im »Bittersegen« sind zusätzlich die Wirkstoffe der Melisse enthalten.

Gemeinsamkeiten und Unterschiede

Beide Bittertinkturen haben sich in der Praxis bestens bewährt. Dabei stellt der »Bitterstern« sozusagen die Basistinktur dar, die sich nahezu universell einsetzen lässt, während der »Bittersegen« einerseits noch stärker leberwirksam ist und andererseits – so zeigt es meine Erfahrung mit zahlreichen Patienten – für empfindsamere, besonders sensible Menschen etwas besser geeignet ist (siehe dazu auch Seite 52f.).
Alles in allem sind jedoch die Gemeinsamkeiten meiner beiden Produkte so groß, dass in den folgenden Rezepten und Einnahmeempfehlungen meist nur der Begriff »Bittertinktur« gebraucht wird. Dann sind stets beide – also »Bitterstern« und »Bittersegen« – gemeint.

Kein Alkoholproblem

Da die Einnahme der Bittertinkturen ja tropfenweise erfolgt und diese Tropfen auch noch mit reichlich Wasser verdünnt werden, dürfte der Alkoholgehalt bei einem Erwachsenen eigentlich keine Rolle spielen. Für Kinder und andere Menschen, die keinen Alkohol zu sich nehmen dürfen oder wollen, gibt es eine ganz einfache Möglichkeit: Man gibt die Tropfen in heißes Wasser und wartet ein wenig, bis der Alkohol nahezu vollständig verdampft ist. Wer allerdings auch danach noch eine Alkoholwirkung befürchtet, sollte besser auf einen Bittertee ausweichen.

Vorsicht bei Allergien und Geschwüren

Nicht angezeigt sind Bitterstoffe eigentlich nur in zwei Fällen: Es kann vorkommen, dass man auf die eine oder andere Bitterpflanze allergisch reagiert. Das ist zwar recht selten und macht sich bei der Verwendung von Bittermischungen auch kaum bemerkbar. Dennoch sollte man die Pflanze, die das Allergen enthält, ausfindig machen und eine Einzelbehandlung damit ausschließen.
Vorsichtig sollte man sein, wenn man unter einer akuten Magenschleimhautentzündung oder gar unter aktiven Magen- oder Zwölffingerdarmgeschwüren leidet. Dann könnte die zusätzliche Gabe von Bitterstoffen, die ja auch die Magensaftsekretion an-

regen, die Beschwerden verschlimmern. Da aber die Bitterstoffmischung andererseits eine ausgleichende und entsäuernde Wirkung im Verdauungstrakt auslöst, sollte man es mit täglich dreimal ein bis drei Tropfen Bittertinktur in warmem Wasser versuchen und – wenn keine weitere Reizung spürbar ist – die Einnahme fortsetzen.

Bittergel & Bitterspray

Für die äußerliche Anwendung gibt es auch ein Bittergel (mit den Inhaltsstoffen von »Bitterstern«) sowie ein Bitterspray (abgeleitet von »Bittersegen«). Beide enthalten als Extraktionsmittel vergälltes Ethanol und sind – wegen der Steuergesetzgebung – deutlich preiswerter als die Tinkturen zum Einnehmen. Sie werden auf die betroffenen Hautpartien aufgetragen und sollten möglichst in Meridianrichtung eingerieben werden. Bei Bedarf deckt man die betroffenen Hautstellen mit Kompressen oder Verbänden ab.

Die besten Rezepte

Natürlich kann es für jeden speziellen Krankheitsfall und jedes individuelle Beschwerdebild ganz unterschiedliche Verordnungen geben. Die erhalten Sie, wenn Sie sich an Ihren Arzt für Naturheilkunde oder Ihren Heilpraktiker wenden. In diesem Buch kann ich Ihnen nur etwas allgemeinere Rezeptempfehlungen vermitteln – Standardrezepte gewissermaßen, die jedoch in sehr vielen Fällen anwendbar sind. Ich habe die einzelnen Zubereitungen mit Buchstaben und Zahlen bezeichnet, damit Sie die einzelnen Rezepturen später leichter den im folgenden Kapitel beschriebenen Krankheitsbildern ab Seite 150 zuordnen können. Beginnen wir mit den bitteren Tees:

T 0 – der Universalbittertee

Angelikawurzel	20 g
Enzianwurzel	20 g
Schafgarbenkraut	20 g
Tausendgüldenkraut	20 g
Pomeranzenschalen	20 g

2 Teelöffel der Teemischung mit 1 Tasse kochendem Wasser aufgießen und 15 Minuten ziehen lassen.
3-mal täglich 1 Tasse des Tees vor den Mahlzeiten trinken.
Diesen Tee können Sie übrigens als heilenden und sehr wohltuenden Badezusatz verwenden. Geben Sie 2 Liter davon auf ein – nicht zu heißes – Vollbad.

T 1 – der »Vier-Winde-Tee« bei Blähungen

Fenchelfrüchte	20 g
Kümmelfrüchte	20 g
Anisfrüchte	20 g
Schafgarbenkraut	20 g
Pfefferminzblätter	20 g

2 Teelöffel der Teemischung mit 1 Tasse kochendem Wasser aufgießen, 10 Minuten ziehen lassen.
3-mal täglich 1 Tasse trinken, am besten vor den Mahlzeiten.

T 2 – der Bittertee für Leber und Gallenblase

Löwenzahnwurzel mit -kraut	20 g
Mariendistelsamen	20 g
Boldoblätter	20 g
Pfefferminzblätter	20 g
Javanischer Gelbwurz	20 g

2 Teelöffel der Teemischung mit 1 Tasse kochendem Wasser aufgießen, 10 Minuten ziehen lassen.
3-mal täglich 1 Tasse trinken, am besten vor den Mahlzeiten.

T 3 – der Bittertee für Herz und Kreislauf

Weißdornblüten	20 g
Weißdornblätter	20 g
Melissenblätter	20 g
Löwenzahnwurzel mit -kraut	20 g
Mistelkraut	20 g

2 Teelöffel der Teemischung mit 1 Tasse kochendem Wasser aufgießen, 10 Minuten ziehen lassen.
3-mal täglich 1 Tasse trinken, am besten vor den Mahlzeiten.

T 4 – der Bittertee für Nieren und Blase

Goldrutenkraut	20 g
Schachtelhalm	20 g
Lindenblüten	20 g
Orthosiphonblätter	20 g
Birkenblätter	20 g

2 Teelöffel der Mischung mit 1 Tasse kochendem Wasser aufgießen und 10 Minuten ziehen lassen.
3-mal täglich zwischen den Mahlzeiten 1 Tasse trinken.

T 5 – der Bittertee für Lunge und Atemwege

Lungenkraut	20 g
Ehrenpreiskraut	20 g
Hagebutten	20 g
Spitzwegerichkraut	20 g
Ringelblumen	20 g

2 Teelöffel der Kräutermischung mit 1 Tasse kochendem Wasser aufgießen, 10 Minuten ziehen lassen.
3-mal täglich 1 Tasse trinken, am besten vor den Mahlzeiten.

Die Anwendung der Bittertinktur(en)

Auch hier empfehle ich Ihnen einige bewährte Standardrezepturen, die Sie unter den angeführten Umständen auch in Eigenregie anwenden können. Außerdem gebe ich einige Tipps zur Anwendung bei Kindern, in der Schwangerschaft und im höheren Lebensalter.

B 0 – Bittertinktur zur Nahrungsergänzung und Vorbeugung

Auch wenn Sie keine Beschwerden haben, sollten Sie diese Anwendung regelmäßig nutzen, um den Mangel an lebensnotwendigen Bitterstoffen in der täglichen Nahrung auszugleichen und so Ihre Gesundheit zu stabilisieren.
Nehmen Sie 2-mal täglich – morgens und abends – je 10 Tropfen Bittertinktur in 1/2 Tasse lauwarmem Wasser etwa 15 Minuten vor den Mahlzeiten ein.

B 1 – Bittertinktur bei lang anhaltenden, chronischen Beschwerden

Nehmen Sie 3-mal täglich – jeweils 15 Minuten vor den Hauptmahlzeiten – je 10 Tropfen Bittertinktur in 1/2 Tasse lauwarmem Wasser ein. Führen Sie diese Anwendung durch, solange Ihre Beschwerden anhalten. Danach können Sie zur Rezeptur »B 0« übergehen.

B2 – Bittertinktur bei akuten Beschwerden

Nehmen Sie täglich bis zu 8-mal stündlich jeweils 10 Tropfen Bittertinktur in 1/2 Tasse lauwarmem Wasser ein; eventuell zusätzlich Vitamin C.
Wenn die akuten Beschwerden nach höchstens 2 Tagen nicht abklingen, gehen Sie bitte unbedingt zu Ihrem Arzt oder Heilpraktiker!

BA – äußerliche Anwendung der Bittertinktur

- **Einreibungen** Bittergel, -spray oder -tinktur auf die betreffenden Hautpartien auftragen und entlang der Energiebahnen (Meridiane) gründlich einreiben. Wenn Sie sich über den Verlauf der Meridiane nicht ganz sicher sind, sollten Sie immer längs zum Körper hin- und herreiben, nicht etwa kreisförmig.
- **Wickel, Kompressen** Geben Sie 30 bis 50 Tropfen Bittertinktur auf ein angefeuchtetes Leinentuch, legen Sie es auf die betroffene Körperstelle und umwickeln Sie schließlich das Ganze mit einem weiteren, trockenen Tuch.
- **Wunden** Sie können Bittertinktur auch bei offenen Wunden anwenden. Träufeln Sie einige Tropfen in die Wunde. Das brennt zwar zunächst sehr stark, der Alkohol desinfiziert jedoch die Wunde, und die Bitterstoffe mit ihrer entzündungshemmenden Wirkung sorgen für eine rasche Heilung ohne nennenswerte Narbenbildung.

Bittermittelanwendungen bei Kindern

Um späteren Bitterstoff-Mangelerscheinungen und deren unangenehmen Folgen vorzubeugen, sollten möglichst schon Säuglinge Bittertinktur bekommen.

Dass immer mehr Kinder übergewichtig sind und unter den Folgen leiden, liegt meist daran, dass sie von klein auf mit süßen Speisen und Getränken überfüttert werden. Dadurch geht nach und nach ihre Appetitregulierung verloren: Süßes macht Hunger auf immer mehr Süßes. Rechtzeitig in die Nahrung integrierte Bitterstoffe wirken dem effektiv entgegen.

- **Bei Säuglingen** gibt man 1 Tropfen Bittertinktur in etwa 20 Milliliter heißes Wasser, lässt den Alkohol abdampfen und gibt dem Kind die Mischung über den Tag verteilt in den Mund.
- **Für Kleinkinder bis zum fünften Lebensjahr** gilt folgende einfache Regel: Geben Sie dem Kind jeweils 2-mal täglich – am besten morgens und abends – so viele Tropfen der Bittertinktur, wie es seinem Lebensalter entspricht. Also einem 1-Jährigen 2-mal 1 Tropfen, einem 2-Jährigen 2-mal 2 usw.

Bitte immer daran denken, die Tropfen in heißes Wasser zu geben und zu warten, bis der Alkohol vollständig verflogen ist. Muss das Kind erst an den bitteren Geschmack gewöhnt werden, kann man am Anfang noch den frisch gepressten, ungesüßten Saft von 1/2 Orange hinzufügen.

- **Schulkinder bis zum 14. Lebensjahr** nehmen je nach Alter täglich 2-mal 5 bis 7 Tropfen Bittertinktur in 1/2 Tasse Wasser jeweils 15 Minuten vor den Hauptmahlzeiten ein. Der Alkohol wird vorher durch Abdampfen in heißem Wasser entfernt.
- **Bei Jugendlichen** gibt man 3-mal täglich vor dem Essen je 7 Tropfen der Bittertinktur auf 1/2 Tasse Wasser, nachdem der Alkohol entfernt wurde.

Bitterstoffe in der Schwangerschaft

Auch während einer normalen Schwangerschaft brauchen und sollten Sie nicht auf die wohltuenden Wirkungen der Bitterstoffe verzichten. Sie beeinflussen Ihren Stoffwechsel außerordentlich günstig, sorgen für eine optimale Blutversorgung des Gebärmuttergewebes und unterstützen so die optimale Versorgung des Kindes im Mutterleib. Und dazu: Wie Studien ergeben haben, machen die Wirkstoffe die Muttermilch noch bekömmlicher und – so jedenfalls sagen die Wissenschaftler – auch wohlschmeckender für das Baby.

Als Schwangere sollten Sie aber besser auf Bitterpflanzenzubereitungen von Einzelpflanzen wie Wermut oder andere eher adstringierend (zusammenziehend) wirkende Amara acria (siehe Seite 19) verzichten und Bittertinkturen bevorzugen.

Ich empfehle 3-mal täglich vor den Mahlzeiten je 7 Tropfen Bittertinktur in 1/2 Tasse lauwarmem Wasser.

Mein Rat

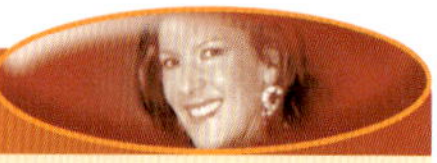

Kinder brauchen Bitterstoffe!

Es ist mir ein wichtiges Anliegen, darauf hinzuweisen, dass gerade Kinder so früh wie möglich Bitterstoffe bekommen sollten. Zum einen als Nahrungsergänzung, um das Fehlen der Bitterstoffe in unserer heutigen Nahrung zu kompensieren und so frühzeitig Stoffwechselstörungen und das damit oft verbundene Übergewicht zu vermeiden. Zum anderen, weil gerade in den ersten Lebensmonaten und -jahren der Geschmackssinn für das ganze Leben geprägt wird. Wer von Anfang an auch den bitteren Geschmack gewöhnt ist, wird nicht dem Heißhunger auf Süßes verfallen, der gerade für die Kinder sehr verhängnisvoll ist, wie eigentlich alle verantwortungsvollen Eltern wissen müssten. »Süße Kinder« werden oft ungesunde, übergewichtige Erwachsene, während Kinder, die früh Bitterstoffe bekamen, meist gesund und schlank heranwachsen.

Übrigens: Gönnen Sie sich während Ihrer Schwangerschaft ruhig hin und wieder ein Stückchen Schokolade – natürlich Bitterschokolade mit einem Kakaoanteil von etwa 70 %. Die tut nicht nur der werdenden Mama gut, sondern auch dem ungeborenen Kind. Denn: Wie finnische Wissenschaftler herausgefunden haben, entlockt ein solcher Genuss dem Embryo angeblich ein glückliches Lächeln …

Ein wahrer Jungbrunnen

Wer meint, dass ältere Menschen nicht unbedingt Bitterstoffe als Nahrungsergänzung bräuchten, befindet sich in einem fundamentalen Irrtum. Das genaue Gegenteil ist der Fall: Gerade für sie sind diese geradezu lebensnotwendig. Denn so wie im Alter – für alle sichtbar – die »äußere« Haut austrocknet, faltig wird, ihre Elastizität verliert, so geschieht das – von außen kaum erkennbar – in dieser Lebensphase auch mit den »inneren« Häuten, den Schleimhäuten, die viele hundert Quadratmeter in unserem Körper einnehmen und zahlreiche wichtige Lebensfunktionen erfüllen. Ausgetrocknet, schlaff und kraftlos sind sie dazu kaum noch in der Lage. Doch während man die »äußere« Haut mit Cremes und Lotionen noch für eine ganze Weile glatt und geschmeidig erhalten kann, gibt es für die Schleimhäute nur ein wirksames »Kosmetikum« – und das sind nun einmal die Bitterstoffe: Sie halten die inneren Häute feucht, geschmeidig, beweglich und regen sie zur Tätigkeit an. Dadurch werden alle Körperfunktionen in Schwung gehalten, das Immunsystem wird stabilisiert – das ist also Anti-Aging im besten Sinn des Wortes.

Menschen ab dem 50. Lebensjahr sollten 3-mal täglich etwa 15 Minuten vor den Mahlzeiten je 10 bis 15 Tropfen auf 1/2 Glas Wasser einnehmen.

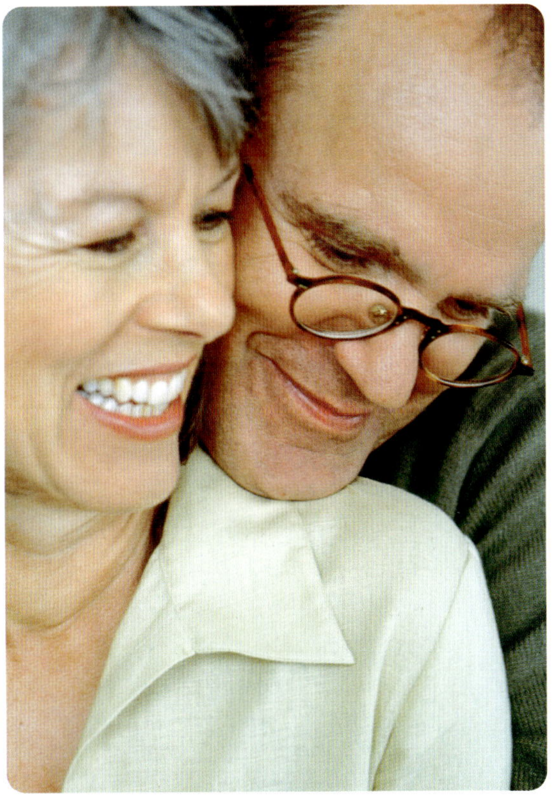

Man darf den Jugendkult nicht übertreiben. Jede Lebensphase ist wichtig und sollte bewusst erlebt werden. Es kommt beim Anti-Aging nicht nur darauf an, dem Leben mehr Jahre zu geben, sondern vielmehr darauf, den Jahren mehr Leben zu geben.

Die Bitterstoffkur – von 0 auf 100 in vier Wochen

Wenn Sie die Wirkung der Bitterstoffe einmal ganz bewusst erfahren und erleben wollen, dann rate ich Ihnen zu einer Bitterstoffkur, wie sie viele meiner Patientinnen und Patienten Jahr für Jahr durchführen und über deren Ergebnisse sie begeistert sind.

Der richtige Zeitraum

Alles, was Sie für diese Kur brauchen, lässt sich ohne große Mühe in Ihren Alltag integrieren, sodass Sie eigentlich zu jedem Zeitpunkt damit beginnen könnten. Ich rate aber, die Kur im Frühjahr und/oder im Herbst durchzuführen, damit einerseits der Stoffwechsel nach der langen Winterpause wieder in Schwung kommt, andererseits das Immunsystem für den Winter und seine Belastungen bestens gerüstet ist. Die Dauer der Kur sollte vier Wochen betragen.

Ich empfehle meinen Patienten, diese Kur alle zwei Jahre zu wiederholen und zwischendurch den Bitterstoffmangel durch bewusste Ernährung plus Bittertinktur auszugleichen.

Der Kurverlauf

Während der vier Wochen sollten Sie dreimal täglich jeweils eine halbe Stunde vor den Mahlzeiten 15 Tropfen der Bittertinktur in einem halben Glas Wasser bzw. je eine Tasse Universalbittertee (Rezeptur T 0; siehe Seite 143) einnehmen. Dazu nehmen Sie zweimal wöchentlich ein Vollbad, dem Sie jeweils 2 Liter des Universalbittertees (Rezeptur T 0) zusetzen.

Sehr günstig ist es, wenn Sie während des Kurverlaufs den Konsum von »säuernden« Genussmitteln (Kaffee, Alkohol, Süßigkeiten) und Nahrungsmitteln (Fleisch, tierische Fette, Weißmehlprodukte) einschränken. Essen Sie dafür viel frisches Obst, Gemüse, Vollkornprodukte und Seefisch.

Ganz wichtig: Trinken Sie täglich mindestens zwei Liter Wasser, das Sie vorher fünf Minuten gekocht und dann auf Zimmertemperatur abgekühlt haben. So spülen Sie die Säuren aus dem Körper heraus.

Das Rahmenprogramm

Um die aktive Entsäuerung durch Bitterstoffe zu unterstützen, können Sie zeitgleich auch eine Entsäuerungstherapie durchführen, wie sie in meinem Buch »Die Entsäuerungsrevolution« – ebenfalls im Südwest Verlag erschienen – beschrieben ist. In jedem Fall sollten Sie aber abends, ca. eine Stunde vor dem Zubettgehen, einen Teelöffel Basenpulver (Urbase I, Pascoe-Pulver, Satyrin, Alkala) einnehmen.

Wie Sie wissen, unterstützen die Bitterstoffe die Fettverbrennung. Deshalb liegt es nahe, die Bitterstoffkur mit einem Schlankheitsprogramm zu verbinden. Fett- und kohlenhydratarme, aber eiweißreiche Kost, verbunden mit einem täglichen Bewegungstraining von 30 bis 60 Minuten, lassen mit freundlicher Unterstützung durch die Bitterstoffe die Pfunde nur so purzeln. Probieren Sie es doch einmal aus!

Und noch etwas: Eine solche Zeit bewusster Lebensgestaltung ist durchaus auch geeignet, aktiv etwas gegen ungesunde Angewohnheiten, wie beispielsweise das Rauchen, zu unternehmen. Die Erfolgsaussichten sind einfach größer!

Und das Ergebnis?

Wenn Sie nach vier Wochen Bitterstoffkur ein Resümee ziehen, werden Sie feststellen, dass die positive Umstellung Ihres Stoffwechsels, verbunden mit einer aktiven Entsäuerung des Organismus, dazu geführt hat, dass

- Sich Ihr Allgemeinbefinden deutlich spürbar verbessert hat
- Sie schon morgens frisch und voller Tatkraft den Tag beginnen und dass Sie viel leistungsfähiger sind als früher
- Verdauungsprobleme sehr viel seltener auftreten und kaum noch Beschwerden bereiten
- Das Verlangen nach Süßem ganz deutlich verringert ist, sodass es Ihnen viel leichter fällt, Ihr Gewicht zu halten oder abzunehmen

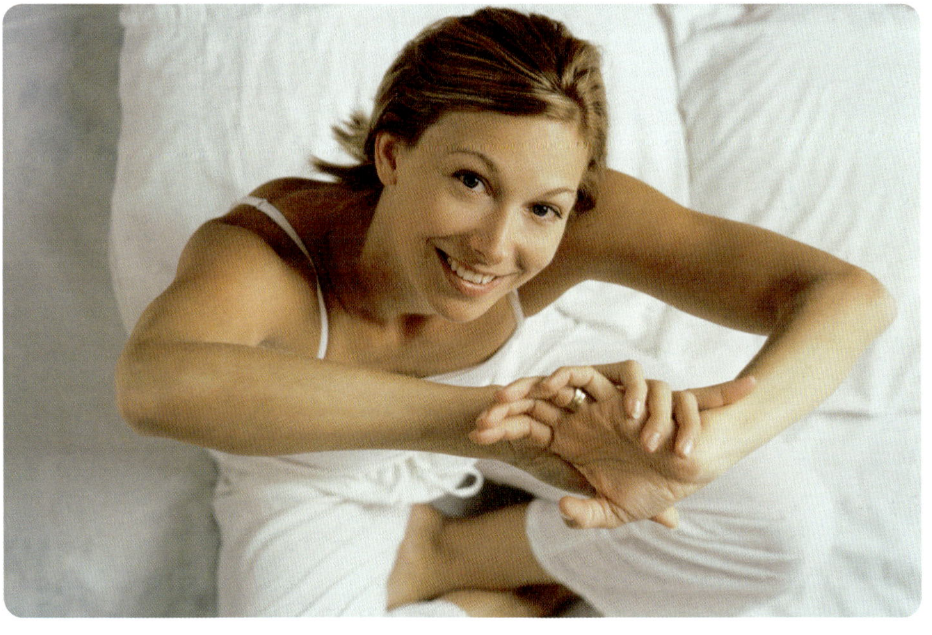

Eine Bitterstoffkur, im Idealfall verbunden mit einer Entsäuerungstherapie, bringt einen auch dazu, sehr viel bewusster zu leben. Und bewusster leben heißt glücklicher leben!

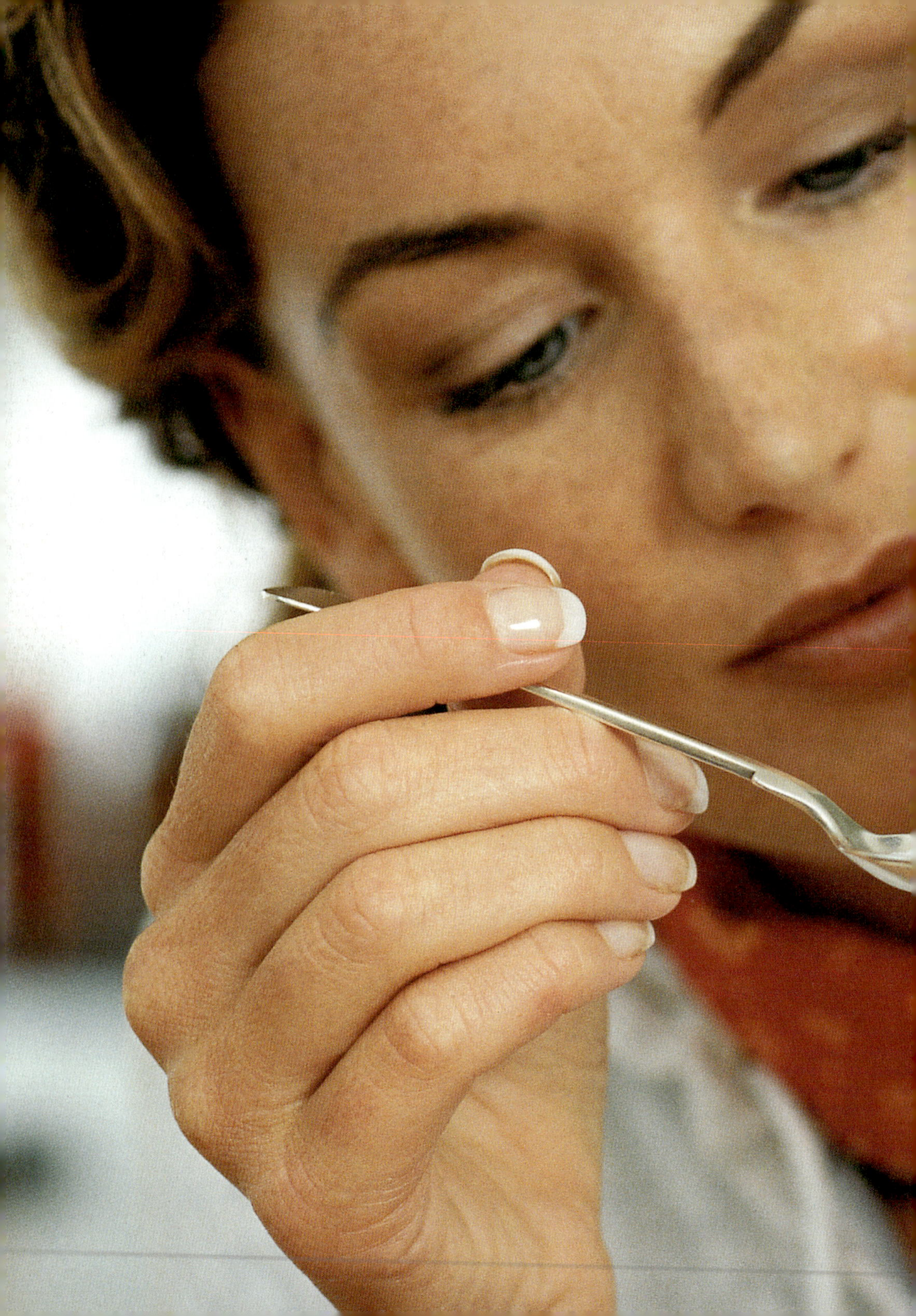

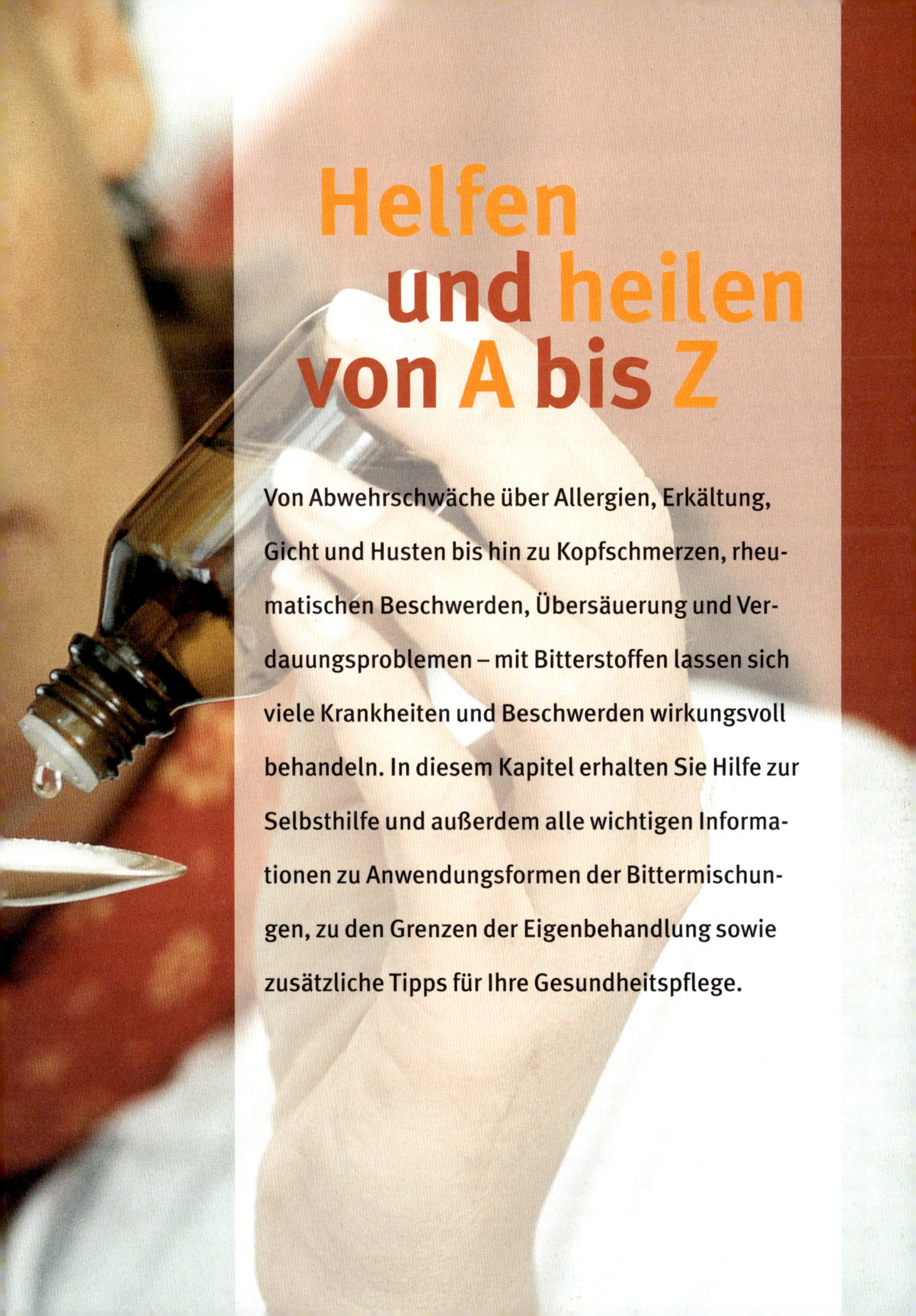

Helfen und heilen von A bis Z

Von Abwehrschwäche über Allergien, Erkältung, Gicht und Husten bis hin zu Kopfschmerzen, rheumatischen Beschwerden, Übersäuerung und Verdauungsproblemen – mit Bitterstoffen lassen sich viele Krankheiten und Beschwerden wirkungsvoll behandeln. In diesem Kapitel erhalten Sie Hilfe zur Selbsthilfe und außerdem alle wichtigen Informationen zu Anwendungsformen der Bittermischungen, zu den Grenzen der Eigenbehandlung sowie zusätzliche Tipps für Ihre Gesundheitspflege.

Mit Bitterstoffen rundum gesund

Dieses Kapitel beschreibt die verschiedensten Krankheitsbilder, denen man mit Bitterstoffen in ihren diversen Anwendungsformen entweder vorbeugen kann oder die dadurch geheilt oder gebessert bzw. gelindert werden können. Bitte bedenken Sie aber, dass in vielen Fällen – vor allem, wenn es sich um ernsthafte Erkrankungen handelt oder solche befürchtet werden müssen – erst eine eindeutige ärztliche Abklärung erforderlich ist, bevor Sie die Selbstbehandlung mit Bitterstoffen beginnen. Berücksichtigen Sie dabei auch mögliche Nebenwirkungen, wie sie bei den Pflanzenporträts ab Seite 56 genannt sind.

Die hier vorgeschlagenen Anwendungen beziehen sich auf die Rezepturen ab Seite 143. Sie finden sie auch nochmal auf den herausklappbaren Umschlaginnenseiten.

Sicherer gehen Sie in jedem Fall, wenn Sie Kräutermischungen oder fertige Bittertinkturen, beispielsweise »Bitterstern« oder »Bittersegen«, verwenden. In diesen Tinkturen sind Qualität und Quantität der Bitterkräuter sowie der Begleitpflanzen so aufeinander abgestimmt, dass unerwünschte Nebenwirkungen praktisch ausgeschlossen sind. Wenn Sie dennoch unsicher sind oder Fragen haben, wenden Sie sich an Ihren Heilpraktiker oder einen Arzt für Naturheilkunde.

Abwehr-/Immunschwäche

Eine einfache Abwehrschwäche führt zu immer wiederkehrenden Infektionen, die dann meist mit Antibiotika behandelt werden, was leider den Darm schädigt, wenn nicht gleichzeitig Darmbakterien gegeben werden. Echte Immunschwächen führen dann zu Immunkomplexkrankheiten, wie z. B. rheumatischen Beschwerden wie Arthritis (Gelenkentzündung), Lupus erythematodes (»Hautwolf«) oder Dermatomyositis (Muskel- und Hautentzündung).

Etwa 80 % unseres Gesamtimmunsystems befinden sich auf der Darmschleimhaut – auf einer Oberfläche von rund 200 Quadratmetern! Im Vergleich dazu hat unsere äußere Haut nur rund zwei Quadratmeter. Der menschliche Darm ist etwa fünf bis sieben Meter lang und durch die große Oberfläche das größte Organ des Menschen. Die Schleimhaut des Darms ist das wichtigste Verteidigungssystem gegen Giftstoffe, Viren und Bakterien. Erst an zweiter Stelle folgen Leber, Nieren, Lymphe, Lunge und die Hautoberfläche.

Die älteste und nach wie vor beste Pflege der Darmschleimhaut sind die Bitterstoffe – und das schon seit mehr als 1000 Jahren. Gerade unsere Umweltgifte machen unsere innere Haut nicht straff, sondern schlaff. Nur die Bitterstoffe sind in der Lage, diese

Haut zu straffen und zu tonisieren, sozusagen wie ein »Jogging« für die Schleimhautzotten zu wirken. Eine tonisierte Schleimhaut wirkt sich natürlich auf die Immunzellen aus, die sich darin befinden.
Die wichtigsten Bitterpflanzen für diesen Zweck sind: Benediktenkraut, Bitterholzgewächse, Bitterklee, Chinarinde, Condurangorinde, Engelswurz, Galgant, Gelber Enzian, Hopfen, Ingwer, Kalmus, Kurkuma, Löwenzahn, Mariendistel, Pomeranze, Schafgarbe, Tausendgüldenkraut, Wegwarte und Wermut.
Anwendung Innerlich am besten als Tinktur oder Tee – B 0, B 1 oder T 0.

Adipositas (Fettleibigkeit)

Sie wird meist ausgelöst durch falsche Ernährung: zu viel, zu oft, zu schnell, zu spät, zu fett, zu süß. Die schlaffen Schleimhäute reagieren zu langsam. Es kommt nicht mehr zu einem natürlichen Sättigungsgefühl.
Bitterstoffe tonisieren und aktivieren die Schleimhäute. Bitter ist der Gegenspieler des süßen Geschmacks. Deshalb wird Süßhunger reguliert.
Anwendung Innerlich als T 0 oder B 0.

Akne

Eine in der Pubertät, aber auch im Erwachsenenalter auftretende Hauterkrankung, bei der es durch Verstopfung der Talgdrüsen zu den unschönen Hauterscheinungen kommt. Wenn die Haut ein Problem hat, muss man immer an die riesige Oberfläche der »inneren Haut« denken; dort soll die Behandlung anfangen.
Anwendung Innerlich (B 2, T 0) und äußerlich (B A) durch Abtupfen der Hauterscheinungen. Bei starker Akne sollte dies durch eine Colon-Hydro-Therapie begleitet werden.

Bei der Colon-Hydro-Therapie zum Aufbau einer gesunder Darmflora wird der Darm mit ca. 30 Litern lauwarmem Wasser bei gleichzeitiger Darmmassage durchgespült. So werden Giftstoffe, Viren, Parasiten und Bakterien entfernt. Die dabei auch herausgespülten »guten« Bakterien ersetzt man mit einer »Symbioselenkung«.

Allergie

Darunter versteht man eine Änderung der Reaktionsfähigkeit des Immunsystems gegenüber körperfremden, eigentlich unschädlichen Substanzen, die als Allergen erkannt werden.
Die Allergiebereitschaft ist in den letzten Jahren unglaublich angestiegen: Unsere Nahrung ist belastet. In der Landwirtschaft werden Gemüse, Getreide und Früchte mit Spritzmitteln behandelt, die Tiere mit Antibiotika und Hormonen, die dann auch in unseren Körper gelangen. Unser Darmimmunsystem ist dem nicht mehr gewachsen. Deshalb sollte eine Allergietherapie immer im Darm anfangen und vor allem auf eine biologische Ernährung geachtet werden. »Deine Nahrungsmittel seien Deine Heilmittel«, sagte schon Hippokrates. Bitterstoffe sind eine Basis, um den geschädigten Darm wieder zu tonisieren und damit die Allergiebereitschaft herabzusetzen.
Anwendung Bittermischungen innerlich (T 0, B 2) und bei Hauterscheinungen auch äußerlich einreiben (B A).

Altersdiabetes (Zuckerkrankheit)
Die meisten betroffenen Patienten sind übergewichtig. Außerdem degenerieren im Alter alle Gewebe. Gerade deshalb ist es wichtig, unser größtes Organ, die Darmschleimhaut, mit ihrer großen Immunleistung in die Behandlung mit einzubeziehen. Denn: Der Mensch ist so jung wie sein Immunsystem!

Beim Alters- oder Typ-2-Diabetes ist die Ansprechbarkeit des Organismus auf das für die Zuckerverwertung im Körper zuständige Hormon Insulin stark eingeschränkt.

Anwendung Bittermischungen innerlich (B 1, T 0). Für die funktionelle Aktivierung der Bauchspeicheldrüse frische Papaya oder Pankreas-Enzyme vor dem Essen einnehmen, zusätzlich auf basenreiche Ernährung achten und eventuell Basenpulver (siehe Seite 148) anwenden.

Anämie
Es gibt unendlich viele Anämietypen; meist handelt es sich um einen Mangel an roten Blutkörperchen. Ein Beispiel ist die perniziöse Anämie, die durch einen Mangel an Vitamin B12 ausgelöst wird. Dies ist oft bedingt durch eine geschwächte Schleimhaut im Magen und Zwölffingerdarm mit einer Aufnahmestörung des Vitamins. Deshalb nutzt eine orale Vitaminzufuhr meist nichts; es sollten Injektionen gemacht werden. Aber generell gilt, dass durch Bitterstoffe die Schleimhäute wieder zur Regeneration angeregt werden.
Anwendung Bittermischungen innerlich (T 0, B 1).

Anorexie
Darunter versteht man Appetitlosigkeit, etwa durch Mund-, Magen-, Darm- oder Infektionskrankheiten usw. Bitterstoffe wirken harmonisierend auf den Verdauungstrakt sowohl durch Anregung des Appetits als auch bei übermäßiger Nahrungsaufnahme durch eine Dämpfung.
Anwendung Bittermischungen innerlich (T 0, B 0, B 1).

Arteriosklerose
Es handelt sich um eine Verkalkung der Arterien, verursacht u. a. durch Bluthochdruck, Fettstoffwechselstörungen, Diabetes mellitus (Zuckerkrankheit), Rauchen, Autoimmunreaktionen, Entzündungen und auch Stress.
Wohlstandskrankheiten wie Arteriosklerose rufen gravierende Schäden im Organismus hervor. Gerade deshalb ist es notwendig, ursächlich zu behandeln: durch Änderung der Lebensumstände, weitgehenden Verzicht auf Genussgifte, basenreiche Ernährung und Bitterstoffe für den Darm, damit Autoimmunreaktionen das Beschwerdebild nicht noch verschlechtern.
Anwendung Bittermischungen innerlich (T 0, T 2, B 0, B 1), zur Durchblutungsförderung Ginkgo-biloba-Präparate.

Arterielle Durchblutungsstörung
Zu Beginn von Durchblutungsstörungen können Bitterstoffe durch ihre Wirkung auf das arterielle und auch das venöse System Verbesserungen bringen. Hier ist vor allem die Schafgarbe zu erwähnen, aber meist

bringt eine Mischung von verschiedenen Bitterpflanzen eine Potenzierung der Wirkung einzelner Pflanzen.

ANWENDUNG Bittermischungen innerlich (T 3, B 1, B 2), äußerlich als Einreibung (B A).

Arthritis

Arthritis ist eine chronische Gelenkentzündung mit Schmerzen, Schwellung, Bewegungseinschränkung, akut auch Rötung. Sie gehört zum rheumatischen Formenkreis und ist oft eine Autoimmunreaktion.

Hier ist wieder der Blick auf den Darm mit seinem großen Anteil am Immunsystem interessant (siehe auch »Abwehr-/Immunschwäche«). Durch sauren Stoffwechsel wird die Entzündung verschlechtert. Jede Entzündung ist sauer!

ANWENDUNG Bittermischungen innerlich (T 0, B 2), äußerlich als Einreibung für die Gelenke (BA), dazu basenreiche Ernährung und Basenpulver.

Arthrose

Dies ist der Verschleiß des Gelenkknorpels durch Abnutzung, Überbelastung sowie andere degenerative Prozesse. Ablagerungen meist säurehaltiger Schlackenpartikel im Gelenkspalt beschleunigen den Prozess.

ANWENDUNG Bittermischungen innerlich (T 0, B1) und äußerlich (B A), basenreiche Ernährung und Basenpulver.

Asthma bronchiale

Darunter versteht man anfallweises Auftreten von Atemnot infolge einer Verengung der Bronchien und Entzündung. 4 bis 5 % der Bevölkerung sind betroffen, besonders auch schon Kinder – bedingt durch Umwelteinflüsse. Man teilt ein in allergisches, infekt-, schmerzmittel-, anstrengungs- und berufsbedingtes Asthma.

Hier ist auch wieder auf ein interessantes »Geschwisterpaar« aus der TCM hinzuweisen, und zwar Lunge/Dickdarm. Das bedeutet, dass bei Asthma auch immer an den Darm gedacht und dieser in die Behandlung mit eingebunden werden sollte. Bei allen Asthmaarten kommt es durch eine saure Stoffwechsellage zu einer Gewebeübersäuerung und dadurch zu einer Verkrampfung der Muskulatur.

ANWENDUNG Bittermischungen innerlich (T 5, B 2), äußerlich bei einem Anfall, um Brust und Rücken einzureiben (B A). Zusätzlich intra- und extrazelluläre Entsäuerung sowie basenreiche Ernährung.

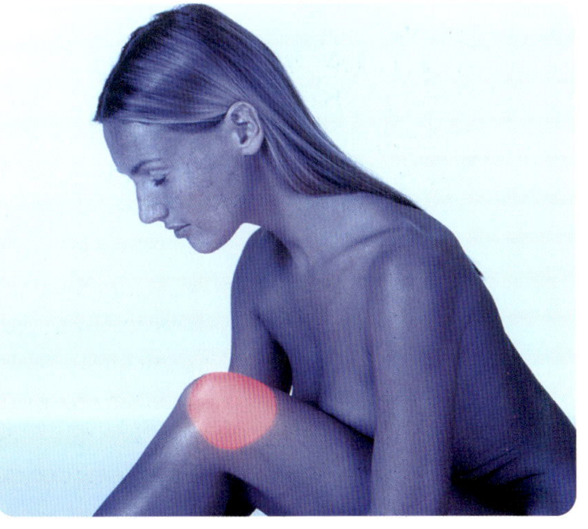

Am häufigsten von Arthrose betroffen sind Knie, Hüfte, Fußgelenke und Wirbelsäule.

Aufstoßen

Dies ist immer ein Hinweis auf eine Verdauungsschwäche: Luft aus dem Verdauungstrakt entweicht nach oben – immer ein Zeichen dafür, dass es zu massiven Gärungsprozessen und Fäulniszuständen im Darm gekommen ist. Basenpulver und Bitterstoffe sind hier die Mittel der Wahl.

Anwendung Bittermischungen innerlich (T 0, T 2, B 1, B 2).

Azidose (Übersäuerung)

Dies ist ein Problem unserer heutigen Zeit. Es wird leider von der Schulmedizin noch nicht in dem Maß anerkannt, wie es eigentlich notwendig wäre – nur akute Notfälle werden mit Baseninfusionen behandelt. Aber warum warten, bis es zu spät ist? Am besten beginnen Sie heute noch, Basenpulver für die extrazelluläre Entsäuerung einzunehmen (siehe dazu mein Buch »Die Entsäuerungsrevolution«, ebenfalls erschienen im Südwest Verlag). Bitterstoffe sind als aktive Basentherapie zu werten, weil sie die so genannten basophilen Drüsen im Verdauungstrakt dazu anregen, aktiv Basensaft zu produzieren. Deshalb ist die Kombination von Basenpulver für die passive Entsäuerung und Bitterstoffen für die aktive Entsäuerung optimal.

Wenn Sie sich nicht mehr fit fühlen, an Hautirritationen, Verdauungsstörungen oder Leistungstiefs leiden oder Haare und Nägel matt wirken, sind Sie wahrscheinlich übersäuert!

Anwendung Bittermischungen innerlich (T 0 – auch als Badezusatz –, B 0, B 1).

Bauchspeicheldrüsenentzündung

Eine akute Bauchspeicheldrüsenentzündung gehört immer in die Hand eines Spezialisten. Aber Vorstufen von Bauchspeicheldrüsenschwächen und auch schon latente Entzündungen sollten unbedingt mit Bitterstoffen behandelt werden, denn sie wirken positiv auf die Leistung der Drüse.
Zusätzlich kann man als Verdauungshilfe frische Papaya oder Pankreasenzyme einnehmen, um der Drüse die Arbeit ein wenig zu erleichtern.

Anwendung Bittermischungen innerlich (T 0, B 0, B 2).

Bindegewebsschwäche

Sie entsteht sehr oft durch eine Übersäuerung des Gewebes infolge der dort eingelagerten Säureschlacken. Es verliert an Elastizität und damit an Filterfähigkeit sowohl für die Versorgung der Körperzellen als auch für die Entsorgung der Abfallprodukte. Bitterstoffe straffen die innere und äußere Haut und sind gleichzeitig eine aktive Basentherapie.

Anwendung Bittermischungen innerlich (T 0, B 2), dazu Basenpulver, Basenbäder, basenreiche Ernährung. Außerdem 2-mal täglich 5 Tabletten Silicea D6 biochemisch lutschen.

Bindehautentzündung

Die Augen sind in der TCM dem Leber-Gallen-System zugeordnet. Die meisten Bitterstoffe wirken natürlich auch auf dieses System. Deshalb empfiehlt sich eine spezielle Bitterkräutertinktur.

Anwendung 4 Tropfen »Bitterstern« mit 20 Milliliter abgekochtem Wasser verdünnen und damit die Augen auswaschen. Wenn nötig, zusätzlich den entzündeten Lidrand mit Bitterkräutertinktur, die auf ein Wattestäbchen gegeben wird, betupfen.

Als Augentropfen haben sich Euphrasia-Augentropfen bewährt. Zusätzlich empfiehlt es sich, Basenpulver zur allgemeinen Entsäuerung zu nehmen.

Blähungen

Blähungen entstehen, wenn im Darm die Verdauung der zugeführten Nahrungsmittel zu langsam abläuft und dadurch zu lange im Darm verweilt. Dann entstehen durch Gärung und Fäulnis Gase, die sehr unangenehm sein können. Auch Nahrungsmittelallergien können sich durch starke Blähungen äußern. Bitterstoffe regen die gesamten Verdauungsvorgänge an und sind deshalb als Basistherapeutikum einzunehmen.

Anwendung Bittermischungen innerlich (T 1, B 1, B 2), eventuell zusätzlich Pankreasenzyme oder frische Papaya vor den Mahlzeiten.

Blasenentzündung

Dabei handelt es sich um eine Entzündung der Blasenschleimhaut; in schweren Fällen ist die ganze Blase befallen. Sie wird durch Bakterien, Viren, oft auch Chlamydien hervorgerufen und ist meist sehr schmerzhaft beim Wasserlassen. Die Behandlung sollte sowohl das Immunsystem stimulieren als auch direkt an der Blase ansetzen. Bitterstoffhaltige Pflanzen haben auch hier eine ausgezeichnete Wirkung: Sie tonisieren die Blasenschleimhaut und auch die Blasenwand.

Anwendung 20 bis 30 Milliliter »Bitterstern« oder »Bittersegen« und mindestens 5 Gramm Vitamin C in 1/2 Liter abgekochtes warmes Wasser geben und von dieser Mischung alle 10 Minuten 1 Schluck trinken.

Blutdruck, niedriger

Menschen mit niedrigem Blutdruck können sehr alt werden, denn sie haben nicht so viele Risikofaktoren wie Bluthochdruckkandidaten. Aber sie fühlen sich oft schlapp und müde. Bitterstoffe wirken nicht direkt auf den Blutdruck, tonisieren aber die Darmschleimhautoberfläche – und dadurch kommt es zu einer allgemeinen Tonisierung.

Beim gesunden Erwachsenen in Ruhe beträgt der Blutdruck 100–140/60–90 mmHg (Millimeter auf der Quecksilbersäule). Höhere Werte gelten als behandlungbedürftiger Hochdruck.

Anwendung Bittermischungen innerlich (T 0, B 0).

Blutdruck, hoher

Während des Zweiten Weltkriegs war Bluthochdruck eine ausgesprochene Seltenheit. Erst nach dem Krieg wurde er eine echte Wohlstandskrankheit. Es ist erwiesen, dass bei Fastenkuren (aber bitte nicht allein durchführen, sondern immer mit Überwachung, am besten durch einen F. X. Mayr-Arzt) der Blutdruck bei allen Hochdrucklern sinkt.

In den meisten Fällen wird Bluthochdruck durch die Nieren ausgelöst – vor allem, wenn der untere Wert des Blutdrucks über 95 liegt. Auch wenn der Urologe keine Funktionsstörung feststellen kann, ist es immer einen Versuch wert, Bitterstoffe in die Behandlung mit einzubeziehen. Eine Behandlung über die Nieren hat sich in den vielen Jahren meiner Praxis als hervorragend erwiesen. Bitterstoffe wirken sehr positiv auf die Nierenausscheidungsfunktion und sind als Basis einer Hochdrucktherapie ausgesprochen wertvoll.

Anwendung Bittermischungen innerlich (T 4, B 0, B 1). Basenreiche Ernährung und Basenpulver verbessern die allgemeine, meist zu saure Stoffwechsellage.

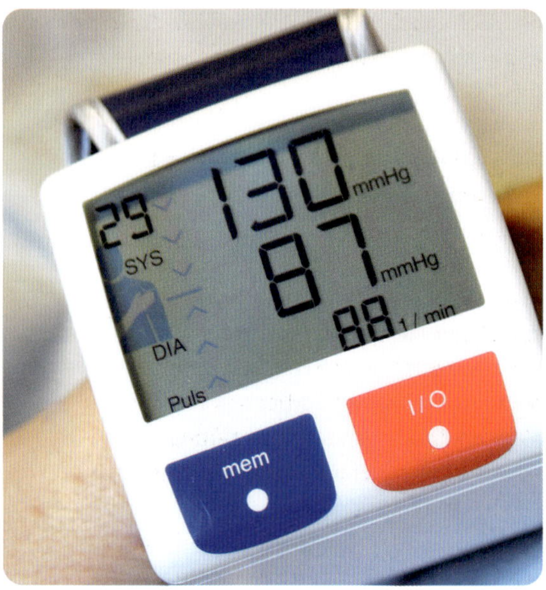

Mit einer solchen Blutdruckuhr lässt sich der Blutdruck auch problemlos zu Hause selbst messen.

Candida-Mykose

Darunter versteht man eine meist durch Übersäuerung hervorgerufene Überbesiedlung mit Hefepilzen der Gattung Candida albicans. Auslöser ist in der Regel eine falsche, säurebildende Kost. Unter diesen Bedingungen können sich Pilze sehr zahlreich entwickeln.

Bitterstoffe verändern das Darmmilieu im Sinne einer Harmonisierung. Die Darmzotten werden aktiviert, Pilze fühlen sich in diesem neuen Milieu nicht mehr sehr wohl.

Anwendung Bittermischungen innerlich (T 1, B 1, B 2), zusätzlich basenreiche Diät und Darmsanierung.

Colitis ulcerosa

Dabei handelt es sich um eine diffuse, kontinuierliche Entzündung der Dickdarmschleimhaut. Man vermutet als Ursache familiäre Disposition, aber auch Autoimmunmechanismen. Es sollten in jedem Fall Bitterstoffe gegeben werden, weil diese gerade an der belasteten Schleimhaut ansetzen und diese stabilisieren.

Da in der Darmwand dieselben Endorphine (körpereigene »Glückshormone«) vorkommen, die auch im Gehirn ausgeschüttet werden, sollte dieser Aspekt ebenfalls beachtet werden, denn die Psyche hat einen sehr großen Einfluss auf den Körper und vor allem den Darm. Wer hat nicht erlebt, dass er als Kind vor Prüfungen Durchfall bekam?

Anwendung Bittermischungen innerlich (T 0, B 1, B 2), spezielle Diät, vor allem Ausschluss von Nahrungsmittelunverträglichkeiten, Einnahme entsprechender Darmbakterien, für die Psyche z. B. Familienstellen nach Bert Hellinger.

Crohn, Morbus

Dies ist eine chronische Darmentzündung, die in 40 % der Fälle den Endabschnitt des Dünndarms befällt. Ursachen sind sowohl ernährungsbedingt, viral, erblich, immunologisch als auch Faktoren im psychosozialen Umfeld, z. B. Familie oder Partner.

Bitterstoffe stärken die gesamte Darmschleimhaut und sind daher als Basistherapie zu werten.

Anwendung Bittermischungen innerlich (T 0, T 1, B 1, B 2), Diät mit Ausschluss von Nahrungsmittelunverträglichkeiten und Beachtung der psychischen Situation. Entsprechende Darmbakterien substituieren.

Depressionen

Von Depression sprechen Mediziner, wenn eine Gemütsstörung länger als zwei Wochen anhält oder regelmäßig wiederkehrt. Der Gehirnstoffwechsel hat einen direkten Bezug zum Darmstoffwechsel. Endorphine (körpereigene »Glückshormone«), die im Gehirn gefunden wurden, hat man auch in der Darmschleimhaut entdeckt. Ein verschlackter Darm führt früher oder später zu einem »verschlackten Gehirn«.

Anwendung Bitterstoffe innerlich (T 0, B 0, B 1), Ohrläppchen mit Bittertinktur einreiben (dort sind die Gehirnzonen) sowie Darmsanierung mit Colon-Hydro-Therapie und Symbioselenkung mit den entsprechenden Darmbakterien. Basenpulver zur extra- und intrazellulären Entsäuerung.

Dermatitis

Darunter versteht man Hautentzündungen verschiedenster Ursache, so auch Autoimmunreaktionen. Unsere äußere Haut hat eine Oberfläche von ca. zwei Quadratmetern, unsere »innere Haut«, die Darmschleimhaut, rund 200 Quadratmeter. Daraus ergibt sich ein wichtiger Behandlungsansatz: Jede äußere Hautkrankheit sollte immer auch über den Darm behandelt werden!

In ihrer schweren Form ist die Depression eine echte Krankheit. Starke seelische Belastungen können sie ebenso auslösen wie Fehler in der biochemischen Struktur des Organismus.

Bitterstoffe sind eine wichtige Basistherapie für den Darm.

Anwendung Bittermischungen innerlich (B 1, B 2) und äußerlich (B A) als Abreibung, eventuell mit etwas abgekochtem Wasser verdünnt.

Diabetes mellitus (Zuckerkrankheit)

Beim Diabetes handelt es sich um eine Wohlstandskrankheit, die durch einen Mangel am zuckerverwertenden Hormon Insulin oder durch eine verminderte Ansprechbarkeit des Körpers auf Insulin zustande kommt. In den Anfangsstadien dieser Krankheit kann eine Darmkur nach F. X. Mayr noch eine deutliche Linderung, auch später oft noch dramatische Verbesserungen bringen.

Bitterstoffe regen die Leistung der insulinproduzierenden Bauchspeicheldrüse an und sollten begleitend gegeben werden. Man muss aber regelmäßig den Blutzucker überprüfen lassen, denn oft wirken Bitterstoffe blutzuckersenkend. Auch bei Kindern lassen sich gute Ergebnisse erzielen.

Anwendung Bittermischungen innerlich (T 0, B 0, B 1), Kinder ihrem Alter entsprechend weniger. Dazu: basenreiche Diät und auch psychische Betreuung, denn oft wird die fehlende »Süße des Lebens« über Süßigkeiten zugeführt.

Durchfall

Er wird oft verursacht durch Bakterien wie Salmonellen, die durch unsachgemäße Lagerung in der Nahrung sein können, aber auch durch Magen-Darm-Entzündungen. Bei akutem Durchfall sind gerade die Bitterstoffe von großer Wichtigkeit, denn sie tonisieren die durch Bakteriengifte erschlafften Schleimhäute.

Der Darm ist das »zweite Gehirn«. Wenn man sich buchstäblich in seiner Haut nicht mehr wohl fühlt, reagiert man oft mit Darmbeschwerden auf psychisch-seelische Probleme.

Anwendung Bittermischung innerlich (B 2), eventuell alle 10 Minuten Bitterkräutertinktur in etwas warmem Wasser, zusätzlich Heilerde ultra und bei starken Durchfällen Kohlekompretten einnehmen.

Achtung Wenn der Durchfall nicht nach einigen Stunden verschwindet, sollte ein Arzt aufgesucht werden!

Dyspepsie

Darunter versteht man Verdauungsstörungen mit Blähungen, Stuhlgangproblemen und Unwohlsein nach dem Essen.

Anwendung Bittermischungen innerlich (T 1, B 2) sowie Pankreasenzyme zur Aktivierung der Verdauungsleistung. Dazu basenreiche Ernährung, langsam kauen und in Ruhe essen.

Ekzem

Dabei handelt es sich um eine entzündliche Hautstörung mit den unterschiedlichsten Ursachen und Erscheinungen – meist ein Versuch des Körpers, die sauren Stoffwechselrückstände, die er über die riesige Oberfläche des Darms nicht entsorgen kann, über die Haut auszuleiten. Deshalb ist hier immer eine Darmsanierung angesagt, eventuell durch Colon-Hydro-Therapie und Darmsymbioselenkung mit den entsprechenden Darmbakterien.

Anwendung Bitterkräutertinktur innerlich und auch äußerlich, eventuell mit abgekochtem Wasser verdünnt.

Entzündungen

Eine Entzündung ist gewissermaßen eine Verteidigungsreaktion des Körpers gegen den Angriff von Bakterien, Viren, Parasiten, Giften und Säuren. Sie ist eigentlich keine Krankheit, sondern ein Heilungsvorgang, ein Versuch des Körpers, sich von Schadstoffen zu befreien.

Aber: Jede Entzündung ist sauer! Deshalb ist es notwendig, dem Körper bei seiner Entgiftungsarbeit zu helfen, indem man ihm Basenpulver zuführt, die Ernährung basenreich gestaltet und Bitterstoffe nimmt, da diese das darmassoziierte Immunsystem effektiv stärken.

Anwendung Bittermischungen innerlich (T 0, B 2), bei äußeren Entzündungen auch äußerlich als Auflage oder Kompresse (B A). Bei entzündeten Gelenken Magerquark mit einigen Tropfen Bitterkräutertinktur vermischen, auf Kompresse auftragen und diese über das Gelenk legen, dort belassen, bis sie sich erwärmt – das zieht die Hitze aus der Entzündung – und dann eventuell erneuern.

Erbrechen

Es kann verschiedenste Ursachen haben – am häufigsten befreit sich der Körper dadurch von verdorbener Nahrung oder schlimmeren Giften.

Anwendung Bitterkräutertinktur, eventuell mit warmem abgekochtem Wasser vermischt, schlückchenweise trinken. Bei Schwangerschaftserbrechen zusätzlich abends vor dem Schlafengehen und morgens ca. 1 Stunde vor dem Frühstück Heilerde ultra in Wasser einnehmen.

Erkältung

In der TCM spricht man von »pathogener Energie«, die in den Körper eingedrungen ist, z. B. durch kalte nasse Füße, Zugluft usw. Dadurch wird das Immunsystem geschwächt, und es ist ratsam, die 80 % dieses Systems im Darm durch Bittermischungen zu aktivieren.

Anwendung Bittermischungen innerlich (T 0, T 5, B 0, B 2), dazu hoch dosiert Vitamin C – am besten Acerolapulver. Zusätzlich heiße Fußbäder oder auch Vollbäder mit Meersalz.

Fettstoffwechselstörungen

Sie sollten immer über das Leber-Gallen-System therapiert werden, denn dort wird der Fettstoffwechsel abgewickelt. Das erfordert entsprechende pflanzliche Kombipräparate aus der Apotheke, zusätzlich aber immer Bitterstoffe, denn diese wirken auf das ganze System – und fast alle Bitterpflanzen haben harmonisierende Wirkung auf den gestörten Fettstoffwechsel.

Anwendung Bittermischungen innerlich (T 2, B 0, B 1), zusätzlich basenreiche Ernährung und Basenpulver.

Fieber

Eine erhöhte Körpertemperatur weist auf eine erhöhte Abwehrreaktion des Immunsystems auf eine Infektion mit Krankheitserregern hin. Insofern ist es eine gesunde Reaktion, die man nicht sofort unterbinden sollte – außer das Fieber steigt zu hoch. Dann empfehlen sich kalte Wadenwickel.

Die Normaltemperatur Erwachsener liegt bei 37 °C, zwischen 37,5 und 38 °C spricht man von erhöhter Temperatur, über 38 °C von Fieber. Ab 41 °C kann Fieber lebensbedrohlich werden.

Anwendung Bittermischungen innerlich zur Immunstimulierung (T 0, T 5, B 0).

Fußpilz

Darunter versteht man schuppige Hautveränderungen zwischen den Zehen oder auch an den Fußsohlen mit unangenehmem Juckreiz, ausgelöst durch Pilzbefall.

Wenn Fußpilz länger besteht, sollte immer auf die Zehe geachtet werden, wo er sich befindet, und dann das korrespondierende Organ behandelt werden. Z. B. hat die Großzehe einen Bezug zur Leber, die zweite Zehe zum Magen, die dritte Zehe zum Lymphsystem, die vierte Zehe zur Galle und die kleine Zehe zur Blase.

Anwendung Die Füße sollten nach dem Waschen mit einem Föhn getrocknet und dann mit Bitterkräutertinktur eingerieben werden, anschließend fein vermahlenes Basenpulver (Urbase 1) auf die verpilzten Areale geben (2-mal täglich). In hartnäckigen Fällen zusätzlich je nach Befall das entsprechende Mittel einnehmen, beispielsweise Mariendistel für die Leber, für die Galle Artischocke oder Löwenzahn, für die Blase Solidago. Es gibt auch sehr gute Fertigpräparate in der Apotheke zu kaufen.

Pilze lieben ein feucht-warmes Klima, das insbesondere dann entsteht, wenn Füße und Zehen – vor allem die Zehenzwischenräume – nach dem Waschen nicht sorgfältig genug abgetrocknet werden.

Gallenblasenentzündung

Es wird immer wieder vergessen, dass sich die Gallengänge in der Leber befinden und mit dieser in einem System verbunden sind. Die Gallenblase außerhalb der Leber dient zum Auffangen der in der Leber gebildeten Gallenflüssigkeit. Oft kommt es aber schon in den Gallengängen zu entzündlichen Prozessen, die sich dann auf die Gallenblase übertragen. Häufig sind es auch Viren, Bakterien und Parasiten, die aus dem Darm in das Leber-Gallen-System eindringen und dieses empfindlich stören. Ein Rückstau von Gallenflüssigkeit kann zur Gelbsucht führen, weil der Gallenfarbstoff in das Blut eindringt und dann die Haut gelblich färbt.

Bitterstoffe gehören zu den wichtigsten leberpflegenden, galletreibenden Stoffen. Vor allem in der Vorsorge sollte nicht auf sie verzichtet werden. So lassen sich auch Gallensteine verhindern.

Auch in diesem Fall ist wichtig, dass immer auf eine ausreichende Basenzufuhr geachtet wird, denn sind als Folge einer bereits bestehenden Übersäuerung des Organismus Basen nicht in ausreichendem Maß zur Verfügung, kann die von der Leber gebildete Gallenflüssigkeit nicht genügend gepuffert werden, sodass Salze der Gallensäuren in fester Form ausfallen und sich mit dem ebenfalls vorhandenen überschüssigen Cholesterin zu Gallensteinen verbinden, die zu äußerst schmerzhaften Koliken führen können.

Anwendung Bittermischungen innerlich (T 2, B 1) vor den Mahlzeiten in warmem Wasser.

Gastritis

Dabei handelt es sich um eine Entzündung der Magenschleimhaut. Sie entsteht, wenn das Säure-Basen-Gleichgewicht im Bereich der Verdauungsorgane gestört ist. Die Belegzellen des Magens produzieren einen Überschuss an Salzsäure für den Verdauungsvorgang, der nicht durch entsprechende Mengen basischer Substanzen kompensiert wird: Die Magensäure verätzt schließlich die Schleimhäute.

Bitterstoffhaltige Pflanzen wirken aktiv basenbildend, indem sie die basophilen Drüsen zur Basenproduktion anregen. Das ist die beste Vorsorge, um die Funktionen des Verdauungstrakts zu erhalten.

Anwendung Bittermischungen innerlich vor den Mahlzeiten in warmem Wasser (B 1, T 2), zusätzlich Basenpulver.

Gicht

Sie ist ein typisches Zivilisationsleiden, das durch Übersäuerung vor allem durch Harnsäure zustande kommt. Harnsäure entsteht beim Abbau von tierischem Eiweiß, also vor allem Fleisch. Am meisten Harnsäure enthalten Innereien und Wild. Die beliebte Fleischbrühe ist eine reine Säurebrühe, weil die Harnsäure ausgekocht wird.

Durch eine vernünftige Beschränkung beim Verzehr von tierischem Eiweiß und gleichzeitiger basenreicher Ernährung kann die Harnsäure unter Kontrolle gehalten werden. Ratsam ist auch, auf Alkohol und Bohnenkaffee weitestgehend zu verzichten.

Anwendung Bittermischungen innerlich (T 0, B 0).

Grippe (Influenza)

Sie wird durch das Influenza-Virus ausgelöst. Es mutiert immer wieder, sodass eine Impfung nicht unbedingt einen Schutz darstellt. Viel besser ist es, das körpereigene Abwehrsystem zu aktivieren (siehe auch »Abwehrschwäche«, Seite 152f.).

Anwendung Bei beginnender Grippe 30 Milliliter »Bitterstern« und 6 Gramm Vitamin C, wenn möglich als Acerolapulver, mit 1/2 Liter abgekochtem Wasser vermischen, alle 10 Minuten 1 Schluck trinken, eventuell gleichzeitig heißes Fußbad.

Haarausfall

Er ist meist ein Übersäuerungsproblem. Denn wenn dem Organismus nicht genügend Basen zum Abpuffern von Säuren zur Verfügung stehen, holt er sich diese aus den körpereigenen Basenreservoirs, die da sind: Knochen, Zähne und Haarboden. Im Haarboden werden dann im Gegenzug Säureschlacken eingelagert, was den Haarwurzeln Sauerstoff und Nährstoffe nimmt.

Auch Schuppen können zu Haarausfall führen. Meist ist eine Übersäuerung des Körpers die Ursache. Man sollte langfristig Basenpulver und zur aktiven Entsäuerung Bittertinkturen einnehmen. Gut bewährt haben sich die Tinkturen auch als Einreibung direkt auf der Kopfhaut, danach eine Massage mit Klettenwurzel- oder Sesamöl.

Anwendung Bittermischungen innerlich (T 0, B 0, B 1) und Basenpulver. Dazu Bittertinktur als Haarwasser benutzen, denn wegen des Alkoholgehalts dringt die Tinktur in die Haarwurzeln ein, wo die Bitterstoffe dann ihre Wirkung entfalten können.

Hämorrhoidalleiden

Jeder Erwachsene hat sie: Hämorrhoiden sind ein durch Arterien versorgtes Gefäßpolster unter der Analschleimhaut. Eine Drucksteigerung im Mastdarm (durch Übergewicht, Verstopfung etc.) kann zu Blutungen und hellroten Blutauflagerungen auf dem Stuhl führen. Hämorrhoidalleiden kommen sehr oft durch einen Stau im Leber-Gallen-System zustande. Deshalb sollte eine lokale Behandlung immer von einer pflanzlichen Therapie begleitet sein. Bitterstoffe wirken sehr gut auf das Leber-Gallen-System.

Anwendung Bittermischungen innerlich (T 2, B 1).

Hautpilz

Darunter versteht man eine Reihe von Infektionskrankheiten, ausgelöst durch Pilze. Die Ursache ist immer auch in einer Übersäuerung zu suchen.

Anwendung Bittermischungen innerlich (T 0, B 2) zur aktiven und Basenpulver zur passiven Entsäuerung. Bittertinktur auch äußerlich auf die Pilzareale auftragen, eventuell mit abgekochtem Wasser verdünnen.

Auch in Theobromin, dem Hauptbestandteil von Schokolade, haben britische Forscher einen äußerst effektiven Wirkstoff gegen Husten gefunden, der besser helfen soll als das Hustenmittel Kodein.

Heiserkeit

Betroffen ist hier die Rachenschleimhaut. Da Bitterstoffe Schleimhäute regenerieren, wirken Bittertinkturen oft Wunder.

Anwendung Alle 10 Minuten 2 bis 3 Tropfen Bittertinktur im Mund »zergehen« lassen und dann langsam schlucken.

Husten

Er ist meist infektbedingt, kann aber auch psychische Ursachen haben, vor allem wenn es sich um ein »Hüsteln« handelt. In jedem Fall sollte etwas für das Abwehrsystem getan werden (siehe Seite 152f.).

Die Lunge hat eine große Schleimhautoberfläche; deshalb wirken Bitterstoffe so positiv. Hier greift das »Geschwisterpaar« aus der TCM: die Verbindung von Lunge und Dickdarm. Jede Behandlung der Lunge sollte auch den Dickdarm mit einbeziehen, vor allem wenn der Husten über längere Zeit besteht oder immer wieder kommt.

Anwendung Bittermischungen innerlich (T 5, B 2).

Obstipation (Verstopfung)

Sie ist besonders bei Frauen schon fast eine Volkskrankheit. Viele Menschen denken, einmal in der Woche Stuhlgang reiche aus. Täglich einmal, am besten immer zur gleichen Zeit, sollte aber das Maß sein. Wenn der Darminhalt nämlich zu lange im Körper verbleibt, kommt es zu einer Rückvergiftung in den Organismus. Viele Krankheiten haben ihre Ursache in einem nicht funktionierenden Darm. »Der Tod sitzt im Darm« ist nicht umsonst ein altes Sprichwort.

Außer krankheitsbedingten Ursachen wie z. B. Schilddrüsenunterfunktion oder Diabetes mellitus können auch eine Schwangerschaft oder Medikamente wie Antidepressiva, Schmerzmittel und Kalziumantagonisten eine Verstopfung begünstigen.

Abführmittel sind langfristig keine Lösung, denn sie reizen die Darmwand – so kommt es zur Stuhlentleerung. Aber wenn über Jahre hinweg der Darm gereizt wird, kann dadurch Darmkrebs entstehen. Ballaststoffreiche Ernährung, Basenpulver, um

Säuren abzupuffern, und regelmäßige Bewegung helfen dem Darm langfristig, seiner Aufgabe, Schlacken auszuscheiden, nachzukommen. In schweren Fällen empfiehlt sich eine Colon-Hydro-Therapie und Darmsymbioselenkung.

Bittertinkturen sind eine Basistherapie für jede Verstopfung, weil sie die Darmschleimhaut aktivieren und regenerieren.

Anwendung Bittermischungen innerlich (T 0, T 1, B 1, B 2).

Ohrenentzündung

Sie kommt besonders oft im Kindesalter vor, ausgelöst durch Bakterien wie Staphylo-, Strepto- und Pneumokokken, aber auch durch Viren. Wenn die Entzündung schon sehr fortgeschritten ist, kommt man um Antibiotika nicht herum. Aber im Anfangsstadium wirken homöopathische Mittel sehr gut, wie z. B. Aconitum D6 oder Chamomilla D8. Zusätzlich sollte man das Abwehrsystem stärken – siehe Seite 152f.

Anwendung Umschläge mit einem warmen Brei aus Bockshornkleesamen haben sich bewährt. Wenn die Schmerzen beginnen, etwas Bittertinktur auf Watte träufeln, diese in warmem Olivenöl wälzen und in den Gehörgang schieben. Etwas trockene Watte zum Schutz darüber geben.

Osteoporose

Sie ist eine Erkrankung des Skelettsystems durch Verminderung von Knochensubstanz. Betroffen sind meist Frauen in den Wechseljahren, aber auch Männer. Die wichtigste Basistherapie ist eine Entsäuerung, weil ein übersäuerter Organismus mit versagender Pufferkapazität basische Mineralien wie Kalzium aus dem Knochen raubt, um den Säureüberschuss zu neutralisieren. Es empfehlen sich Kalziumpräparate mit Vitamin D und homöopathische Mittel, wie Traubensilberkerze, die ein Pflanzenhormon mit östrogenähnlicher Wirkung enthält. Regelmäßige Bewegung regt den Knochenbau an.

Anwendung Bittertinkturen (B 1, B 2) sind wichtig für die Aktivierung der Darmschleimhaut, denn nur dann werden die Mineralien auch aufgenommen.

Parodontose

Zahnfleischbluten und entzündliche Veränderungen des Zahnfleischs sind Anzeichen einer Parodontose, die letztlich dazu führen

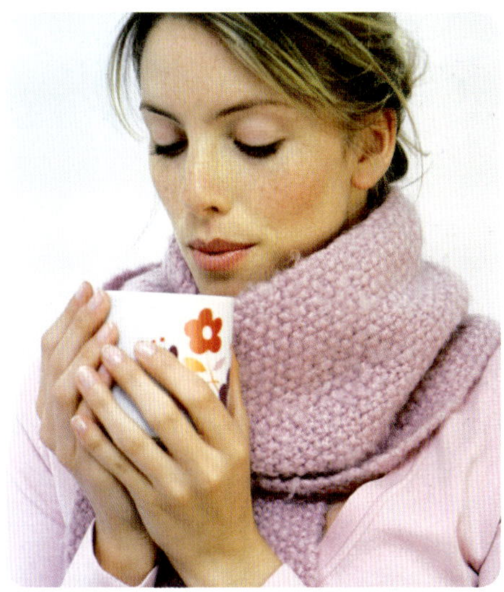

Bei Husten und Heiserkeit tun neben den Bitterstoffen natürlich auch heiße Tees besonders gut.

kann, dass Zähne locker werden und schließlich ausfallen. Hier können Bitterkräutertinkturen wahre Wunder bewirken. Durch ihre schleimhautregenerierenden und -aktivierenden Eigenschaften bewirken sie eine Stärkung und Regenerierung des Zahnfleischs.

Anwendung Bittermischungen innerlich (T 0, B 1). Äußerlich sollte eine Bittertinktur 2-mal täglich in das Zahnfleisch einmassiert werden. Regelmäßige Zahnpflege und gesunde, ballaststoffreiche Ernährung sollten selbstverständlich sein.

Prämenstruelles Syndrom (PMS)

Vor jeder Menstruation, die gleichzeitig eine Entschlackung ist, kommt es durch hormonelle Schwankungen und einem Schlacken- bzw. Säurestau zu den bekannten Symptomen: seelische Überempfindlichkeit, Kopfschmerzen, Migräne, Hautunreinheiten, Stauungen im Gewebe. Bittertinkturen wirken durch ihre vielschichtigen Wirkungen auch auf die Unterleibsorgane im Sinne einer Harmonisierung und außerdem allgemein entsäuernd.

Wenn sich Unterleibsschmerzen und Symptome wie ein starkes Spannungsgefühl in den Brüsten, Unwohlsein, Übelkeit oder depressive Verstimmungen mit den hier genannten Maßnahmen nicht bessern, sollte der Frauenarzt aufgesucht werden.

Anwendung Bittermischungen innerlich (T 0, B 2), zusätzlich Fencheltee aus kurz vor dem Überbrühen zerstoßenen Fenchelsamen. Auch Magnesium phosphoricum D6 hat eine unterstützende Wirkung.

Rachenmandelentzündung

Der Eingang des Mundes ist die erste Abwehrstellung unseres Abwehrsystems. Vor allem die Mandeln und die Auskleidung des Halses mit lymphatischem Abwehrgewebe sind dafür zuständig, eingeatmete oder über die Nahrung aufgenommene Bakterien und Viren zu neutralisieren. Die Mandeln sind aber sehr oft überlastet. Deshalb vereitern sie oft schon in der Jugend und werden entfernt. Allerdings bleibt noch das restliche Lymphgewebe erhalten, das dann die Aufgabe übernimmt. Aber hierbei sollte es unterstützt werden.

Auch hier wirken Bittertinkturen und stärken nicht nur die Schleimhaut, sondern auch das sich darin befindliche Lymphgewebe.

Anwendung 1 Teelöffel Bittertinktur im Mund verteilen und langsam schlucken, damit der ganze Rachen benetzt wird.

Reflux-Krankheit

Darunter versteht man den Rückfluss von Mageninhalt in die Speiseröhre. Dies kann zu großen Problemen führen, denn die Magensäure verätzt deren Schleimhaut.

Neben der Suche nach den Ursachen – z. B. Hiatushernie oder eine Schwäche des Magenschließmuskels – sollten Bittertinkturen eingenommen werden, um generell die gesamten Schleimhäute bis hin zum Magen zu schützen und zu tonisieren. Dies könnte – wenn nicht organische Ursachen vorhanden sind – sogar den Magenschließmuskel stärken, damit er seiner Funktion besser nachkommen kann.

Anwendung Bittermischungen innerlich (T 0, B 1, B 2).

Reisekrankheit

Vor allem bei Schiffsreisen, aber auch bei Bus- oder Autofahrten und Flugreisen sind viele Menschen davon betroffen. Meist ist eine Instabilität des Magens die Ursache. Schon die alten Naturheiler empfahlen bei diesen Beschwerden Bitterkräuter. Sie stärken und tonisieren nicht nur den Magen, sondern den gesamten Verdauungstrakt. Außerdem wirken sie auf die Magennerven. Der größte Nervenknoten ist der Solarplexus, der die nervliche Versorgung unserer Verdauungsorgane gewährleistet.

Anwendung Bittertinktur innerlich (B 0, B 2).

Reizblase

Dies ist ein leidiges Thema für viele Frauen zwischen dem 30. und 50. Lebensjahr. Ein chronischer Reizzustand des unteren Harntrakts führt zu ständigem Harndrang mit teilweise nur einigen Tropfen. Manchmal treten sogar Schmerzen beim Sitzen auf. Die Ursachen sind meist psycho-vegetativ oder hormonell.

Auch hier sollte eine ärztliche Abklärung erfolgen. Zusätzlich helfen Bittertinkturen, die Blasenschleimhaut zu stärken.

Anwendung Bittermischungen innerlich (T 0, T 4, B 1, B 2).

Rheumatische Erkrankungen

Die Schulmedizin ist sich immer noch nicht über die Ursachen der über 300 Krankheiten im Klaren, die dem rheumatischen Formenkreis zugeordnet werden. Eines kann man aber mit Sicherheit sagen: Ein übersäuerter Organismus verschlimmert die Beschwerden. Das reicht von der Ausscheidung der Kristalle von Harn- und Arachidonsäure in den Geweben, Muskeln und Gelenken über die saure Versteifung der abgelagerten Eiweißkörper bis hin zu Verhärtungen und Durchblutungsstörungen im sauer verschlackten Gewebe.

Bei Prellungen und Zerrungen empfiehlt es sich, kalte Umschläge mit Bittertinkturen zu machen. Auch vorsichtige Massagen damit wirken lindernd.

Eine Ernährungsumstellung mit weitgehendem Verzicht auf tierische Eiweiße und Fette, kein Alkohol und Nikotin, ausreichende und regelmäßige Bewegung an der frischen Luft und Stressreduktion können schon große Erleichterung bringen.

Zusätzlich sollte man eine passive Entsäuerung mit Basenpulvern und eine aktive Entsäuerung mit Bittertinkturen innerlich durchführen; äußerlich kann man in die schmerzenden Stellen vorsichtig Bittertinktur, eventuell mit etwas Wasser verdünnt, einmassieren.

Anwendung Bittermischungen innerlich (T 0, B 0, B 1) und äußerlich (B A).

Rhinitis – Schnupfen

Es heißt zwar, dass ein Schnupfen mit Behandlung eine Woche dauert und ohne Behandlung sieben Tage. Es soll hier trotzdem wieder auf den Zusammenhang zwischen Nase/Kieferhöhlen und Dickdarm hingewiesen werden.

Wenn die Nase läuft, sollte man den Dickdarm gleich mitbehandeln, z. B. mit ballaststoffreicher Ernährung; außerdem viel warmes Wasser trinken und eventuell Darmbakterien zuführen, die es in der Apotheke gibt. Nicht zu vergessen die Bitterkräuter, die nicht nur die Schleimhaut der Nase stärken, sondern die gesamten Schleimhäute des Verdauungstrakts.

Anwendung Bittermischungen innerlich (T 5, B 2), bei akutem Schnupfen einige Tropfen Bittertinktur auf Wattebäuschchen geben und diese in die Nasenlöcher stecken. Sollte die Nase schon rot sein, Wattebäuschchen in warmem Olivenöl wenden. Eventuell Bittertinktur auch als Zusatz für eine Inhalation.

Schlafstörungen

In der TCM ist der Schlaf seit 5000 Jahren dem Dickdarm zugeordnet. Das ist einfach nachzuprüfen: Wer hat nicht schon einmal nach einem reichhaltigen Mahl zu spät am Abend eine Nacht nicht gut geschlafen? Deshalb sollte bei jeder Schlafstörung auch an den Dickdarm gedacht werden – nicht zu spät abends essen, am besten die letzte Mahlzeit gegen 18 Uhr. Gegen ein Bier oder ein Glas guten Rotwein ist nichts zu sagen.

Anwendung Für die Dickdarmschleimhaut Bittertinktur am besten kurz vor dem Zubettgehen einnehmen.

Sodbrennen

Dieses unangenehme Phänomen entsteht durch den Rückfluss von Magensäure in die Speiseröhre. Es empfehlen sich Bittertinkturen zur Stabilisierung der Magen- und Speiseröhrenschleimhaut.

Anwendung Bittertinktur mit warmem Wasser verdünnt einnehmen, außerdem Ernährungsumstellung auf säurearme Lebensmittel, Alkohol meiden, langsam essen und gut kauen.

Spannungskopfschmerz

Er wird oft durch Stress ausgelöst. Manchmal entsteht durch Muskelverspannung eine Verschiebung der Halswirbel. Hier empfiehlt sich Magnesium gegen die Spannung, eventuell eine osteopathische Behandlung des entsprechenden Wirbelsegments.

Anwendung Bittertinktur als Einreibung in die Schmerzareale.

Übelkeit

Sie kann verschiedenste Ursachen haben, entsteht meist jedoch durch falsches Essen (Fisch, Hackfleisch u. Ä.)

Anwendung Bittertinktur im Abstand von 10 Minuten bis zur Besserung einnehmen.

Übersäuerung

Industriell hergestellte Nahrungsmittel, Weißmehl, Zucker, Alkohol, psychischer Stress – das alles führt zu einer Übersäuerung des Organismus (siehe mein Buch »Die Entsäuerungsrevolution«, ebenfalls erschienen im Südwest Verlag). Wichtig sind eine Umstellung der Lebensweise, eine passive Entsäuerung durch entsprechende Basenpulver und eine aktive Entsäuerung mit Bittertinkturen.

Anwendung Bittermischungen innerlich (T 0, B 0, B 1).

Verdauungsstörungen

Wir essen zu viel, zu schnell, zu spät – und meist auch noch das Falsche. Kein Wunder, dass unser Verdauungstrakt nach einiger Zeit Probleme bekommt. Blähungen, Völlegefühl, Stuhlgangschwierigkeiten, Unwohlsein sind die logischen Folgen.

Anwendung Bittermischungen, sowohl vor den Mahlzeiten als Aperitif (T 0, B 0) als auch danach als Digestif (B 1).

Vitaminmangel

Er ist ebenfalls ein verbreitetes Problem unserer Zeit. Es werden zwar Unmengen von Vitaminen, Mineralien und Spurenelemente in Form von Nahrungsergänzungsmitteln eingenommen, aber viele landen über unsere Ausscheidungen schlicht und einfach ungenutzt in der Toilette. Warum? Weil nur eine aktive Schleimhaut Vitamine aufnehmen und dem Körper zuführen kann.

Gerade hier sind Bittertinkturen am wichtigsten, denn nur diese können die schlaffen Schleimhäute aktivieren bzw. die Schleimhautzotten »joggen« lassen und damit nachhaltig aktivieren.

Anwendung Bittermischungen innerlich über längere Zeit (T 0, B 0).

Wechseljahrebeschwerden

Hitzewallungen, Ermüdung, Reizbarkeit, Schlaflosigkeit, Herzbeschwerden, Osteoporose (Knochenschwund) und Blasenschwäche sind einige der Beschwerden, die Frauen im Klimakterium das Leben schwer machen. Hier empfehlen sich pflanzliche bzw. homöopathische Mittel, die diesen hormonellen Übergang erleichtern.

Zusätzlich sollte man Bittertinkturen einnehmen, denn im Alter wird nicht nur die äußere Haut trocken, sondern auch die inneren Schleimhäute, die immerhin eine Oberfläche von mehreren hundert Quadratmetern haben. Ihre Pflege sollte nicht vergessen werden.

Anwendung Bittermischungen innerlich (T 0, T 3, B 0, B 1).

Langsam essen, gut kauen, nach 19 Uhr möglichst keine großen Mahlzeiten mehr, viel Gemüse, bzw. Ballaststoffe, wenig Fleisch, wenig Alkohol, Weißmehl und Zucker möglichst meiden – dann kann sich die »Verdauungsmaschinerie« wieder richtig erholen

Zellulitis

Sie ist eine Degeneration kollagener und elastischer Fasern des Bindegewebes, besonders bei Frauen, meist in den Bereichen Oberschenkel, Hüfte und Bauch, begünstigt durch die besondere Struktur des weiblichen Gewebes, das darauf ausgelegt ist, sich während einer Schwangerschaft auszudehnen. Ursachen können falsche Ernährung – zu viel Eiweiß und Fette –, Alkohol und Rauchen sein.

Eine Aktivierung der Verdauungsvorgänge sollte Basistherapie sein. Hier sind Bittertinkturen das Mittel der Wahl, um die innere Haut zu stärken; dies hat auch eine straffende Rückwirkung auf die äußere Haut und auf das Bindegewebe.

Anwendung Bittermischungen innerlich (T 0, T 1, T 2, B 0, B 1).

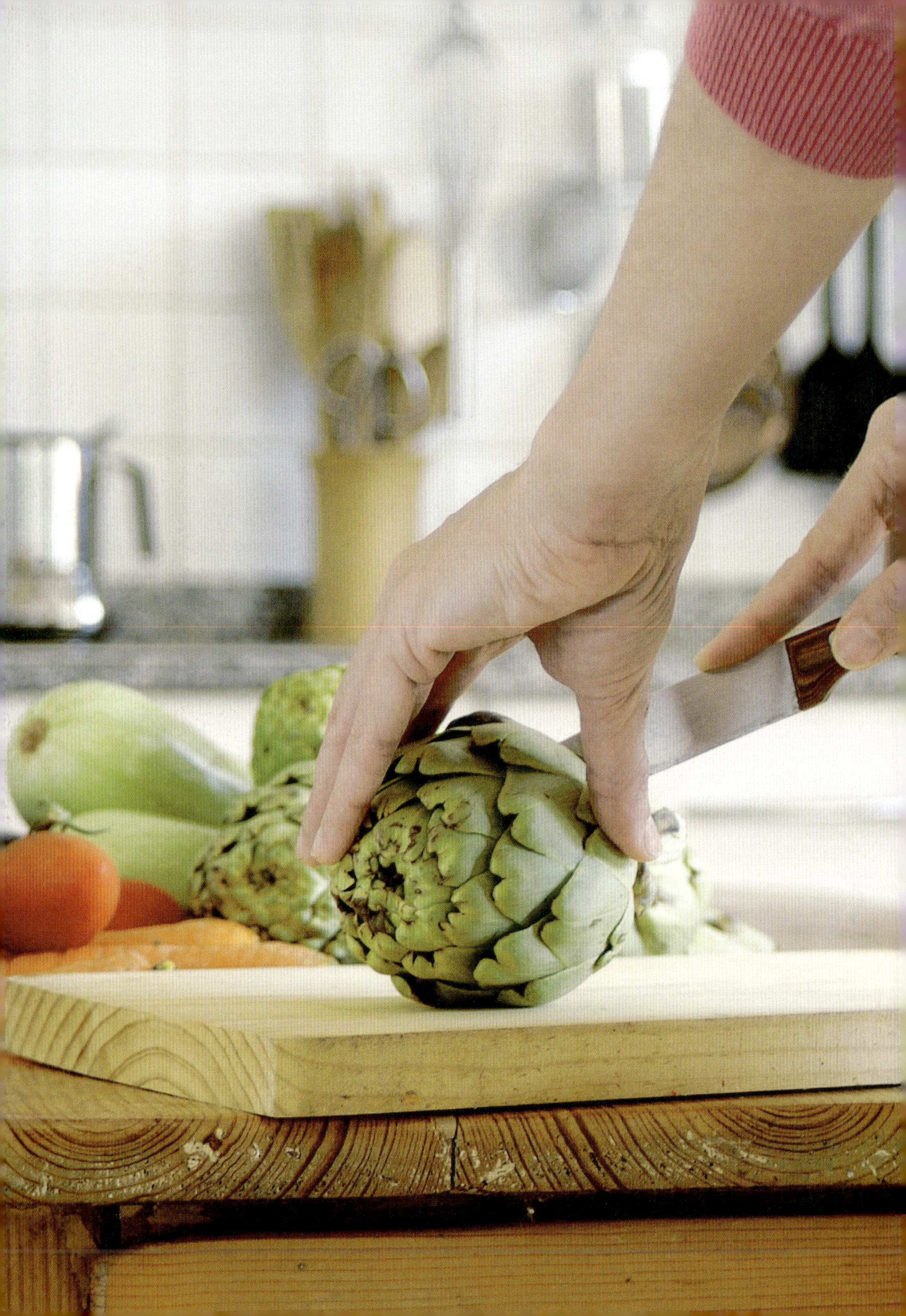

Bitterstoffe in der Küche

Artischocken, Brokkoli, Chicorée, Rosenkohl, Radicchio, Rucola – viele Menschen schätzen sie aus kulinarischen Gründen sehr und wissen gar nicht, wie viel Gutes sie sich mit den Bittergemüsen tun: Sie wirken vor allem bei Verdauungsproblemen wahre Wunder.

Mit den Rezepten in diesem Kapitel können Sie die Probe aufs Exempel machen. Die Ergebnisse werden beweisen: Gerichte mit Gemüse und Kräutern mit einem hohen Bitterstoffanteil beleben den Speiseplan, schmecken köstlich und steigern Ihr Wohlbefinden.

Die besten Rezepte für Gourmets

Alle geplagten Eltern wissen das: Kinder lehnen alle Gemüse, die auch nur ein wenig bitter schmecken, als absolut ungenießbar ab. Mit den gesundheitlichen Vorteilen, die Artischocken, Brokkoli, Chicorée, Rosenkohl, Radicchio oder Rucola bieten, kann man sie nicht locken. Erwachsene dagegen schätzen sie aus kulinarischen Gründen sehr und wissen kaum, wie viel Gutes sie sich tun, wenn sie diese Gemüse verzehren: Sie fördern die Produktion von Verdauungssäften wie Speichel, Magensaft, Galle und Bauchspeichel und wirken vor allem bei Appetitlosigkeit und Verdauungsschwäche wahre Wunder.

Damit aber längst noch nicht genug. Wie Sie inzwischen ausführlich erfahren haben, vermögen die bitteren Alleskönner noch sehr viel mehr.

Leider wurden aber, wie wir auch wissen, vielen dieser Produkte die Bitterstoffe weggezüchtet oder man hat sie dezimiert, weshalb viele Menschen viel zu wenig von diesen für die Gesundheit so wichtigen Stoffen zu sich nehmen. Dass beispielsweise die Artischocke eine positive Wirkung auf das Verdauungssystem hat, ist schon seit mehr als zwei Jahrtausenden bekannt; in alten medizinischen Schriften wurde bereits darauf hingewiesen, dass sie die Fettverdauung unterstützt.

Bei dieser wichtigen Aufgabe spielen bestimmte Kräuter und Gewürze ebenfalls eine bedeutende Rolle; sie regen durch ihren Gehalt an Bitterstoffen den Magen, die Galle, die Leber und die Bauchspeicheldrüse in besonderem Maß dazu an, Verdauungssäfte zu produzieren. Bei den Gewürzen sind es vor allem Beifuß, Ingwer, Kardamom und Kurkuma. Estragon, Kerbel, Liebstöckel, Lorbeer, Majoran, Rosmarin, Thymian und Zitronenmelisse sind die Kräuter, die besonders viel Bitterstoffe enthalten. Schon beim Lesen dieser schmackhaften Zutaten, die möglichst oft eingesetzt werden sollten, läuft einem das Wasser im Mund zusammen – und das ist genau das, was für die Verdauung so wichtig ist. Denn Gewürze und Kräuter regen den Speichelfluss an und setzen damit den so wichtigen Vorgang in Gang.

Bitterstoffe bestehen bekanntlich aus verschiedenen chemischen Verbindungen, die dafür sorgen, dass beim Verzehr die Ausschüttung von Verdauungssäften wie Speichel, Magensaft, Galle und Bauchspeicheldrüse gefördert wird. Eingesetzt werden sie bei Verdauungsschwächen und Appetitlosigkeit. Sie helfen aber auch bei vielen anderen Krankheiten und Beschwerden.

Neben den Bitterstoffen der hier vorgestellten Gemüse, Gewürze und Kräuter, die ihnen den charakteristischen Geschmack verleihen, enthalten Pflanzen gelegentlich auch ätherische Öle, die bitter-aromatisch schmecken, z. B. im Wermut. Der Bitterstoff Cynarin in der Artischocke beispielsweise regt die Sekretion der Verdauungsdrüsen an, entgiftet die Leber, regt die Nieren an und reguliert die Fettwerte im Blut. In der Endivie (Frisée) sind es die Bitterstoffe wie Intybin, die den Geschmack ausmachen.

Schmeckt gut, tut gut

Mit den nachstehenden Rezepten können Sie die Probe aufs Exempel machen. Die Ergebnisse werden beweisen: Gerichte mit Gemüse und Kräutern mit einem hohen Bitterstoffanteil beleben den Speiseplan, schmecken hervorragend und steigern das Wohlbefinden ganz massiv.

Artischocken – immer eine Delikatesse

Artischocken werden seit langem wegen ihrer wohltuenden Wirkung auf Magen, Galle und Leber geschätzt, sie wirken appetitanregend, entlasten und regenerieren die Leber. Sie sollen auch hohe Blutfettwerte wie Cholesterin senken und bei Stoffwechselerkrankungen, auch bei Blasen- und Nierenschwäche, helfen. Es gibt kaum einen Aperitif, in dem nicht Cynarin enthalten ist. Neben Bitterstoffen sind in Artischocken vor allem noch Folsäure, Kalzium, Kalium und Magnesium zu finden. Die Vorbereitung dieses Gemüses ist ziemlich aufwändig, aber der gute Geschmack entschädigt für die etwas mühsame Arbeit. Artischockenböden, in Salzwasser gekocht, kann man auch als Konserve bekommen. Im Vordergrund für alle, die gerne gut essen, steht jedoch die kulinarische Vielfalt, die dieses Gemüse bietet. Die folgende Rezeptauswahl beweist das.

Artischockenomelett

Zutaten für 4 Personen

8 junge, zarte Artischocken | Saft von 1 Zitrone | 5 EL Olivenöl | Salz, Pfeffer 1 EL Mehl | 6 Eier | 2 EL Sahne oder Milch 2 EL Butter

1 Artischocken waschen, die äußeren holzigen Blätter entfernen. Die Spitzen von den übrigen Blättern abschneiden. Artischocken vierteln, das Heu entfernen. Etwas Wasser mit Zitronensaft mischen und die Artischockenviertel hineinlegen, damit sie nicht braun werden.

2 Das Olivenöl in einer Pfanne erhitzen. Artischockenviertel aus dem Wasser nehmen, trockentupfen, salzen und pfeffern. Mit dem Mehl bestäuben und im heißen Öl goldgelb backen.

3 Die Eier mit der Sahne oder Milch verrühren, mit Salz und Pfeffer würzen.

4 In einer Pfanne die Butter erhitzen, die Artischocken hineingeben und die Eiermilch dazugießen. Die Unterseite goldgelb backen. Das Omelett auf einen Teller gleiten lassen, mit der nicht gebackenen Seite wieder in die Pfanne geben und bei mittlerer Hitze fertig backen.

Hinweis Gekochte Artischocken nicht aufbewahren – sie werden nach 2 Tagen giftig!

Artischocken-Mangold-Quiche

Zutaten für 4 Personen

**Für den Teig: 500 g Mehl | 4 EL Olivenöl
1 TL Salz
Für die Füllung: 1 kg Mangold | 2 Schalotten | 6 EL Olivenöl | Artischockenherzen aus der Dose (12 Stück) | 50 g Butter
3 EL Semmelbrösel | 170 g geriebener Pecorino | 1/2 TL getrockneter Majoran
Salz, frisch gemahlener weißer Pfeffer**

1 Auf einem Backbrett das Mehl mit Öl, Salz und etwa einem 1/4 Liter kaltem Wasser sorgfältig zu einem glatten Teig verkneten. Abgedeckt ruhen lassen.

2 Mangold waschen, die Blattrippen herausschneiden, die Blätter zerkleinern und in einem Topf mit ganz wenig heißem Wasser zusammenfallen lassen. Dann auspressen und zerkleinern.

3 Die Schalotten abziehen, hacken und in 3 Esslöffeln Olivenöl glasig anbraten, den Mangold dazugeben und kurz mitbraten.

4 Die abgetropften Artischockenherzen in feine Scheibchen schneiden und zum Mangold geben.

5 Die Butter in einer Pfanne zerlassen, 2 Esslöffel Semmelbrösel darin anrösten. Die Butterbrösel zusammen mit dem Pecorino zu dem Mangold geben. 2 Esslöffel Olivenöl und den Majoran hinzufügen, alles gut verrühren und mit Salz und Pfeffer abschmecken. Den Backofen auf 200 °C vorheizen.

5 Eine Quicheform mit Öl ausstreichen. Den Teig halbieren, 2 dünne Kreise ausrollen. Mit einem den Boden der Form bedecken, mit Öl bestreichen und mit den restlichen Semmelbröseln bestreuen. Die Mangoldfüllung darauf geben und gut verstreichen.

6 Die 2. Teigplatte auf die Füllung legen und am Rand fest andrücken. Die Oberfläche mit Öl einpinseln, mit einer Gabel Löcher einstechen.

7 Im vorgeheizten Backofen auf der mittleren Schiene 55 Minuten backen, bis die Oberfläche leicht gebräunt ist. Warm oder kalt servieren.

Reis mit Artischocken

Zutaten für 4 Personen

**8 junge, kleine Artischocken | Saft und Schale von 1 unbehandelten Zitrone
1 Bund Petersilie | 2 Knoblauchzehen
250 g Langkornreis | Salz, Pfeffer
5 EL Olivenöl | 3/4 l heiße Hühnerbrühe
30 g geriebener Pecorino**

1 Die Artischocken waschen, die äußeren holzigen Blätter entfernen. Von den übrigen Blättern die Spitzen entfernen. Artischocken vierteln, das Heu wegzupfen. Etwas kaltes Wasser mit dem Zitronensaft mischen und die Artischockenviertel hineinlegen, damit sie nicht braun werden.

2 Den Backofen auf 200 °C vorheizen. Die Petersilie mit den Knoblauchzehen fein hacken. Die Schale von der Zitrone abreiben und mit der Petersilie vermischen.

3 Den Reis in einen großen Topf geben. Artischockenviertel aus dem Wasser nehmen, abtropfen lassen und auf den Reis setzen. Das Kräutergemisch darüber geben, salzen und pfeffern. Das Olivenöl darüber gießen.

4 Die Hühnerbrühe hinzufügen, den Topf schließen und in den Backofen schieben. Den Reis in etwa 25 Minuten bissfest garen. Eventuell noch etwas heißes Wasser oder heiße Brühe angießen.

5 Den gegarten Reis mit dem Pecorino bestreuen und gleich servieren.

Chicorée – bitter und köstlich

Von dem so wichtigen Bitterstoff Intybin enthält Chicorée besonders viel, außerdem B-Vitamine, Vitamin C und Mineralien wie Kalium, Kalzium, Magnesium, Phosphor und Eisen. Auch der Chicorée kann bei vielen Gesundheitsproblemen helfen. Der Bitterstoff entlastet Leber und Galle, sorgt für eine gesunde Darmflora und stimuliert Magen, Milz und Bauchspeicheldrüse. Die besten Bitterstoffe sitzen im hellen Mittelkeil; deshalb darf man ihn nicht wegschneiden, auch wenn das in den meisten Rezepten empfohlen wird. Im Kühlschrank aufbewahrt, hält sich Chicorée etwa eine Woche.

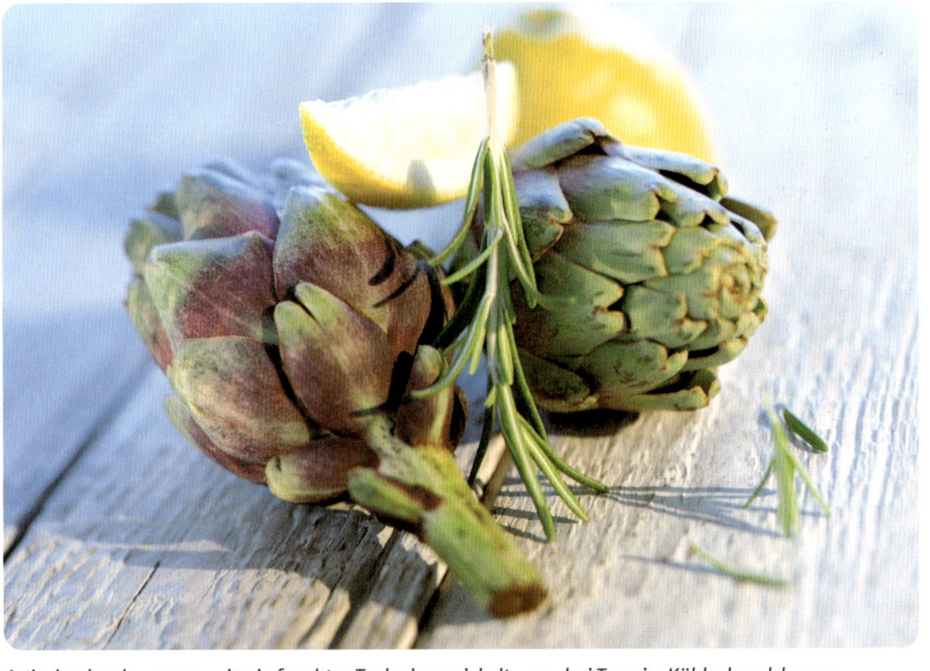

Artischocken kann man – in ein feuchtes Tuch eingewickelt – ca. drei Tage im Kühlschrank lagern.

Chicoréesalat mit Avocado und Forellenfilet

Zutaten für 4 Personen

4 mittelgroße Chicoréestauden | 4 EL Zitronensaft | Salz, frisch gemahlener weißer Pfeffer | 1 Prise Zucker | 6 EL Olivenöl | 1 weiche Avocado | 2 geräucherte Forellenfilets

1 Den Chicorée waschen und putzen, halbieren und in seine einzelnen Blätter zerteilen.

2 In einer Schüssel 2 Esslöffel Zitronensaft mit Salz, Pfeffer und Zucker sehr gründlich verrühren, das Olivenöl hinzufügen und alles mit dem Schneebesen zu einer glatten Sauce verschlagen.

3 Die Avocado schälen, halbieren und den Kern entfernen. Avocadohälften quer in feine Scheiben schneiden und mit dem restlichen Zitronensaft beträufeln, salzen und pfeffern. Die Forellenfilets in feine Streifen schneiden.

4 Die Chicoréeblätter in der Salatsauce wenden und auf 4 Tellern verteilen. Die Forellenstreifen und Avocadoscheiben dazulegen und die restliche Salatsauce darüber träufeln.

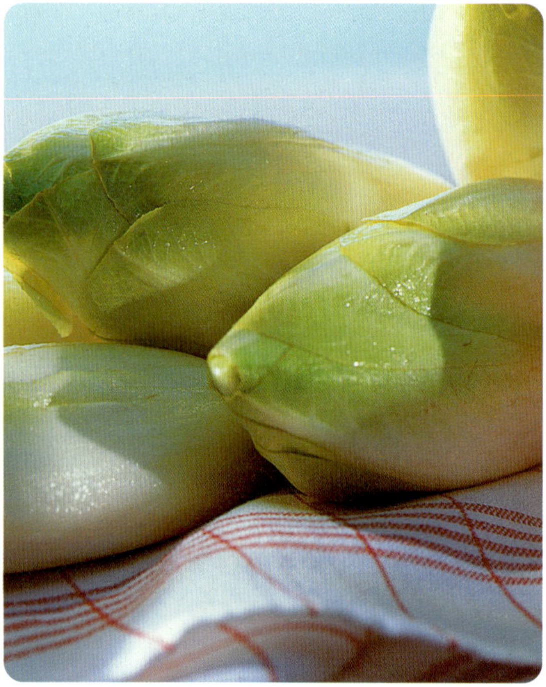

Der Bittergeschmack von Chicorée verstärkt sich durch eine Lagerung am Tageslicht. Am besten schlägt man ihn locker in ein feuchtes Tuch ein und bewahrt ihn im Kühlschrank auf.

Chicoréesalat mit Orangen

Zutaten für 4 Personen

4 mittelgroße Chicoréestauden | 1 Schalotte | 1 Orange | 1 Ei | 1 EL Essig | Salz, frisch gemahlener Pfeffer | 3 EL Olivenöl 1 Prise Zucker | 1 Becher Joghurt

1 Den Chicorée waschen und putzen, halbieren und in feine Streifen schneiden. Die Schalotte abziehen und fein hacken.

2 Die Orange schälen und von der weißen Innenhaut befreien, in Scheiben und diese in Stückchen schneiden.

3 Das Ei hart kochen, pellen und klein schneiden.

4 Aus dem Essig, Salz, Pfeffer, dem Öl und dem Zucker eine Marinade rühren, mit dem Joghurt vermischen.

5 Den Salat mit der Joghurtsauce vermischen und mit Baguette servieren.

Radicchio – rund und rot

Diese italienische Chicoréeversion mit weinroten, weiß gesprenkelten Blättern hat eine ganze Menge zu bieten. Bei uns leider noch nicht so bekannt ist der Trevisano, eine Radicchio- Variante mit länglichen und schmalen Blättern, die außen weiß und innen rot sind. Von den Inhaltsstoffen sind die Mineralien Phosphor, Eisen, Kalium, Kalzium, die Vitamine Provitamin A und Vitamin C sowie vor allem der ernährungsphysiologisch wertvolle Bitterstoff Intybin erwähnenswert.

Radicchiosalat mit Oliven

Zutaten für 4 Personen

4 Eier | 100 g schwarze Oliven | 2 mittelgroße Radicchioköpfe | Saft von 1 Zitrone Salz, frisch gemahlener schwarzer Pfeffer 5 EL Olivenöl

1 Die Eier hart kochen, abschrecken, pellen und achteln.

2 Die Oliven entsteinen und sehr klein schneiden.

3 Den Radicchio putzen, äußere Blätter entfernen, den Strunk wegschneiden, den Radicchio in Blätter teilen, diese waschen, klein zupfen und trockenschwenken.

4 Aus dem Zitronensaft, Salz, Pfeffer und dem Olivenöl gründlich eine cremige Salatsauce rühren.

5 Die Salatzutaten in eine Schüssel geben, kurz vor dem Servieren mit der Sauce beträufeln und alles locker vermischen.

Radicchio mit Parmaschinken

Zutaten für 4 Personen

2 mittelgroße Radicchioköpfe | 150 g Parmaschinken | 1 EL Olivenöl | 4 EL Aceto Balsamico | frisch gemahlener schwarzer Pfeffer, Salz

1 Den Radicchio putzen, die äußeren harten und braunen Blätter entfernen. Große Blätter waschen, in Stücke zupfen und trockenschwenken.

2 Vom Parmaschinken den Fettrand wegschneiden, in einer kleinen Pfanne ausbraten, das ausgelassene Fett entfernen. Den Schinken in Stückchen schneiden. Das Olivenöl zu dem Fett in der Pfanne geben und die Schinkenstückchen darin anbraten, mit dem Essig ablöschen und diesen verdampfen lassen.

3 Den Radicchio mit der Schinkensauce vermischen, mit Pfeffer und etwas Salz abschmecken und sofort servieren.

Rucola – gesund und en vogue

Rucola – die gute alte Rauke – darf heute in keiner Küche und kaum noch in einem Salat fehlen, zumal er besonders reich an Vitamin C ist und viele Mineralstoffe sowie organische Säuren enthält, die appetitanregend wirken. Der hohe Gehalt an Senfölen und aromatischen Bitterstoffen wirkt z. B. bakterientötend und stärkt die körpereigenen Abwehrkräfte. Verwenden Sie bitte wegen der möglicherweise hohen Schadstoffbelastung nur Bio-Rucola!

Rucolasalat mit Ei

Zutaten für 4 Personen

3 hart gekochte Eier | 1 rohes Eigelb 4 EL Weinessig | 4 EL Olivenöl | 1 EL Kürbiskernöl | 1 TL mittelscharfer Senf | Salz, frisch gemahlener schwarzer Pfeffer 2 Stängel Petersilie | 300 g Rucola

1 Die Eigelbe der hart gekochten Eier mit einer Gabel zerdrücken und mit dem rohen Eigelb, dem Essig und den Ölen, dem Senf, Salz und Pfeffer gut verrühren.

2 Die Petersilie waschen, trockenschwenken, fein hacken und dazugeben.

3 Den Rucola waschen, putzen und trockenschwenken. Harte Stiele wegschneiden, große Blätter klein zupfen. Das Eiweiß der hart gekochten Eier hacken.

4 Salatzutaten mit der Eimarinade mischen. Den Salat kurz durchziehen lassen und mit Weißbrot servieren.

Rucola mit Mozzarella

Zutaten für 2 Personen

1 Kugel Mozzarella | 1 Schalotte | 1 große Tomate | 1 großer oder 2 kleine Bund Rucola | 1 Bund Schnittlauch | 1/2 TL Kräuteressig | Salz, frisch gemahlener weißer Pfeffer | 1/2 TL mittelscharfer Senf | 2 EL Olivenöl | 2 TL Pesto aus dem Glas

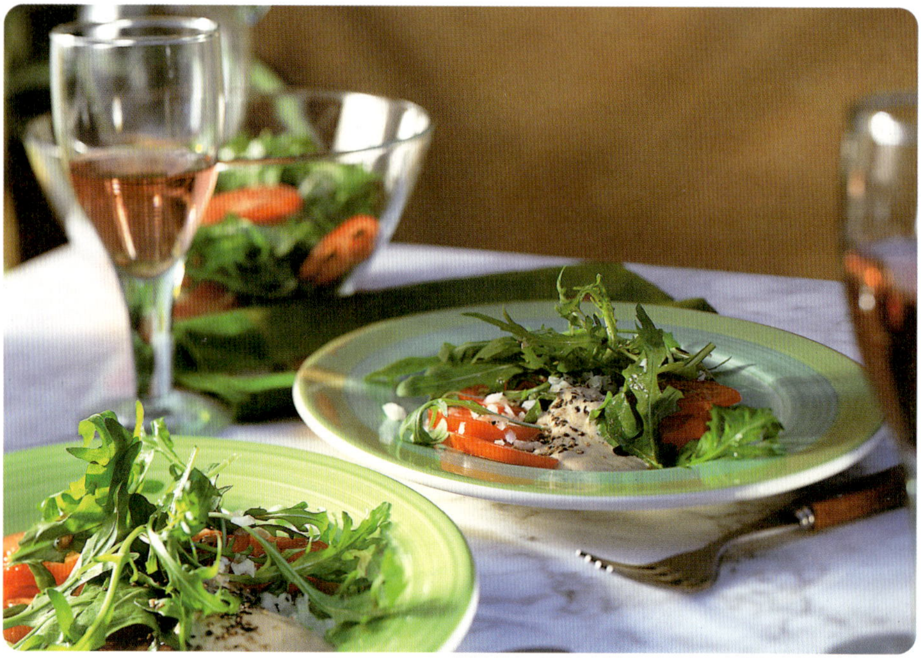

Rucola verdirbt leicht. Am besten schmeckt er ganz frisch; die Blätter sollten zart und leuchtend grün sein.

1 Den Mozzarella abtropfen lassen und in Stückchen schneiden. Die Schalotte abziehen und fein hacken. Die Tomate waschen, den Stielansatz entfernen und die Tomate klein schneiden.

2 Den Rucola und den Schnittlauch waschen, putzen und grob hacken.

3 Aus dem Essig, Salz, Pfeffer, dem Senf, dem Olivenöl und dem Pesto eine sämige Marinade rühren.

4 Alle Salatzutaten in eine Schüssel geben, mit der Marinade vermischen, kurz durchziehen lassen und servieren.

Rosenkohl – das feine Wintergemüse

Bedauerlicherweise haben die Züchter auch bei diesem Gemüse den ursprünglichen sehr bitteren Geschmack stark gemildert. Denn inzwischen ist bekannt, wie enorm wichtig die u. a. Krebs hemmende Wirkung vieler Lebensmittel und besonders von diesem Gemüse ist.

Die kleinen Röschen bieten außer Bitterstoffen aber noch viel mehr – sie enthalten reichlich Vitamin B und C und vor allem auch Ballaststoffe. Rosenkohl hilft z. B. bei einer Übersäuerung des Magens und wegen seines hohen Gehalts an Ballaststoffen bei Verstopfung.

Was viele nicht wissen: Rosenkohl kann auch roh gegessen werden – und ein paar Blättchen davon im Salat schmecken so richtig gut. Roh ist er natürlich noch wertvoller als gekocht.

Rosenkohlsalat mit Tomaten

Zutaten für 4 Personen

500 g Rosenkohl | 2 rote Zwiebeln 5 mittelgroße Tomaten | 5 EL Gemüsebrühe | Saft von 1 Zitrone | Salz, frisch gemahlener schwarzer Pfeffer | 3 EL Olivenöl 2 EL Joghurt | 1 TL mittelscharfer Senf

1 Den Rosenkohl putzen, waschen und trockentupfen. Den Rosenkohl in Blättchen zerteilen. Die Zwiebeln abziehen und in feine Ringe schneiden. Die Tomaten waschen, den Stielansatz entfernen, Tomaten halbieren und die Hälften in Scheiben schneiden. Alles miteinander vermischen.

2 Die Gemüsebrühe mit dem Zitronensaft verrühren, salzen und pfeffern. Das Olivenöl, den Joghurt und den Senf hinzufügen und alles gründlich zu einer sämigen Marinade verrühren.

3 Die Marinade über den Salat geben und alles vorsichtig miteinander vermengen. Vor dem Servieren kurz ziehen lassen.

Rosenkohl auf italienische Art

Zutaten für 4 Personen

750 g Rosenkohl | 1 Zwiebel | 1 Knoblauchzehe | 70 g Parmaschinken | 2 EL Butter 1/2 l Gemüsebrühe | 70 g geriebener Pecorino

1 Den Rosenkohl waschen und putzen, die Enden kreuzweise einschneiden. Die Zwiebel und die Knoblauchzehe abziehen und beides sehr fein hacken. Den Parmaschinken in kleine Stücke schneiden.

2 Die Zwiebel und den Knoblauch in einem Topf in etwas Butter andünsten, den Rosenkohl hinzufügen, die Gemüsebrühe zugießen und den Kohl bissfest kochen. Den Backofen auf 180 °C vorheizen.

3 Eine feuerfeste Form mit etwas Butter ausstreichen, Rosenkohl und Parmaschinken darin verteilen, mit Pecorino bestreuen. Ein paar Butterflöckchen darauf setzen und das Gericht im Backofen so lange backen, bis die Oberfläche leicht gebräunt ist.

Kräuter und Gewürze – Zaubermittel für die Kochkunst

Sie geben allen Gerichten den richtigen Pfiff und bieten für die eigene Kreativität am Herd vielfältige Möglichkeiten. Wer Rotkohl einmal mit Ingwer gewürzt hat, Möhren mit Zitronenmelisse oder Pilze mit Estragon, weiß das. Nachfolgend finden Sie einige Rezepte, aber auch viele Anregungen, wie Beifuß, Ingwer, Kardamom und Kurkuma, Estragon, Kerbel, Liebstöckel, Lorbeer, Majoran, Rosmarin, Thymian und Zitronenmelisse einmal ganz anders als üblich eingesetzt werden können.

Beifuß – das Bitterkraut

Seinen aromatischen, leicht bitteren Geschmack verdankt Beifuß seinem hohen Gehalt an Bitterstoffen. Durch die Aktivierung der Verdauungsdrüsen und die Anregung der Galle macht er fette Speisen leichter verdaulich – ein Grund dafür, dass er fast immer für Gänsebraten oder Schmalz verwendet wird und in fast keinem Digestif fehlt. Er wirkt außerdem harntreibend und krampfstillend.

Beifuß sollte sparsam eingesetzt und immer mitgekocht werden. Frisch verwendet man die noch geschlossenen Blütenrispen, kann ihn aber auch getrocknet und gerebelt verwenden. Neben dem schon erwähnten Gänsebraten – man gibt eine Beifußrispe in die Füllung – würzt dieses Kraut, fein gehackt auch Wild, fette Fische wie Aal oder Karpfen, Frikadellen, Kohl, Spinat, Eierkuchen und passt gut zu Eintöpfen, Gemüse- oder Hülsenfruchtsuppen. Er sollte möglichst nicht mit anderen, intensiv würzenden Kräutern kombiniert werden.

Ingwer – die exotische Wurzel

In der asiatischen Küche fehlt er nie; auch hier ist er sehr populär und problemlos gemahlen oder frisch zu bekommen.

Ingwer enthält eine geballte Ladung ätherischer Öle (besonders Gingeorol) und Bitterstoffe. Dieses Gewürz entgiftet, hilft bei der Verdauung, lindert Reiseübelkeit, senkt den Cholesterinspiegel, wirkt kreislaufanregend und soll sogar, regelmäßig verwendet, Herzinfarkt oder Schlaganfall vorbeugen. Grund genug also, ihn in der Küche viel häufiger einzusetzen als nur für Plätzchen oder exotische Gerichte.

Von der frischen Ingwerknolle werden Stücke abgeschnitten und geschält, das

Fruchtfleisch dann fein geschnitten oder gehackt. Er lässt sich aber auch wie Knoblauch pressen und auf diese Weise viel leichter dosieren.

Ingwertee

5 cm frischer Ingwer | 1 Limone | 1 l Wasser

1 Den Ingwer schälen und das Fruchtfleisch in kleine Stücke schneiden. Die Limone auspressen.

2 Das Wasser zum Kochen bringen. Die Ingwerstückchen mit dem Limonensaft in eine Thermoskanne geben und das kochende Wasser darüber gießen. Den Tee etwa 10 Minuten ziehen lassen und über den Tag verteilt genießen.

Hähnchen mit Ingwer

Zutaten für 4 Personen

1 cm frischer Ingwer | 1 Zwiebel | 2 Knoblauchzehen | 1 Chilischote | 500 g Hähnchenbrust | 3 EL Sesamöl | Salz | 2 EL Sojasauce | 1 EL Chilisauce | 150 g Sojabohnen

1 Den Ingwer schälen und das Fruchtfleisch in kleine Stücke schneiden. Zwiebel und Knoblauchzehen abziehen und würfeln. Die Chilischote putzen, aufschneiden, die Kerne gründlich entfernen und die Schote sehr klein schneiden. Die Hähnchenbrust waschen, trockentupfen und in feine Streifen schneiden.

2 In einer großen Pfanne oder dem Wok das Öl erhitzen, die Zwiebel und den Knoblauch darin glasig dünsten.

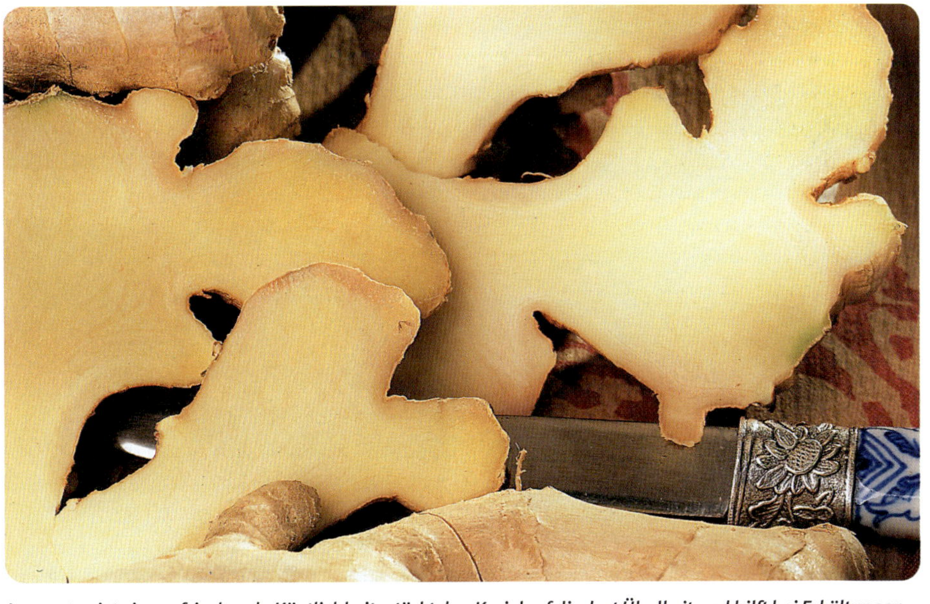

Ingwertee ist eine erfrischende Köstlichkeit, stärkt den Kreislauf, lindert Übelkeit und hilft bei Erkältungen.

3 Das Hähnchenfleisch hinzufügen, unter Wenden 4 bis 5 Minuten braten und dann leicht salzen.

4 Sojasauce, Chilischote und -sauce hinzufügen, alles miteinander verrühren und 2 Minuten weiterbraten. Sojabohnen dazugeben und heiß werden lassen. Das Gericht mit Duft- oder Basmatireis servieren.

Kardamom – viel mehr als nur Lebkuchengewürz

Der hohe Anteil an ätherischen Ölen ist für den würzigen Duft und den aromatisch scharfen Geschmack von Kardamom verantwortlich. Er regt die Magensaftsekretion an und wirkt appetitfördernd. Deshalb ist auch dieses Gewürz fast immer Bestandteil von Aperitifs.

Kardamom muss sparsam dosiert werden und genügt als Prise in Suppen, Saucen, Gemüsen, Kompotten und Desserts. Für Currys ist er eine unentbehrliche Zutat.

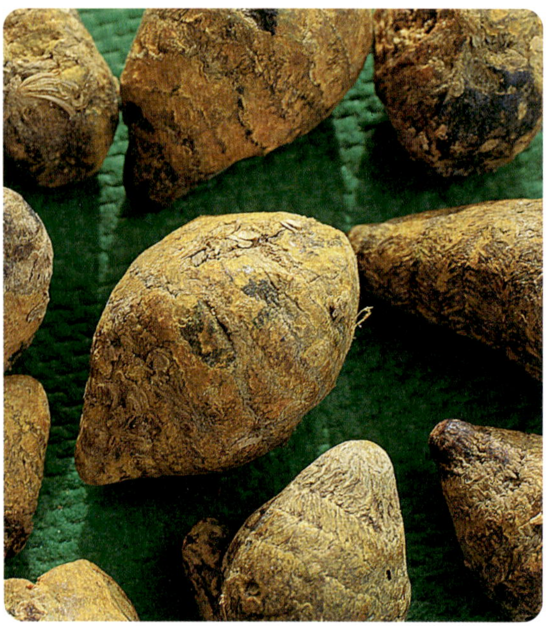

Die Wurzelstöcke von Kurkuma werden gekocht, dehydriert, poliert und anschließend zu Gewürzpulver vermahlen.

Kurkuma – der »indische Safran«

Curry bekommt durch dieses Gewürz, das zur Familie der Ingwergewächse gehört, seine intensive Farbe. Die in ihm enthaltenen Bitterstoffe und ätherischen Öle beeinflussen den Stoffwechsel günstig, fördern den Gallenfluss und regen den Appetit an. Außerdem sollen sie den Blutfettspiegel senken und entzündungshemmend wirken. Kurkuma sollte – außer in Currys – wegen seiner Schärfe nur in kleinen Mengen verwendet werden. Sein Aroma passt gut zu Saucen und Mayonnaisen, die zu Rindfleisch, Fisch und Eiern serviert werden, außerdem zu Dressings für Krustentiere.

Reis auf indonesische Art

Zutaten für 4 Personen

2 Tassen Basmatireis | 1 Schalotte
4 Tassen Kokosmilch aus der Dose
1 EL Kurkumapulver | Salz, frisch gemahlener weißer Pfeffer | 2 kleine Chilischoten

1 Den Reis in einem Sieb waschen und abtropfen lassen.

2 Die Schalotte abziehen und würfeln.
3 Den Reis in der Kokosmilch mit der Schalotte und den Gewürzen in etwa 30 Minuten bissfest garen.
4 Die Chilischoten putzen, aufschneiden, die Kerne entfernen, die Schote fein hacken und den Reis damit garnieren.

Estragon – das vornehme Küchenkraut

Wohlbekannt ist er durch Estragonsenf und -essig, durch Sauce béarnaise oder auch Sauce vinaigrette. Er gehört zur klassischen französischen Kräuterkombination »Fines herbes« und in die berühmte »Grüne Sauce« der Frankfurter (siehe dazu das Rezept auf Seite 185).
Das Kraut schmeckt leicht süßlich und würzig-frisch mit leicht bitterer Note, die durch seinen Anteil an gesunden Bitterstoffen verursacht wird. Es enthält außerdem ätherisches Öl, Enzyme, Gerbstoffe, dazu Vitamin C und viele Mineralstoffe.
Auch Estragon hat viele heilsame Eigenschaften: Er wirkt beispielsweise appetitfördernd, harntreibend, blutreinigend und verdauungsfördernd.

Kerbel – die Petersilie des Feinschmeckers

Frische Kerbelblätter enthalten ätherisches Öl, Bitterstoffe, Vitamin C sowie Mineralstoffe und haben heilsame Eigenschaften wie die zuvor genannten Kräuter. Schon die alten Heiler, wie etwa die heilige Hildegard von Bingen, verwendeten Kerbel als vielseitige Medizin.
Zum Würzen werden die fein gehackten Blättchen und zarten Zweige der Pflanze verwendet. Sie passen zu Pilzgerichten und in Kartoffelsuppen, schmecken in Kräutersaucen und zu Rührei, Reis, Fisch und Lammgerichten. Köstlich ist Kerbel auch zu Käse oder in der Kräutersuppe – dieses Kraut darf ebenfalls in der Frankfurter Grünen Sauce (siehe dazu das Rezept auf Seite 185) nicht fehlen. Kerbel sollte sparsam verwendet und nie mitgekocht werden. Zu intensiv schmeckenden Kräutern wie Basilikum oder Thymian passt er nicht.

Liebstöckel – das Maggikraut

Dieses alte Küchenkraut ist ein wenig in Vergessenheit geraten, obwohl es besonders apart und intensiv ist. Zum Würzen werden die Blätter und Wurzeln verwendet, sie schmecken durch die im Kraut vorhandenen Bitterstoffe pikant und süßlich bitter. Außerdem enthält Liebstöckel ätherische Öle und viele Mineralstoffe.
Mit Liebstöckel lassen sich u. a. Fleischbrühen, Gemüse-, Kartoffel-, Tomaten-, Hülsenfruchtsuppen und Gemüseeintöpfe, Schmorbraten, Ragouts und Reisgerichte würzen. Es passt in Salat- und Kräutersaucen, zu Omeletts, Käsegerichten und -broten. Liebstöckel gibt Gerichten ein Fleischaroma und kann Salz gut ersetzen.

Lorbeer – der Immergrüne

Lorbeer galt schon im Mittelalter als Heilpflanze. Der würzige und leicht bittere Geschmack kommt von seinen Bitter- und Gerbstoffen sowie den ätherischen Ölen. Dank seiner Inhaltsstoffe Zineol (ein ätherisches Öl), Pflanzensäure und Bitterstoffen steigert er die Gallenproduktion und fördert die Verdauung.

Lorbeer sollte vorsichtig dosiert werden. Das Aroma passt zu vielen Speisen wie Sülzen, Sauerbraten, Sauerkraut, Fischmarinaden und Fischsud. Rote Bete, Bohnen und Heringe wie auch Ragouts, Innereien, Brühe für gekochtes Fleisch, dunkle Saucen und schwere Gerichte mögen Lorbeer.

Majoran – das »Wurstkraut«

Im Mittelalter als Allheilmittel geltend, wird er heute von Naturmedizinern wegen seiner verdauungsfördernden, entzündungshemmenden und krampflösenden Wirkung geschätzt. Er macht fettes Essen als Folge der darin enthaltenen ätherischen Öle, der Bitter- und Gerbstoffe leichter bekömmlich. Im Gegensatz zum getrockneten sollte frischer Majoran nicht mitgekocht werden.

Er passt fein gehackt hervorragend zu Kartoffelsuppen, in Eintöpfe, zu Ragouts und zu vielen deftigen Gerichten wie Wildsuppen, Lebergerichten, Füllungen für Geflügel, zu Schmalz, zu Bratkartoffeln, Pasteten und besonders gut zu Tomatensaucen und -suppen.

Rosmarin – setzt würzige Akzente

Von diesem Kraut werden die zu feinen Nadeln aufgerollten blassgrünen Blätter zum Würzen verwendet. Es schmeckt pikant und leicht bitter, was durch den hohen Gehalt an Terpenen, Gerbstoffen, Bitterstoffen und Harz verursacht wird.

Rosmarin hat nachgewiesenermaßen eine leberschützende und entzündungshemmende Wirkung, er hilft bei Kreislaufbeschwerden, rheumatischen Erkrankungen und Verdauungsbeschwerden.

Grill- und Bratöl sowie Essig werden mit Rosmarin verfeinert. Er passt besonders gut zu hellem Fleisch wie Huhn oder Kaninchen und vor allem zu südländischen Gemüsegerichten, zu Auberginen, Gurken, Spinat, Zucchini, zu Pilzen und Hülsenfrüchten. Tomatensuppen, Salatsaucen oder Hülsenfrüchte, mit Rosmarin gewürzt, bekommen eine besonders pikante Note.

Thymian – das Mittelmeerkraut

Thymian enthält ätherische Öle wie Thymol und Cymol, Gerb- und Bitterstoffe, die entzündungshemmend und verdauungsfördernd wirken, und ist deshalb auch Bestandteil von vielen Kräuterlikören. Er ist aber auch schleim- und krampflösend und deshalb oft in Hustenmitteln zu finden. Thymian wird getrocknet oder frisch verwendet und immer mitgekocht, weil er nur so sein volles Aroma entfaltet. Getrocknetes Kraut würzt dreimal so intensiv wie frisches.

Zitronenmelisse – das »Mutterkraut«

Im Mittelalter war sie eines der bedeutendsten Heilkräuter. Mutterkraut wurde sie genannt, weil man sie – vor allem wegen ihrer krampflösenden Wirkung – bei vielen Frauenleiden einsetzte. Zitronenmelisse enthält ätherische Öle wie Citronellal und Geranial, die für den zitronenartigen Geschmack verantwortlich sind, außerdem Bitter- und Gerbstoffe, Vitamine und Enzyme. Die Blätter, frisch zerrieben, haben einen würzigen Geschmack und sollten viel häufiger als üblich verwendet werden. Vor allem Salate (insbesondere Tomatensalat), Kräuterquark, -butter, -sauce oder Gemüse wie Möhren, Pilze oder Reis schmecken mit Zitronenmelisse gewürzt ganz besonders frisch und fruchtig.

Ein Gericht, in dem viele der zuvor genannten Kräuter eingesetzt werden, ist die berühmte Frankfurter Grüne Sauce, für die zum Abschluss dieses Kapitels das Rezept nicht fehlen darf.

Frankfurter Grüne Sauce

Zutaten für 4 Personen

4 hart gekochte Eier | 2 Eigelbe 2 TL mittelscharfer Senf | 2 EL Weißweinessig | Salz | 1/8 l Olivenöl | 250 g saure Sahne | 100 g frische Kräuter, mindestens 7 Sorten (Basilikum, Borretsch, Estragon, Kerbel, Kresse, Liebstöckel, Zitronenmelisse) | frisch gemahlener weißer Pfeffer

1 Die Eier pellen, halbieren und hacken.

2 In einer Schüssel die rohen Eigelbe mit dem Senf und dem Essig zu einer homogenen Masse verrühren, salzen und das Öl nach und nach unterrühren. Die gehackten Eier und die saure Sahne hinzufügen und alles vermischen.

3 Die Kräuter waschen, trockenschütteln, harte Stiele entfernen. Die Blättchen sehr fein hacken und unter die Sauce rühren. Mit Salz und Pfeffer abschmecken. Die Grüne Sauce zu Suppenfleisch, Pellkartoffeln oder hart gekochten Eiern servieren.

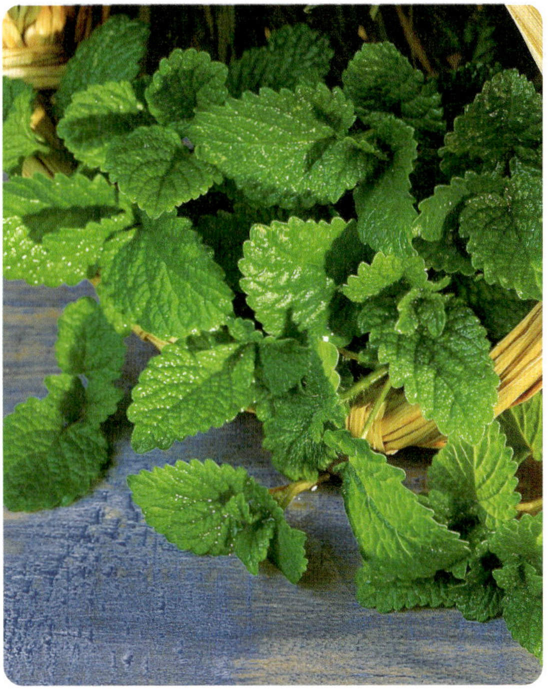

Zitronenmelisse harmoniert gut mit vielen anderen Kräutern und sollte immer zuletzt an fertige Gerichte gegeben werden.

Special

Süßer Genuss ohne Reue

Nachdem ich Ihnen so viel »bittere Medizin« empfohlen habe, will ich mich an dieser Stelle als »Schokoholic« outen – wenn ich auch nicht täglich 50 Tassen Kakao brauche, wie sie der sagenumwobene Aztekenkönig Montezuma getrunken haben soll, um sich gegen Erschöpfung und Erschlaffung zu wappnen. Mir genügt eine kleine Menge bittere Schokolade.

Eine Wohltat für den Körper …

Ich gönne mir diese kleine Sünde, ohne sie zu bereuen. Denn mittlerweile gibt es auch wissenschaftlich untermauerte Beweise für die gesundheitsfördernde Wirkung von Bitterschokolade. Allerdings sollte der Kakaoanteil in der Schokolade mindestens 70 % betragen. Dann wirkt die Bitterschokolade blutdrucksenkend, erhöht die Elastizität der Blutgefäße, hemmt entzündliche Prozesse, ja sogar Karies. Zurückzuführen ist dies auf den hohen Gehalt an Flavonoiden in der Kakaobohne – sekundäre Pflanzenstoffe, die eine gute antioxidative Wirkung haben und den schädlichen freien Radikalen keine Chance lassen. Auf diese Weise schützt der regelmäßige Genuss bitterer Schokolade vor Herzkrankheiten. Besonders viele Antioxidanzien sind in Kakaobohnen aus Südamerika, Java und Madagaskar enthalten, die sich überdies auch durch einen außergewöhnlich feinen Geschmack auszeichnen.

… und für die Seele

Doch die bittere Schokolade tut nicht nur dem Körper gut, sondern auch der Psyche. Und zwar von Anfang an, wie finnische Forscher herausgefunden haben: Schwangere, die täglich eine kleine Portion Bitterschokolade essen, sorgen dafür, dass ihr Nachwuchs das Leben später gelassener und fröhlicher meistert. Schon im Mutterleib lächelten die Babys dieser Mütter weitaus häufiger als andere, die ohne das tägliche »Leckerli« heranreiften.
Doch bittere Schokolade macht auch Erwachsene glücklicher. Die Kakaobohnen enthalten u. a. Phenylethylamin – ein Stoff, den man im Blut von Verliebten nachweist –, Anandamid – es steigert die Lust – und Theobromin – es erhöht Aufmerksamkeit und Konzentrationsfähigkeit. Dazu die Kakaobutter, die die Produktion so genannter Glückshormone anregt. Was Wunder also, dass schon der berühmte Naturforscher Alexander von Humboldt sagte: »Kein zweites Mal hat die Natur eine solche Fülle der wertvollsten Nährstoffe auf einen so kleinen Raum zusammengedrängt wie in der Kakaobohne.«

Aber bitter muss sie sein!

Wer nun auf die Idee kommt, dass auch der Kakao in der süßen Milchschokolade diese segensreiche Wirkung hat, irrt. Die Milch, so haben Studien ergeben, neutralisiert nahezu alle wirksamen Antioxidanzien. Deshalb sollten Kinder möglichst früh an bittere Schokolade gewöhnt werden. Auch der bei den Kleinen so beliebte Kakao sollte nach Möglichkeit ohne Milch angerührt werden: Man nimmt am besten hochwertiges, reines Kakaopulver, das man mit etwas heißem Wasser in verdünnte Schlagsahne einrührt.

Mein persönlicher Genießertipp

Ich trinke am Abend gern ein Glas trockenen Rotwein, der ebenfalls wertvolle Flavonoide enthält, und esse dazu zwei Stückchen Bitterschokolade, am liebsten »Bitterstern-Trüffel«, die in der Füllung Auszüge von Kalmus, Fenchel, Koriander, Wermut, Engelwurz, Pomeranze, Kardamom, Zimt, Kümmel, Nelken, Zitwer, Ingwer, Majoran, Löwenzahn, Schafgarbe, Lavendel, gelbem Enzian und Galgant haben. Die schmecken nicht nur gut, sind gesund und bekömmlich, sie haben auch nur 50 Kilokalorien pro Stück. Ein gesunder Genuss und bestes Anti-Aging dazu.

Viel Freude damit!

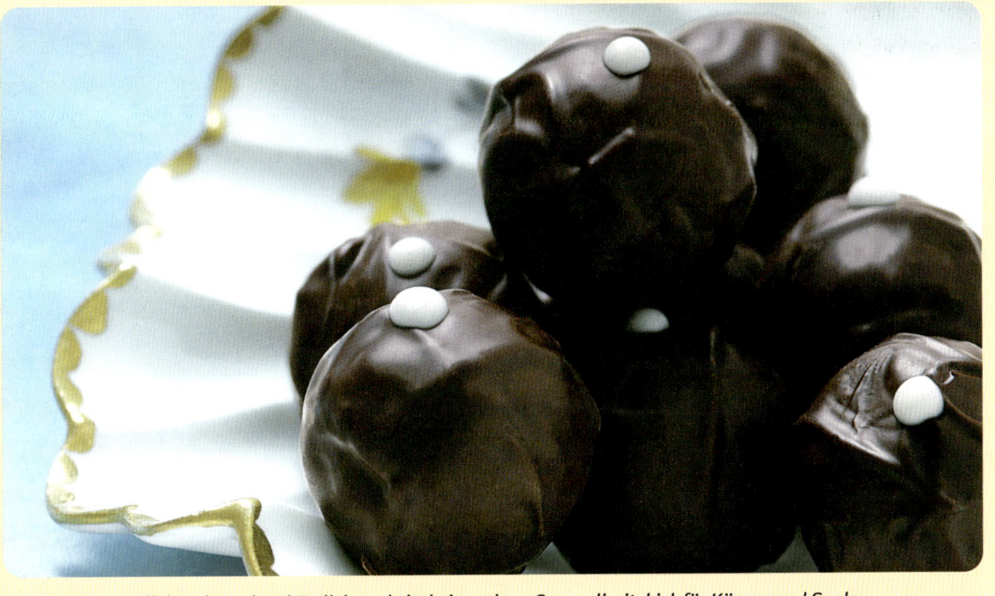

»Bitterstern-Trüffel« schmecken köstlich und sind ein wahrer Gesundheitskick für Körper und Seele.

Adressen

Laetitia Naturprodukte Vertriebs GmbH
Elsässer Str. 4
81667 München
Tel.: 0 89/47 96 00
www.bitterstern.de
Hier bekommen Sie die Tinktur »Bitterstern«, das »Bitterstern«-Kräutergel sowie die »Bitterstern-Trüffel«.

LifeLight Handels GmbH
Aigner Str. 53
A-5026 Salzburg
Tel.: 00 43/6 62/62 86 28
www.lifelight.net
Hier bekommen Sie die Tinkturen »Bitterstern« und »Bittersegen« sowie das »Bittersegen«-Kräuterspray.

Schnarwiler Naturprodukte AG
Eichmatt 3
CH-6343 Rotkreuz
Tel.: 00 41/41/7 92 10 01
www.schnarwiler.ch
Hier bekommen Sie die Tinktur »Bitterstern« sowie das »Bitterstern«-Kräutergel.

Naturheilpraxis Hannelore Fischer-Reska
Schumannstr. 5
81679 München
Tel.: 089/4707008
www.fischer-reska.de
Hier bekommen Sie die Tinkturen »Bitterstern« und »Bittersegen« sowie das »Bittersegen«-Kräuterspray.

Literatur

Dingermann, Th./Hiller, K./Schneider, G. et al.: Schneider Arzneidrogen. Spektrum Akademischer Verlag. 5. Auflage, Heidelberg 2004

Fischer-Reska, H.: Die Entsäuerungsrevolution. Endlich richtig entgiften! Mit der 12-Wochen-Kur für zu Hause. Südwest Verlag. 3. Auflage, München 2004

Schaenzler, N.: Vital und gesund durch Bitterstoffe. Ludwig Verlag. München 2000

Schilcher, H./Kammerer, S.: Leitfaden Phytotherapie. Urban & Fischer Verlag. München/Jena 2003

Schulz, V./Hänsel, R./Tyler, V. E.: Rational Phytotherapy. Springer Verlag. Berlin/Heidelberg/New York 2001

Strehlow, W.: Hildegard-Heilkunde von A bis Z. Droemersche Verlagsanstalt. München 1998

Weiss, R. F./Fintelmann, V.: Lehrbuch der Phytotherapie. Hippokrates Verlag. Stuttgart 1997

Register

Fett gedruckte Ziffern verweisen auf Themenschwerpunkte, kursiv gedruckte auf Rezepte.

Bildnachweis

AKG, Berlin: 28/29, 41 (N. N.); Ernst Beat, Basel: 83; Jump, Hamburg: 2, 36 (A. Falck), 14/15, 51, 155 (Kristiane Vey), 140 (Sunny); Laetitia Naturprodukte Vertriebs GmbH, München: 13, 53, 187 (N. N.); Laux Botanik-Bildarchiv, Biberach a. d. Riß: 57, 69, 72, 74, 77, 80, 88, 97, 100, 104, 107, 110, 114, 117, 127, 182 (H. E. Laux); Mauritius-Bildagentur, Mittenwald: U1 (Age), 85 (Phototake), 158, 170/171 (Age Fotostock); Photodisc: 49; Photonica, Hamburg: 8/9 (Lisa Spindler Photography Inc.); Südwest Verlag, München: 19, 46/47, 136 (Dirk Albrecht), 45 (N. N.), 54/55, 93 (Christian Kargl), 61 (Amos Schliack), 65, 91, 120, 124, 130 (Joachim Heller), 132/133 (Siegfried Sperl), 150/151 (Kristiane Vey/Jump), 175 (Rolf Seiffe), 176, 178 (Michael Holz), 181 (Christian Kargl/Ute Schoenenburg), 185 (Ute Schoenenburg); Zefa, Düsseldorf: 24 (Miles), 147 (Grace), 149 (M. Keller), 165 (Virgo)

Dieses Buch entstand unter Mitarbeit von Ernst Dahlke.

Hinweis

Die Ratschläge in diesem Buch sind von Autorin und Verlag sorgfältig erwogen und geprüft; dennoch kann eine Garantie nicht übernommen werden. Eine Haftung der Autorin bzw. des Verlags und dessen Beauftragten für Personen-, Sach- und Vermögensschäden ist ausgeschlossen.

Impressum

Projektleitung
Ernst Dahlke
Redaktion
Text & Form, Nicola von Otto, München
Korrektur
Susanne Langer
Bildredaktion
Tanja Nerger
Layout/Satz/DTP
vlBüro – Jan-Dirk Hansen, München
Gesamtproducing
vlBüro – Jan-Dirk Hansen, München
Umschlaggestaltung und Konzeption
R.M.E. Eschlbeck / Kreuzer / Botzenhardt
Druck und Bindung
Alcione, I-Trento

Printed in Italy
Gedruckt auf chlor- und säurearmem Papier

ISBN-10: 3-517-06755-5
ISBN-13: 978-3-517-06755-1
9817 2635 4453 62